EMERGÊNCIAS EM
NEFROLOGIA
PARA O CLÍNICO

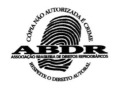

Emergências em Nefrologia para o Clínico
Rodrigo Bueno de Oliveira
Jenner Cruz
Sarvier, 1ª edição, 2008

Projeto Gráfico/Capa
CLR Balieiro Editores

Impressão/Acabamento
Bartira Gráfica e Editora

Direitos Reservados
Nenhuma parte pode ser duplicada ou reproduzida sem expressa autorização do Editor

sarvier
Sarvier Editora de Livros Médicos Ltda.
Rua dos Chanés 320 – Indianópolis
CEP 04087-031   Telefax (11) 5093-6966
E-mail: sarvier@uol.com.br
São Paulo – Brasil

Dados Internacionais de Catalogação na Publicação (CIP)
(Câmara Brasileira do Livro, SP, Brasil)

Emergências em nefrologia para o clínico / editores Rodrigo Bueno de Oliveira, Jenner Cruz. -- São Paulo : SARVIER, 2008.

Vários colaboradores.
ISBN 978-85-7378-188-5

1. Emergências médicas 2. Medicina de urgência 3. Nefrologia 4. Rins – Doenças I. Oliveira, Rodrigo Bueno. II. Cruz, Jenner.

08-08284

CDD-616.61
NLM-WJ 300

Índices para catálogo sistemático:

1. Doenças renais : Emergências clínicas : Medicina   616.61
2. Nefrologia : Emergências clínicas : Medicina   616.61
3. Rins : Doenças : Emergência clínica : Medicina   616.61

EMERGÊNCIAS EM NEFROLOGIA
PARA O CLÍNICO

Editores

Rodrigo Bueno de Oliveira

Médico Assistente do Serviço de Nefrologia do Hospital das Clínicas da Faculdade de Medicina da Universidade de São Paulo (HC-FMUSP). Médico Assistente do Pronto-Socorro Central da Santa Casa de Misericórdia de São Paulo. Doutorando em Nefrologia pela FMUSP.

Jenner Cruz

Livre-Docente e Professor Titular Aposentado da Disciplina de Nefrologia do Curso de Medicina do Centro de Ciências Biomédicas da Universidade de Mogi das Cruzes.

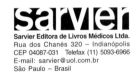

Sarvier Editora de Livros Médicos Ltda.
Rua dos Chanés 320 – Indianópolis
CEP 04087-031   Telefax (11) 5093-6966
E-mail: sarvier@uol.com.br
São Paulo – Brasil

Colaboradores

Alexandre Danilovic
Médico Assistente do Setor de Endourologia da Disciplina de Urologia do Hospital das Clínicas da Faculdade de Medicina da Universidade de São Paulo (HC-FMUSP).

Ana Ludimila Espada Cancela
Doutoranda em Nefrologia pela Faculdade de Medicina da Universidade de São Paulo (FMUSP). Médica Nefrologista.

Cristianne da Silva Alexandre
Doutora em Nefrologia pela Faculdade de Medicina da Universidade de São Paulo (FMUSP). Médica Nefrologista.

Etienne Macedo
Médica Assistente do Serviço de Nefrologia do Hospital das Clínicas da Faculdade de Medicina da Universidade de São Paulo (HC-FMUSP).

Flávia Silva Reis Medeiros
Médica Doutora em Nefrologia pela Faculdade de Medicina da Universidade de São Paulo (FMUSP).

Giordano Floripe Ginani
Médico Residente em Nefrologia do Hospital das Clínicas da Faculdade de Medicina da Universidade de São Paulo (HC-FMUSP).

Gustavo Fernandes Ferreira
Doutorando em Nefrologia pela Faculdade de Medicina da Universidade de São Paulo (FMUSP). Médico Nefrologista do Hospital Oswaldo Cruz.

Hugo Abensur
Professor Livre-Docente de Nefrologia da Faculdade de Medicina da Universidade de São Paulo (FMUSP). Médico Assistente da Unidade de Diálise do Hospital das Clínicas da FMUSP.

Irineu Francisco Delfino Silva Massaia
Professor Voluntário da Faculdade de Ciências Médicas da Santa Casa de Misericórdia de São Paulo. Médico Assistente do Departamento de Medicina da Santa Casa de São Paulo.

Jenner Cruz
Livre-Docente e Professor Titular Aposentado da Disciplina de Nefrologia do Curso de Medicina do Centro de Ciências Biomédicas da Universidade de Mogi das Cruzes.

Luiz Antonio Miorin
Professor Adjunto de Nefrologia do Departamento de Medicina da Santa Casa de Misericórdia de São Paulo.

Luiz Fernando Haigag
Delegado do Conselho Regional de Medicina – Delegacia Metropolitana Regional Leste. Médico Nefrologista pelo Hospital das Clínicas da Faculdade de Medicina da Universidade de São Paulo.

Luiz Estevam Ianhez
Professor Livre-Docente de Nefrologia da Faculdade de Medicina da Universidade de São Paulo (FMUSP).

Patrícia Taschner Goldenstein
Médica Residente em Nefrologia do Hospital das Clínicas da Faculdade de Medicina da Universidade de São Paulo (HC-FMUSP).

Patricia Malafronte
Mestre em Nefrologia pela Faculdade de Medicina da Universidade de São Paulo. Médica Assistente do Serviço de Nefrologia do Departamento de Medicina da Santa Casa de Misericórdia de São Paulo.

Rodrigo Azevedo de Oliveira
Médico Assistente do Pronto-Socorro Central da Santa Casa de Misericórdia de São Paulo. Médico Residente em Nefrologia do Hospital das Clínicas da Faculdade de Medicina da Universidade de São Paulo (HC-FMUSP).

Rodrigo Bueno de Oliveira
Médico Assistente do Serviço de Nefrologia do Hospital das Clínicas da Faculdade de Medicina da Universidade de São Paulo (HC-FMUSP). Médico Assistente do Pronto-Socorro Central da Santa Casa de Misericórdia de São Paulo. Doutorando em Nefrologia pela FMUSP.

Rosilene Motta Elias
Médica Assistente do Serviço de Nefrologia do Hospital das Clínicas da Faculdade de Medicina da Universidade de São Paulo (HC-FMUSP). Doutora em Ciências pela Universidade de São Paulo.

Vinícius Sardão Colares
Médico Nefrologista do Hospital Universitário da Universidade de São Paulo.

Prefácio

A alma de um livro técnico na área médica é sua proposta, sua intenção e principalmente seu objetivo; é assim que se torna decisivo na formação de gerações de profissionais. Impõe-se ao abrir caminho sem volta, coexistindo com sua proposta de doação de experiências, conhecimentos e evidências, adquiridas através do trabalho árduo e estudo profundo.

Ainda que substancialmente cuide de procedimentos didáticos, o que acima de tudo deve também ser considerado é a personalidade do professor, na verdade seu verdadeiro tema. Aí se realiza o milagre da comunicação e, somente então, terá valido a pena ser escrito e mais que tudo ser lido e relido.

São freqüentes os pacientes atendidos com afecções renais graves nos Serviços de Emergência, onde, muitas vezes, o médico não disponibiliza de unidades e especialistas para sanar dúvidas e dar o encaminhamento mais adequado a esses pacientes. O livro Emergências em Nefrologia para o Clínico, de autoria do jovem e experiente colega Rodrigo Bueno de Oliveira e do Professor Jenner Cruz, com a colaboração de 19 autores de capítulos, vem preencher uma necessidade de enorme valia para os colegas clínicos que militam nas Portas de Atendimento dos Serviços de Emergência e preenche estes quesitos, o que o torna de extrema importância. Parabéns aos editores e os autores que nos brindam com esta importante obra.

Prof. Dr. Valdir Golin
Diretor Clínico da Santa Casa
de Misericórdia de São Paulo

Apresentação

É com grande prazer que após 18 meses de trabalho apresentamos o livro Emergências em Nefrologia para o Clínico. Graças à colaboração de vários colegas de destacados serviços prestados na Medicina e reconhecimento no ambiente científico, foi possível a concretização deste livro.

Após sete anos atuando no Pronto-Socorro da Santa Casa de Misericórdia de São Paulo, sob a chefia do Professor Valdir Golin e, posteriormente, da Dra. Sandra Sprovieri, observamos a necessidade de ajudar colegas clínicos gerais e clínicos especializados em outras áreas da medicina interna a lidar com situações envolvendo pacientes com disfunção renal. Dessa forma, fazia sentido tentar simplificar e condensar alguns conhecimentos comuns às áreas de Medicina de Emergência e Nefrologia em um livro simples e prático.

O livro é composto de 18 capítulos, separado por 6 seções, no qual o leitor encontrará respostas para situações freqüentes na unidade de emergência. Na primeira seção, os capítulos tratam de generalidades como avaliação da função renal e abordagem do paciente na unidade de emergência, problemas nefrológicos comuns que se apresentam, infecção do trato urinário e crise hipertensiva.

Os capítulos 6 a 12 formam a seção 2 e 3, que abrangem a insuficiência renal aguda e a crônica, com capítulos escritos sobre situações comuns no contexto de um pronto-socorro, como insuficiência renal em pacientes com insuficiência cardíaca, nefropatia por contraste, acidentes com animais peçonhentos e muitas outras situações. Destaque foi dado à insuficiência renal aguda, suas definições, classificações e escores prognósticos, e seu manejo clínico.

A seção 4 discorre sobre métodos dialíticos, com o apontamento de situações práticas para seu uso em uma unidade de emergência. A seção 5 refere-se a pacientes transplantados renais, principalmente de como fazer a abordagem no ambiente de pronto-socorro.

Na seção 6, o capítulo 17 apresenta os cuidados na prescrição de fármacos em pacientes com insuficiência renal. Merece destaque o capítulo 18 Bioética na Atenção aos Pacientes Crônicos e Doentes Terminais: O Despontar da Bioética, escrito com muito cuidado pelo Dr. Luiz Fernando Haigag, que nos ensina como conduzir situações médicas complexas envolvendo pacientes crônicos e terminais.

Agradecemos a todos os colaboradores pelo empenho e dedicação neste projeto, em especial à Editora Sarvier, que acreditou em nosso trabalho e deu vida ao livro. Boa leitura a todos.

Rodrigo Bueno de Oliveira
Jenner Cruz

Dedicatória

Aos meus grandes Mestres na Arte Médica:
Professores Valdir Golin e Vanda Jorgetti. Exemplos de força, coragem, determinação e bondade no amparo aos pacientes.

Ao Professor Jenner Cruz, que me apresentou com imensa capacidade os caminhos da Nefrologia e da vida científica. Graças ao seu apoio este livro foi possível.

Aos meus pais, Ricardo e Verali.

Aos pacientes, que confiam suas vidas em nossas mãos.

A Deus, Senhor de todas as coisas neste Universo.

Rodrigo Bueno de Oliveira

Conteúdo

Seção 1 – **Generalidades**

1. Avaliação da Função Renal na Unidade de Emergência 3
   Rodrigo Bueno de Oliveira

2. Abordagem do Paciente com Disfunção Renal na
   Unidade de Emergência 13
   Rodrigo Bueno de Oliveira

3. Abordagem de Distúrbios Nefrológicos Comuns na Emergência 25
   Cristianne da Silva Alexandre

4. Infecção do Trato Urinário 41
   Rodrigo Bueno de Oliveira

5. Crise Hipertensiva 51
   Jenner Cruz

Seção 2 – **Insuficiência Renal Aguda**

6. Insuficiência Renal Aguda: Definições, Classificações e
   Escores Prognósticos 69
   Ana Ludimila Espada Cancela

7. Manejo Clínico da Insuficiência Renal Aguda 82
   Etienne Macedo

8. Insuficiência Renal Aguda em Situações Específicas 96
   Rodrigo Azevedo de Oliveira
   Giordano Floripe Ginani

9. Insuficiência Renal Aguda nos Acidentes por Animais Peçonhentos 108
   Irineu Francisco Delfino Silva Massaia

10. Abordagem da Insuficiência Renal Aguda em Pacientes com
    Síndrome da Imunodeficiência Adquirida 117
    Rodrigo Azevedo de Oliveira
    Giordano Floripe Ginani

11. Insuficiência Renal Aguda Pós-Renal (Obstrutiva) 125
    Patricia Malafronte
    Alexandre Danilovic

Seção 3 – Insuficiência Renal Crônica

12. Emergências no Paciente Renal Crônico 139
    Luiz Antonio Miorin

Seção 4 – Métodos Dialíticos

13. Tratamento Dialítico da Insuficiência Renal Aguda 147
    Rosilene Motta Elias

14. Emprego de Métodos Dialíticos em Situações Específicas 163
    Vinícius Sardão Colares

Seção 5 – Transplante Renal

15. Paciente Transplantado Renal: Disfunção Aguda do Enxerto 179
    Flávia Silva Reis Medeiros
    Hugo Abensur

16. Abordagem Inicial de Doenças Infecciosas em Paciente
    Transplantado Renal 186
    Gustavo Fernandes Ferreira
    Luiz Estevam Ianhez

Seção 6 – Cuidados na Atenção ao Paciente com Insuficiência Renal

17. Cuidados na Prescrição de Fármacos na Insuficiência Renal 201
    Patrícia Taschner Goldenstein
    Ana Ludimila Espada Cancela
    Rodrigo Bueno de Oliveira

18. Bioética na Atenção aos Pacientes Crônicos e Doentes Terminais:
    O Despontar da Bioética 227
    Luiz Fernando Haigag

    ÍNDICE REMISSIVO 257

Seção 1

Generalidades

1
Avaliação da Função Renal na Unidade de Emergência

Rodrigo Bueno de Oliveira

INTRODUÇÃO

O atendimento de pacientes em unidades de emergência guarda características próprias. As inúmeras possibilidades diagnósticas, as co-morbidades e a pressão por decisões acertadas em curto espaço de tempo são corriqueiras nesse ambiente. O médico que assiste a esses pacientes deve ter o conhecimento e a vivência necessária para estabelecer prioridades, identificando e corrigindo a todo o momento os problemas que se apresentam.

Uma dificuldade adicional é avaliar a função renal. Diversas variáveis fisiológicas podem ser aferidas de maneira contínua, tais como a temperatura, a saturação de oxigênio, o registro da atividade elétrica cardíaca, o débito cardíaco, a pressão arterial média, a pressão intracraniana, entre outras. Mas, até o momento, não existe uma forma prática de avaliar a função renal continuamente.

Habitualmente, usamos a dosagem da creatinina sérica, o *clearance* de creatinina (estimado por fórmulas ou medido por meio da coleta de urina por 24 horas ou 12 horas) e a uréia em medições únicas ou seqüenciais.

Conhecer a função renal tem implicação em várias situações na unidade de emergência, tais como na administração de medicamentos de excreção renal, na interação medicamentosa de fármacos, na composição de escores de letalidade de algumas doenças (por exemplo, pneumonia bacteriana comunitária), na programação do início ou término da terapia renal substitutiva (hemodiálise e diálise peritoneal) e na estimativa prognóstica de doenças.

Antes de nos aprofundarmos nesta discussão é útil fazer uma breve revisão da fisiologia renal em condições normais.

FISIOLOGIA RENAL

A principal função dos rins é corrigir as alterações da composição e do volume dos fluidos corpóreos decorrentes do metabolismo, ingestão alimentar e fatores ambientais, mantendo o organismo em balanço, isto é, a quantidade de produção e ingestão de determinada substância deve ser igual à quantidade consumida e excretada dessa substância.

Podemos sumarizar as principais funções renais da seguinte maneira:

Regulação do volume e composição dos fluidos do organismo, incluindo a osmolalidade, a concentração e o conteúdo dos eletrólitos e o pH – diversas funções orgânicas dependem da composição hidroeletrolítica adequada do organismo. Por exemplo, o débito cardíaco e a pressão arterial dependem do volume plasmático. Inúmeras enzimas funcionam dentro de uma estreita faixa de pH. O potencial de membrana das células depende da concentração do K^+, assim como a excitabilidade das membranas dependem da concentração de Ca^{++}.

Excreção de produtos do metabolismo – os rins participam ativamente da excreção de produtos do metabolismo como uréia, creatinina, ácido úrico, drogas, toxinas e inúmeras outras substâncias.

Produção de enzimas e hormônios:

- **Eritropoetina**, um fator que estimula a maturação dos eritrócitos na medula óssea. É produzida pelo interstício das células corticais renais.
- **1,25-Diidroxivitamina D (calcitriol)**, um hormônio esteróide fundamental na regulação do balanço do cálcio e fósforo, produzido pelas células do túbulo proximal.
- **Renina**, uma enzima que catalisa a formação da angiotensina, um vasoconstritor importante na regulação do balanço de sal e da pressão arterial. É produzida pelas células granulares do aparelho justaglomerular.

Algumas vezes ocorre alteração de uma das funções dos rins, mantendo-se a integridade das demais. Exemplo clássico é o *diabetes insipidus* nefrogênico, no qual a função renal de concentração de solutos está comprometida, enquanto as demais funções em termos práticos não sofrem alteração significativa.

Além das funções citadas acima, merece destaque a função tubular. Todo o filtrado glomerular é processado pelos túbulos renais e uma série de modificações, incluindo reabsorção, secreção de fluidos e solutos, resultará na urina.

O processo de reabsorção geralmente predomina para sódio, glicose, aminoácidos, bicarbonato e água, enquanto a secreção é importante para a excreção de NH_4^+, ácidos orgânicos, H^+ e K^+.

Os túbulos renais são divididos em proximal, alça de Henle, distal e ducto coletor, sendo que cada um desses segmentos possui um maquinário mais desenvolvido para determinada função.

No túbulo proximal, grandes quantidades de bicarbonato, sódio, água, glicose e aminoácidos são reabsorvidas. A porção S3 é responsável também pela secreção de drogas e toxinas.

A alça de Henle é importante para o mecanismo de contracorrente fundamental para a concentração e diluição urinária. O transportador Na^+-K^+-$2Cl^-$ situa-se nesse segmento tubular e é o alvo para a ação do diurético furosemida.

O túbulo distal e o ducto coletor são responsáveis pelos ajustes finais na composição e volume da urina, tais como a concentração final de sódio, potássio e cloro. Esse segmento é o alvo de ação dos diuréticos tiazídicos. No ducto coletor, existem as células intercaladas (secreção de H$^+$) e as células principais (regulação da secreção de potássio).

AVALIAÇÃO DA FUNÇÃO RENAL: RITMO DE FILTRAÇÃO GLOMERULAR, CREATININA E URÉIA

RITMO DE FILTRAÇÃO GLOMERULAR

O ritmo de filtração glomerular é aceito como a melhor medida da função renal, com valores normais situando-se entre 120 e 130mL/min/1,73m^2 em jovens normais, correlacionando-se com idade, sexo, raça e superfície corpórea. Ele representa o somatório das taxas de filtração de todos os 2 milhões de néfrons (unidades funcionais dos rins). O conjunto de todos os néfrons filtra uma quantidade enorme de plasma, aproximadamente 180 litros por dia, resultando em 2 a 3 litros de urina.

Vários estudos demonstram boa correlação entre o ritmo de filtração glomerular, o *clearance* de creatinina e o nível sérico de creatinina. Neste texto, freqüentemente usaremos os termos ritmo de filtração glomerular e *clearance* de creatinina como sinônimos por questões de ordem prática, embora haja diferenças, como será discutido mais adiante. Apesar da boa correlação com a função renal, o ritmo de filtração glomerular não fornece informações sobre a causa da disfunção renal.

A figura 1.1 mostra a relação entre o ritmo de filtração glomerular e a creatinina sérica de um paciente do sexo masculino, com 40 anos de idade. Note que, quando a creatinina sérica está entre 1 e 2mg/dL, o ritmo de filtração glomerular varia amplamente (entre 120 e 42mL/min) e quando a creatinina está entre 3 e 5mg/dL ele varia menos (entre 23 e 12mL/min). Ou seja, quando a creatinina está próxima do seu valor de normalidade, pequenas variações significam grandes reduções do ritmo de filtração glomerular.

Assim como outras variáveis fisiológicas, o ritmo de filtração glomerular varia ao longo do dia por diversos fatores, mesmo em pacientes clinicamente estáveis. Essa variação é consideravelmente maior em pacientes instáveis, nos quais se empregam drogas vasoativas, nefrotóxicas e as oscilações hemodinâmicas são comuns. Soma-se

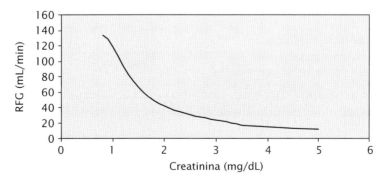

Figura 1.1 – Relação entre o ritmo de filtração glomerular (RFG) e a creatinina sérica.

a isso uma margem de erro na dosagem da creatinina pelos métodos laboratoriais atualmente disponíveis. Dessa maneira, a estimativa do ritmo de filtração glomerular (tanto calculada quanto medida) guarda certo grau de imprecisão.

Por exemplo, um paciente do sexo masculino de 60 anos, 72kg, com choque cardiogênico e nível sérico de creatinina de 1,5mg/dL à admissão, mas anúrico há 12 horas, apresenta ritmo de filtração glomerular praticamente igual a zero nesse período, embora o ritmo de filtração glomerular estimado a partir dessa medida da creatinina sérica seja em torno de 50-60mL/min. Portanto, em casos de insuficiência renal aguda grave, pode não haver tempo hábil para a creatinina sérica se acumular e refletir adequadamente o grau de disfunção renal.

A medição do ritmo de filtração glomerular pode ser feita utilizando-se marcadores endógenos (por exemplo, a creatinina) ou exógenos (por exemplo, a inulina, o ioexol e o DTPA) dosados no sangue e/ou na urina por uma unidade de tempo. A taxa de clareamento plasmático (ou depuração plasmática) pelos rins desse marcador em determinado tempo é denominada *clearance*.

Em teoria, o melhor marcador do ritmo de filtração glomerular deve ser uma substância que não é absorvida nem secretada pelos túbulos renais, deve ser livremente filtrada pelas membranas glomerulares, não deve ser tóxica, nem ser metabolizada e produzida pelos rins.

A substância que melhor atende a esses requisitos é a inulina, mas, devido a questões de custo e de ordem técnica (infusão intravenosa contínua, amostras de sangue múltiplas e cateterização vesical), não é rotineiramente empregada.

Sendo assim, utilizamos no dia-a-dia para estimar o ritmo de filtração glomerular a dosagem da creatinina e/ou o *clearance* de creatinina.

Assumindo para efeito prático que a secreção tubular de creatinina é igual a zero, a quantidade de plasma depurada de creatinina é de 180 litros (180.000mL) em 24 horas (1.440 minutos), ou seja, ritmo de filtração glomerular igual a 125mL/min. Logo, a cada minuto, 125mL de plasma estarão depurados de creatinina. Considerando que toda creatinina depurada será excretada através do volume urinário em 24 horas, teremos:

$$\text{Ritmo de filtração glomerular} \times \text{creatinina sérica} = \text{volume urinário (24h)} \times \text{creatinina urinária (24h)}$$

logo,

$$\text{Ritmo de filtração glomerular (}clearance\text{ creatinina)} = \frac{\text{Volume urinário (24h)} \times \text{creatinina urinária}}{\text{Creatinina sérica}}$$

Exemplo: um homem com 65kg, creatinina sérica de 1,2mg/dL, creatinina urinária de 100mg/dL e volume urinário de 1,2 litro por dia. Teremos:

$$\textit{Clearance} \text{ de creatinina (Clcr)} = \frac{(100\text{mg/dL} \times 1.200\text{mL})/1.440\text{min}}{1,2\text{mg/dL}}$$

logo,

$$\text{Clcr} = 70\text{mL/min}$$

Esse valor deve ser normalizado para o peso e a altura do paciente, ou seja, sua superfície corpórea. Logo, para um paciente com 1,5m² de superfície corpórea, teremos 70mL/min × 1,73m²/1,5m², portanto, o Clcr será igual a 80mL/min/1,73m².

Para que o Clcr tenha uma boa precisão, é necessário que o paciente esteja em condições clínicas estáveis, com dieta estável e que toda a quantidade da urina no período de 24 horas seja coletada. Esses fatores nem sempre estão presentes na unidade de emergência, sendo, portanto, sua utilidade limitada.

Uma aplicação para o uso de Clcr na unidade de emergência é quando o paciente com insuficiência renal aguda em suporte dialítico estiver na fase de recuperação da função renal, com débito urinário maior que 30mL/hora. Nessa situação, interrompe-se o suporte dialítico por dois ou três dias, monitorizando-se os níveis de potássio, bicarbonato e o débito urinário e dosa-se o Clcr por 24 ou 12 horas. Caso maior que 10 a 15mL/min e com débito urinário maior que 0,5 a 1mL/kg/h, provavelmente não é mais necessário a continuidade do suporte dialítico.

Outra aplicação para o uso de Clcr na unidade de emergência é para o ajuste das doses ou do intervalo de tempo de administração de drogas com excreção renal, particularmente os antimicrobianos. O ajuste geralmente é feito por faixas de Clcr: < 10mL/min, entre 10 e 50mL/min e > 50mL/min. Alguns antimicrobianos podem ser monitorizados pelo seu nível sérico, como, por exemplo, a vancomicina (vancocinemia), e então a dose do antimicrobiano pode ser ajustada mais precisamente.

CREATININA

A creatinina tem massa molecular de 113 dáltons e é derivada do metabolismo da fosfocreatina no músculo e da carne cozida da dieta. Em condições normais, é produzida em taxas constantes, guardando relação com a massa muscular, gênero, idade e raça. Seu valor normal varia entre laboratórios e pode situar-se entre 0,7 e 1,4mg/dL. A figura 1.2 mostra a estrutura da creatinina.

Como existe uma boa correlação entre o nível sérico de creatinina, o ritmo de filtração glomerular e o Clcr, é comum o uso da creatinina como sinônimo da função renal, o que é razoável em grande parte dos casos. Mas, em algumas situações, a dosagem de creatinina apresenta uma distorção na sua correlação com o ritmo de filtração glomerular, super ou subestimando a função renal. Conhecer essas situações pode ajudar a ter uma idéia mais próxima do real sobre a função renal do paciente.

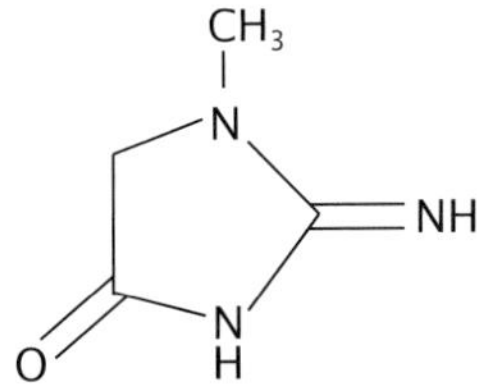

Figura 1.2 – Estrutura química da creatinina.

A dissociação entre creatinina e ritmo de filtração glomerular pode ser causada por fatores que interferem na produção, na secreção tubular e na dosagem da creatinina. O quadro 1.1 mostra diversos fatores que atuam sobre a produção de creatinina.

Quadro 1.1 – Fatores que atuam sobre a produção de creatinina.

Aumento da produção de creatinina	Diminuição da produção de creatinina	Sem influência na produção de creatinina
Raça negra	Raça amarela/hispânicos	Obesidade
Tipo constitucional atlético	Sexo feminino	
Ingestão de carne cozida*	Envelhecimento	
Suplementos (creatina)	Dieta vegetariana	
Rabdomiólise**	Amputação/paraplegia	
	Malnutrição, caquexia cardíaca, estados inflamatórios crônicos, câncer	

* A carne cozida em altas temperaturas tem a creatina convertida em creatinina.
** Alguns autores acreditam que na insuficiência renal aguda devido à rabdomiólise ocorre aumento mais rápido da creatinina do que em outras causas dessa doença.

A secreção tubular de creatinina também interfere na interpretação do ritmo de filtração glomerular. Em indivíduos normais, cerca de 15% da creatinina urinária é derivada da secreção do túbulo proximal, atingindo até 50% em pacientes com disfunção renal avançada. Com isso, pode haver superestimação do ritmo de filtração glomerular quando medido pelo *clearance* de creatinina.

Além disso, em um paciente com *clearance* de creatinina medido em torno de 60 a 80mL/min (redução de cerca de 50% do ritmo de filtração glomerular), podemos observar somente um leve aumento da creatinina, em torno de 0,1-0,2mg/dL, devido à secreção tubular de creatinina que tende a aumentar (até um certo limite de saturação) com a progressão da disfunção renal.

Portanto, os níveis de creatinina podem permanecer com o valor dentro do limite de normalidade mesmo com uma redução importante do ritmo de filtração glomerular. Assim, pequenos aumentos da creatinina devem ser valorizados, especialmente nas fases iniciais da disfunção renal.

Algumas drogas agindo por mecanismo competitivo reduzem a secreção tubular de creatinina, tais como a cimetidina e a trimetoprima. Esse efeito pode ser aproveitado para melhorar a acurácia do *clearance* de creatinina, dando uma estimativa mais precisa da função renal. Com a suspensão dessas drogas, o aumento do nível sérico de creatinina (usualmente em torno de 0,4 a 0,5mg/dL) é revertido.

Outro fator de confusão é o método de dosagem da creatinina sérica. Habitualmente, o método empregado é o picrato alcalino (ensaio colorimétrico), denominado reação de Jaffé, que pode reconhecer outras substâncias e confundi-las com a creatinina, tais como o acetoacetato na cetoacidose diabética, a cefoxitina e a flucitosina.

Em um estudo avaliando mais de 5.000 laboratórios, utilizando mais de 20 equipamentos diferentes para a medição e pelo menos três métodos de dosagem de creatinina sérica de uma amostra padronizada, houve variação de 0,81 a 1,21mg/dL nas dosagens. Essa variação foi devida principalmente aos equipamentos utilizados e não ao método empregado.

Estima-se que em um futuro próximo ocorra uma padronização na dosagem de creatinina, corrigindo as distorções causadas pela secreção tubular, dosagem de interferentes químicos e diferenças entre equipamentos.

URÉIA

Os aminoácidos que excedem as necessidades de síntese de proteínas e outras biomoléculas não podem ser armazenados nem excretados. Eles são transformados e usados como alimento energético no metabolismo, e a maior parte das aminas dos aminoácidos em excesso é convertida em uréia, uma das principais vias de excreção do NH_4^+. Portanto, a uréia é um dos produtos finais do catabolismo protéico processado pelo fígado, com massa molecular de 60 dáltons (Fig. 1.3).

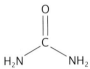

Figura 1.3 – Estrutura química da uréia.

A uréia também tem utilidade para a avaliação da função renal, pois é livremente filtrada pelo glomérulo e cerca de 50% é reabsorvida pelo sistema tubular, passivamente (principalmente túbulo proximal). Devido a essa alta taxa de reabsorção, a uréia, ao contrário da creatinina, pode subestimar o ritmo de filtração glomerular.

Quando comparada com a creatinina, a correlação entre a uréia e o ritmo de filtração glomerular é menor porque a uréia pode mudar independentemente do ritmo de filtração glomerular devido a:

- A produção de uréia não é constante e sofre influência da dieta (dieta protéica aumenta os níveis de uréia) e de fatores catabólicos como traumatismo, corticosteróides, lise tumoral e hemorragia digestiva (também aumentam os níveis de uréia).
- Uma dieta pobre em proteínas, doença hepática e síndrome da secreção inapropriada do hormônio antidiurético são condições que reduzem os níveis de uréia.
- Em situações em que ocorre aumento da reabsorção tubular de água e sódio (desidratação), ocorre reabsorção paralela de uréia, resultando em aumento da uréia sérica, desproporcional ao incremento da creatinina.

EQUAÇÕES PARA ESTIMAR A FUNÇÃO RENAL

Lembramos que a precisão destas equações é relacionada com a estabilidade da função renal do paciente e da sua dieta, portanto seu emprego na unidade de emergência é limitado e deve ser feito com critério.

Em algumas situações, é melhor medir o *clearance* de creatinina em vez de estimá-lo por fórmulas. Essas situações são: pacientes com hábitos dietéticos incomuns, perda de massa muscular substancial e paciente em desmame do suporte dialítico.

SEÇÃO 1 – GENERALIDADES

As equações mais comumente usadas são a fórmula de Cockcroft-Gault e a equação do *Modification of Diet in Renal Disease* (MDRD). Ambas são menos precisas em pacientes obesos.

Equação de Cockcroft-Gault:

$$Clcr\ (mL/min) = \frac{140 - idade \times peso\ (kg)}{Creatinina\ (mg/dL) \times 72} \times 0{,}85\ (para\ mulheres)$$

Essa equação leva em conta o aumento da produção da creatinina em função do aumento do peso e o declínio da produção da depuração de creatinina com a idade. Não prevê o ajuste do Clcr para a superfície corpórea.

Equação do MDRD:

$$\text{Ritmo de filtração glomerular}\ (mL/min/1{,}73m^2) =$$
$$170 \times (creatinina[mg/dL])^{[-0{,}999]} \times (idade)^{[-0{,}176]} \times (BUN[mg/dL])^{[-0{,}170]} \times$$
$$(albumina[g/dL])^{[+0{,}318]} \times 0{,}762\ (se\ mulher) \times 1{,}18\ (se\ negro)$$

onde, BUN significa nitrogênio ligado à uréia no sangue (uréia = BUN × 2,142). Existe uma versão simplificada da fórmula do MDRD:

$$\text{Ritmo de filtração glomerular}\ (mL/min/1{,}73m^2) =$$
$$186{,}3 \times (creatinina[mg/dL])^{[-1{,}154]} \times (idade)^{[-0{,}203]} \times 0{,}742\ (se\ mulher) \times 1{,}21\ (se\ negro)$$

AVALIAÇÃO DA FUNÇÃO TUBULAR

Uma das funções dos túbulos é a regulação do sal e do volume plasmático, aliás, uma das principais ações é a reabsorção de sódio. Geralmente, referimos a fração de excreção de sódio (FE_{Na}) como uma das medidas da função tubular. Outras medidas são o *clearance* de água livre, a excreção da acidez titulável e a prova da amoniogênese.

A FE_{Na} normal pode variar de 0 a 2%, usualmente < 1%, dependendo da ingestão de sódio da dieta. Isto equivale a dizer que os túbulos renais reabsorvem cerca de 99% do filtrado glomerular. A fórmula abaixo permite o cálculo da FE_{Na}:

$$FE_{Na} = \frac{U_{Na}/P_{Na}}{Ucr/Pcr}$$

onde, U_{Na} = sódio urinário, P_{Na} = sódio plasmático, Ucr = creatinina urinária, Pcr = creatinina plasmática.

Como vimos, a FE_{Na} pode sofrer interferência da oferta de sódio da dieta, também de diuréticos ou da administração por via intravenosa de soluções contendo sódio. Apesar disso, em algumas situações podemos notar certas tendências da FE_{Na} que podem auxiliar no diagnóstico da causa da insuficiência renal aguda.

Assim, na insuficiência renal aguda pré-renal, na qual os mecanismos renais de conservação de sódio e água estão em seu ponto máximo, temos uma tendência a FE_{Na} < 1%. Na insuficiência renal aguda por necrose tubular aguda (como ocorre em caso do uso de isquemia ou toxinas), a capacidade tubular de conservação de sódio está alterada e teremos uma FE_{Na} geralmente > 1%.

Eventualmente, utilizamos a dosagem de U_{Na} em amostra isolada que pode trazer algumas informações úteis. O U_{Na} < 10mEq/L é um dos critérios menores para o diagnóstico da síndrome hepatorrenal. Em pacientes hipovolêmicos, mas com U_{Na} > 20mEq/L, a causa deve ser por excesso de diuréticos, diurese osmótica ou síndrome perdedora de sal.

Outra função tubular importante são os mecanismos de concentração e diluição urinárias. Em situações como na desidratação, os rins podem conservar água e produzir volumes urinários < 1 litro por dia com uma osmolalidade de até 1.200mOsm/kg. Quando a ingestão de água é grande, até 14 litros de urina podem ser produzidos com osmolalidade de 100mOsm/kg.

O hormônio antidiurético é o responsável por regular as mudanças no volume e tonicidade urinárias. Ele regula a permeabilidade da água nas porções distais dos túbulos renais, particularmente no ducto coletor. Em um quadro clínico de desidratação por privação de água, teremos osmolalidade urinária > 800mOsm/kg, com nível de hormônio antidiurético > 2ng/L, caso os rins conservem a capacidade de concentração urinária. A osmolalidade urinária pode ser dosada por método laboratorial simples.

Na falta de hormônio antidiurético, como, por exemplo, nos casos de tumores ou traumatismo do sistema nervoso central, meningites ou encefalites, acidentes vasculares cerebrais, o paciente apresentará poliúria, redução da densidade e tonicidade urinárias (osmolalidade urinária < 300mOsm/kg) e hipernatremia (osmolalidade plasmática > 295mOsm/kg), caracterizando o *diabetes insipidus* neurogênico. Geralmente, ocorre resposta terapêutica com a correção da doença de base concomitantemente à administração de DDAVP (desamino-8-D-arginina-vasopressina).

Em outras situações, como na intoxicação por lítio, o ducto coletor pode estar insensível ou pouco responsível ao hormônio antidiurético (*diabetes insipidus* nefrogênico) e quadro clínico semelhante se desenvolverá, mas não ocorrerá resposta à administração de DDAVP.

Uma forma menos sensível de avaliar a capacidade renal de concentração é a medição da densidade urinária (densidade urinária nada mais é do que a relação entre o peso do volume da urina e o peso de igual volume de água destilada). Uma densidade urinária em torno de 1.010 é chamada isostenúrica, ou seja, similar à osmolalidade plasmática (280 a 290mOsm/kg). Esse fato é observado na necrose tubular aguda ou na doença renal crônica.

Uma densidade urinária > 1.018 geralmente indica que a capacidade de concentração urinária está preservada, mas quando excede 1.040 indica a presença de algum agente osmótico extrínseco (contraste) ou glicosúria. Em casos de poliúria por intoxicação por água ou *diabetes insipidus*, a densidade urinária é baixa, menor que 1.004.

Podemos usar a densidade urinária para ajudar na diferenciação entre insuficiência renal aguda pré-renal (desidratação, hipovolemia), cuja capacidade de concentração urinária está conservada (osmolalidade urinária e densidade urinária elevadas), e por necrose tubular aguda, na qual a função de concentração urinária está prejudicada, apresentando por vezes urina isostenúrica.

RESUMO

- Até o momento não existe um método prático para a avaliação contínua da função renal.
- A forma mais prática de avaliar a função renal na unidade de emergência é a dosagem seriada da creatinina.
- Devemos reconhecer os fatores que causam distorções na relação entre a creatinina sérica e o ritmo de filtração glomerular, tais como drogas, secreção tubular de creatinina e forma de dosagem da creatinina.
- As equações para estimar a função renal têm maior precisão quando o paciente apresenta a função renal estável. Geralmente usamos a fórmula de Cockcroft-Gault para estimar o *clearance* de creatinina.
- Pequenas variações do nível sérico de creatinina (mesmo dentro da faixa de normalidade) podem refletir grandes reduções no ritmo de filtração glomerular, principalmente nas fases iniciais da disfunção renal.
- A dosagem de uréia também é um marcador útil da função renal, mais relacionado com o estado volêmico do paciente, fatores catabólicos e estado perfusional dos rins.
- A FE_{Na} pode auxiliar na distinção entre insuficiência renal aguda pré-renal e necrose tubular aguda.
- Na avaliação da capacidade renal de concentração e diluição urinárias, são úteis a densidade e a osmolalidade urinárias. Alguns padrões podem ser observados ajudando na diferenciação entre insuficiência renal aguda pré-renal e necrose tubular aguda.

BIBLIOGRAFIA

1. BRIGGS JP, KRIZ W, SCHNERMANN JB: Overview of kidney function and structure, in *Primer on Kidney Diseases* (4th ed), edited by Greenberg A, Elsevier Saunders, Philadelphia, 2005, pp 2-19.
2. LEVEY AS, CORESH J, BALK E, et al: National kidney foundation practice guideline for chronic kidney disease: evaluation, classification, and stratification. *Ann Intern Med* 139:137-147, 2003.
3. STEVENS LA, CORESH J, GREENE T, LEVEY AS: Assessing kidney function – measured and estimated glomerular filtration rate. *N Engl J Med* 354:2473-2483, 2006.
4. http://www.uptodateonline.com (accessed January 2008).
5. MILLER VG, MYERS GL, ASHWOOD ER, et al: Creatinine measurement: state of the art in accuracy and interlaboratory harmonization. *Arch Pathol Lab Med* 129:297-304, 2005.
6. STRYER L: Degradação de aminoácidos e ciclo da uréia, in *Bioquímica* (3rd ed), edited by Stryer L, Guanabara Koogan, Rio de Janeiro, 1992, pp 409-426.
7. COCKCROFT DW, GAULT MH: Predition of creatinine clearance from serum creatinina. *Nephron* 16:31-41, 1976.
8. LEVEY AS, BOSCH JP, LEWIS JB, et al: A more accurate method to estimate glomerular filtration rate from serum creatinina: a new prediction equation. Modification of Diet in Renal Disease Study Group. *Ann Intern Med* 130:461-470, 1999.
9. PARIKH C, BERL T: Disorders of water metabolism, in *Comprehensive Clinical Nephrology* (3rd ed), edited by Feehally J, Floege J, Johnson R, Mosby Elsevier, Philadelphia, 2007, pp 93-110.
10. FOGAZZI GB, PIROVANO B: Urinalysis, in *Comprehensive Clinical Nephrology* (3rd ed), edited by Feehally J, Floege J, Johnson R, Mosby Elsevier, Philadelphia, 2007, pp 36.

2
Abordagem do Paciente com Disfunção Renal na Unidade de Emergência

Rodrigo Bueno de Oliveira

INTRODUÇÃO

Um dos desafios que se apresentam ao médico na unidade de emergência é a avaliação de pacientes com disfunção renal. Interessa reconhecer com precisão razoável se o paciente apresenta uma das seguintes situações:

Insuficiência renal aguda (IRA) – deterioração da função renal em horas ou dias.

Insuficiência renal subaguda – deterioração da função renal em dias ou semanas.

Insuficiência renal crônica (IRC) – alteração permanente da função renal por um período maior que três meses.

Insuficiência renal crônica com fator agudo de piora da função renal (IRCa) – piora significativa do ritmo de filtração glomerular (RFG) em horas ou dias em paciente com IRC.

Cada uma dessas situações requer a opção de um caminho diferente pela equipe médica. Para os pacientes com IRA, insuficiência renal subaguda ou IRCa, freqüentemente é necessária a internação hospitalar para compensação clínica.

No caso dos pacientes com IRC temos que saber se há necessidade de instituir terapia renal substitutiva prontamente (urgência dialítica) ou esse momento pode ser adiado. Parte significativa desses pacientes pode ser direcionada para um ambulatório de especialidades.

Infelizmente, a definição entre os quadros acima não é baseada em critérios claramente específicos. São úteis indícios clínicos e de propedêutica armada, somados à vivência do médico. Algumas vezes, torna-se necessário um período de observação com o paciente internado ou um retorno em poucos dias ao ambulatório para melhor esclarecimento.

De forma geral, são 10 passos a serem seguidos durante a avaliação de um paciente com disfunção renal na unidade de emergência:

1. **História clínica** – revisar a história clínica com atenção especial para:
   - antecedentes de doenças renais, como doença renal policística, infecção urinária de repetição, litíase renal, glomerulonefrites, entre outras;
   - doenças sistêmicas que podem acometer os rins, como *diabetes mellitus*, lúpus eritematoso sistêmico, hipertensão arterial, entre outras;
   - uso ambulatorial de fármacos com ação sobre a hemodinâmica renal (por exemplo, inibidor da enzima conversora de angiotensina – IECA e antinflamatório não-hormonal – AINH) ou drogas nefrotóxicas;
   - função renal prévia (creatinina e urina tipo I) – procurar no prontuário do paciente ou solicitar a familiares que tragam exames antigos do paciente;
   - estabelecer a cronologia do desenvolvimento dos sinais e sintomas.
2. **Exame físico** – atenção ao exame físico geral, incluindo os sinais vitais e a propedêutica do sistema geniturinário.
3. **Reconhecer padrões de doença renal** – síndrome nefrítica, síndrome nefrótica e doença renal crônica avançada.
4. **Revisão do prontuário médico (procedimentos e prescrição)** – atenção ao uso de fármacos nefrotóxicos ou a associação de drogas com potencial nefrotóxico utilizados na atual internação; identificar a realização de exames com o uso de contraste intravenoso e procedimentos que causam desidratação (por exemplo, enteroclisma).
5. **Revisar os controles de enfermagem** – valorizar episódios de hipotensão, diarréia e vômitos intensos.
6. **Considerando a divisão anatômica do sistema geniturinário, estabelecer o grupo de causas mais prováveis** – pré-renal, renal ou pós-renal; é importante que o médico conheça as principais causas de IRA, insuficiência renal subaguda e IRC.
7. **Estabelecer as hipóteses diagnósticas considerando fatores próprios do paciente e fatores epidemiológicos** – por exemplo, a IRA pré-renal e a necrose tubular aguda (NTA) são causas bastante freqüentes, enquanto embolia renal por colesterol é causa rara.
8. **Confirmar as hipóteses diagnósticas com exames subsidiários** – com freqüência, usamos as dosagens séricas de uréia, creatinina, eletrólitos, gasometria venosa, hemograma completo, creatinofosfoquinase (CPK), exames de urina (tipo I, sódio e creatinina urinários). Menos freqüentemente são necessárias provas de hemólise ou marcadores de doenças inflamatórias sistêmicas. É comum a necessidade de ultra-sonografia dos rins e vias urinárias. Raras vezes o médico necessitará de biópsia renal para iniciar o tratamento de um paciente internado na unidade de emergência.
9. **Responder à pergunta – a disfunção renal é aguda, subaguda, crônica ou crônica agudizada?**
10. **Programar o tratamento** específico da disfunção renal.

A seguir, detalharemos os itens acima para melhor compreensão do leitor (ver também Capítulo 7).

HISTÓRIA CLÍNICA

A anamnese cuidadosa fornece dados preciosos para a determinação da origem da disfunção renal e também se o agravo é de natureza aguda, subaguda, crônica ou crônica agudizada.

Na identificação do paciente, temos algumas particularidades. Por exemplo, em adultos do sexo masculino, a incidência de litíase renal e rabdomiólise são maiores, enquanto no sexo feminino a infecção do trato urinário é mais comum. A idade também ajuda: homens idosos são propensos a desenvolver uropatia obstrutiva por doença prostática (hiperplasia prostática benigna ou câncer de próstata). Causa comum de uropatia obstrutiva ocorre em mulheres com câncer de colo ou corpo uterino avançados. Mulheres em idade fértil têm maior incidência de lúpus eritematoso sistêmico quando comparadas ao sexo masculino.

A história pessoal de doenças sistêmicas ou doenças renais deve ser inquirida. Por exemplo, o antecedente pessoal de litíase renal pode explicar o desenvolvimento de cólicas renais e anúria no caso de obstrução do trato urinário. A presença de doença renal policística pode explicar a presença de hematúria e IRC. A presença de *diabetes mellitus* de longa data com retinopatia diabética ou história pessoal de hipertensão podem sugerir que a disfunção renal seja crônica e secundária a essas doenças.

O hábitos pessoais e a ocupação profissional do paciente devem ser abordados. A rabdomiólise, classicamente expressa por dores musculares, oligúria e urina escura, pode ser vista em praticantes rotineiros ou ocasionais de corridas. Homens com ocupação sedentária (burocratas, executivos), com dieta rica em sal e proteínas, são acometidos com certa freqüência por litíase renal.

O uso prévio de fármacos também deve ser avaliado, pois é significativa a incidência de IRA ou IRCa por drogas. Por exemplo, um paciente em tratamento de insuficiência cardíaca congestiva, em uso de IECA (captopril), diurético (furosemida), que apresente quadro de lombalgia e inicia uso de AINH, após alguns dias desenvolve oligúria e dispnéia procurando a unidade de emergência. Nesse caso, múltiplos mecanismos podem estar ligados ao desenvolvimento da disfunção renal aguda: baixo débito cardíaco, redução da pressão intraglomerular, com diminuição da pressão de filtração e queda do RFG (captopril) e vasoconstrição (AINH).

O tempo de surgimento dos sintomas pode auxiliar no diagnóstico. A redução abrupta da diurese é compatível com quadro agudo obstrutivo ou choque hemodinâmico. Por outro lado, o desenvolvimento progressivo ao longo de meses de fraqueza, adinamia, anemia e náuseas sugere um quadro de IRC.

Alguns sinais e sintomas predominam em quadros agudos, outros em quadros crônicos. A anemia é rara na IRA e comum na IRC. A oligúria é comum na IRA e incomum na IRC. Sinais e sintomas comuns aos dois extremos também ocorrem (Fig. 2.1 e Quadro 2.1). Por exemplo, a hematúria é vista em casos de glomerulonefrite aguda e de doença renal policística.

O conhecimento da função renal prévia é útil para a distinção entre disfunção aguda e crônica. Um nível sérico de creatinina de 2,8mg/dL um ano atrás e um atual de 3,1mg/dL sugerem que a disfunção é crônica, independente da etiologia. Por outro lado, um paciente com 1mg/dL de creatinina sérica há dois meses, evoluindo com incrementos diários de 0,5mg/dL, sugere que a disfunção renal seja aguda ou subaguda.

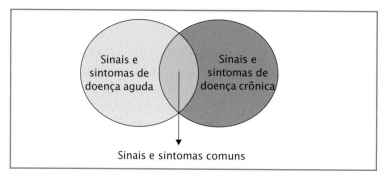

Figura 2.1 – Sinais e sintomas de doenças renais.

Quadro 2.1 – Sinais e sintomas de doenças renais.

Sinais e sintomas de doença renal aguda	Sinais e sintomas de doença renal crônica	Sinais e sintomas comuns às duas situações
Oligúria	Palidez cutânea (anemia)	Anorexia, vômitos
Febre, artrite, artralgia	Retinopatia diabética, retinopatia hipertensiva crônica	Hipertensão arterial
Edema	Edema	Edema
Hematúria (principalmente cilindros hemáticos)	Hematúria discreta	Hematúria
Petéquias, lesões necróticas em pele	Adinamia, fraqueza	Confusão mental

EXAME FÍSICO

A propedêutica do sistema geniturinário pode não ser tão rica como, por exemplo, a propedêutica cardiorrespiratória, mas nem por isso deve ser menosprezada. Aliás, erros diagnósticos óbvios, por exemplo, a não-detecção do globo vesical no caso de uropatia obstrutiva ocorre por falta do exame físico correto.

No exame físico geral devemos procurar sinais de agravos agudos ou crônicos. Os sinais vitais (pressão arterial, freqüência cardíaca e temperatura) são úteis nessa etapa. Por exemplo, toxemia, febre, taquicardia e hipotensão podem ser expressões de pielonefrite aguda em paciente paraplégico usuário de sonda vesical de demora.

Pressão arterial – tanto as emergências hipertensivas quanto a hipotensão arterial têm repercussões sobre a função renal. Por exemplo, níveis pressóricos elevados, geralmente com a pressão arterial diastólica maior que 140mmHg, associados a papiledema, hemorragias retinianas, com hematúria microscópica ("sempre") e proteinúria, são diagnósticos de hipertensão maligna. Essas condições causam lesão renal acelerada e progressiva.

Nos casos de hipotensão arterial ocorre prejuízo no fluxo sangüíneo renal com o desenvolvimento de IRA pré-renal e, com a persistência da hipotensão, sobrevém a NTA. Às vezes, não há hipotensão absoluta (isto é, pressão arterial sistólica < 90mmHg), mas sim uma redução significativa nos níveis habituais da pressão arterial. Por exemplo, um paciente tem hipertensão arterial descompensada com pressão arterial de 180 × 110mmHg. Caso apresente redução aguda para 110 × 70mmHg (por sepse, desidratação, choque cardiogênico), pode não haver tempo suficiente para uma compensação da regulação do fluxo sangüíneo renal e conseqüente desenvolvimento de IRA.

Outras vezes, a pressão arterial é normal em decúbito. Quando o paciente fica em pé ou senta-se ela cai significativamente. Denominamos esse quadro de hipotensão postural, a qual deve ser pesquisada sempre que possível. É uma medida grosseira do estado volêmico e auxilia nos diagnósticos de quadros "pré-renais", como os de baixo débito cardíaco, hipovolemia e desidratação. A hipotensão postural não é específica para as condições acima, podendo ocorrer em outras situações como devido a fármacos ou neuropatia diabética.

Deve-se aferir a pressão arterial e a freqüência cardíaca em decúbito dorsal horizontal. Solicita-se ao paciente que fique em pé (ou sentado) e após 2 minutos as aferições são repetidas. Uma queda de 10-20mmHg na pressão arterial sistólica ou um aumento de 15 batimentos por minuto na freqüência cardíaca sugerem depleção do volume intravascular.

Taquicardia – pode ser um sinal visto na IRA pré-renal devido a hipovolemia ou desidratação. Às vezes, não é evidente em pacientes usando betabloqueadores (atenolol, propranolol) ou em casos de neuropatia autonômica (por exemplo, *diabetes mellitus*). Assim como outros sinais, a taquicardia não é específica, podendo ocorrer na febre, tromboembolismo pulmonar, edema agudo de pulmão etc.

Icterícia – ocorre em pacientes cirróticos que freqüentemente desenvolvem quadros de IRA pré-renal, NTA e, com menor freqüência, a síndrome hepatorrenal. Outra causa de icterícia em que é comum o desenvolvimento de IRA é a leptospirose (principalmente na síndrome de Weil).

Pele – observar a pele de paciente com disfunção renal sempre é importante. A presença de pele seca, descamação, escoriações, arranhões pelo ato de coçar devido ao prurido, com coloração amarelo-palha, é vista na doença renal crônica. Além disso, pode ocorrer atrofia muscular e perda de gordura subcutânea. Freqüentemente, os olhos estão empapuçados, dando uma expressão de cansaço e depressão. Essa descrição é compatível com o fácies do paciente renal crônico.

Por outro lado, quadros renais agudos ou subagudos podem ser expressos também no tegumento. A presença de púrpuras, principalmente em membros inferiores, é vista na púrpura de Henoch-Schönlein, a forma sistêmica da nefropatia por IgA. As lesões ulcerosas e necróticas da pele podem ocorrer em quadros de vasculite devido à obstrução dos vasos, causando isquemia da pele. A presença de *rash* cutâneo pode ocorrer nos casos de nefrite intersticial aguda secundária a fármacos (por exemplo, uso de cefalosporinas). O livedo reticular e a cianose de extremidades podem ocorrer na doença renal ateroembólica (embolia sistêmica de cristais de colesterol). A pele espessada, dura, é vista na esclerodermia, que pode ter início de forma aguda (febre, alterações cutâneas e renais precoces) ou insidiosa.

Fundo de olho – causas comuns de IRC, como a hipertensão arterial e o *diabetes mellitus*, provocam alterações nos olhos. O exame de fundo de olho pode dar informações interessantes e auxiliar na distinção entre um agravo renal agudo ou crônico.

A presença de reflexos em fio de prata nas artérias, assim como os estrangulamentos venosos nos cruzamentos arteriovenosos são compatíveis com a retinopatia hipertensiva crônica (Fig. 2.2). Em casos de emergências hipertensivas, por exemplo, na hipertensão maligna, podemos notar edema acentuado do disco óptico e acotovelamento dos vasos nas bordas, com focos hemorrágicos (Fig. 2.3). No paciente com *diabetes mellitus* podemos observar hemorragias puntiformes e exsudatos duros (Fig. 2.4).

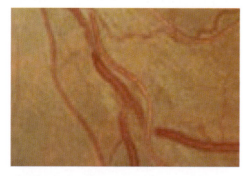

Figura 2.2 – Retinopatia hipertensiva crônica.

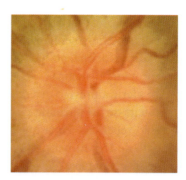

Figura 2.3 – Papiledema na hipertensão maligna.

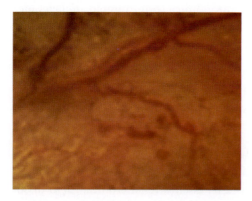

Figura 2.4 – Retinopatia diabética.

Propedêutica física dos rins e bexiga – a inspeção, a palpação e a percussão podem trazer informações úteis. A inspeção pode revelar abaulamento dos flancos ou da face posterior do abdome nos casos de tumores renais. Quando esse abaulamento é bilateral, a causa mais comum é a doença renal policística. A presença de abaulamento na região lombar com dor, calor, rubor pode ser vista nos casos de abscesso perinefrético. A observação do hipogastro de um abaulamento esférico suprapúbico, mediano, podendo atingir grandes dimensões é compatível com a bexiga cheia.

Para percutir os rins, usam-se dois métodos: a percussão da região lombar com a borda ulnar da mão direita espalmada ou com a mão fechada (punho-percussão de Murphy). Quando existe dor situada na profundidade dizemos que o sinal de Giordano é positivo ou que a punho-percussão de Murphy é positiva. Esses sinais ocorrem nos casos de processos inflamatórios renais (pielonefrite), perirrenais (abscesso perinefrético) ou tumorais. A percussão digitodigital da bexiga pode delimitar suas dimensões. Nota-se um som timpânico nas regiões intestinais e um som submaciço do meio sem gás, que é a bexiga cheia de urina.

O rim é palpado em indivíduos normais, sendo mais fácil o acesso do rim direito, e em indivíduos astênicos. Um método que pode ser utilizado é o de Trousseau, com o paciente em decúbito dorsal e o médico sentado do lado do rim que vai ser palpado. A mão heterônima é colocada espalmada e transversalmente no ângulo lombocostal e a outra espalmada e vertical, sobre a parede anterior do abdome, para fora da borda lateral do músculo reto anterior. Procura-se perceber o rim na sua descida respiratória. Aumento do volume pode ser encontrado nos rins policísticos e em tumores malignos. A dor intensa à palpação é vista nas condições inflamatórias renais e perirrenais.

A bexiga não é palpável quando vazia ou com pouca urina. Nas condições que impedem o esvaziamento normal da bexiga (por exemplo, hiperplasia prostática, litíase vesical e bexiga neurogênica), essa pode adquirir grandes volumes. A forma de palpar a bexiga é com as mãos espalmadas "em garra" deslizando do sentido depressível para o abaulado, de fora para dentro, em todos os sentidos do volume esférico.

PADRÕES DE DOENÇA RENAL

Algumas doenças renais manifestam-se clinicamente da mesma maneira e são agrupadas em síndromes, como, por exemplo, a nefrítica, a nefrótica e a doença renal crônica avançada. Reconhecer esses padrões tem grande importância na unidade de emergência.

A síndrome nefrítica apresenta-se com hipertensão, edema e hematúria de origem glomerular (às vezes, com cilindros hemáticos). A proteinúria geralmente é menor que 3g/24 horas. Pode ocorrer oligúria e declínio da função renal em poucos dias. Exemplos comuns de doenças que causam síndrome nefrítica são a glomerulonefrite difusa aguda pós-estreptocócica, a glomerulonefrite membranoproliferativa secundária ao lúpus eritematoso sistêmico e algumas formas da nefropatia por IgA. Freqüentemente, é necessário internar o paciente para a determinação específica do diagnóstico e tratamento adequados.

A síndrome nefrótica pode apresentar-se de forma insidiosa ou aguda, com edema generalizado (anasarca), proteinúria (em geral > 3,5g/24 horas), hipoalbuminemia, hiperlipidemia e lipidúria. Várias doenças podem cursar com o desenvolvimento de síndrome nefrótica, como *diabetes mellitus*, lúpus eritematoso sistêmico e glomerulonefrite membranosa idiopática ou secundária a neoplasias.

Uma vez identificada essa síndrome e o paciente apresentando-se com função renal estável, sem urgências, podem-se controlar os sintomas com diuréticos, dieta hipossódica e a investigação poderá prosseguir ambulatorialmente. Pacientes com anasarca intensa, dispnéia, infecções ou oscilações agudas na função renal necessitam de um período de internação.

Na IRC avançada, o paciente apresenta-se com o fácies urêmico, edemas, hipertensão, epigastralgia, inapetência, adinamia e anemia de doença crônica. Em hipertensos e diabéticos, o fundo de olho pode revelar alterações retinianas (ver texto acima). A ultra-sonografia renal pode revelar rins de dimensões reduzidas e córtex hiperecogênicos. Lembrar que na nefropatia diabética, importante causa de IRC, os rins podem ter dimensões normais. Em geral, as manifestações clínicas tornam-se mais evidentes quando o RFG está menor que 20mL/min.

REVISÃO DO PRONTUÁRIO MÉDICO (PRESCRIÇÃO, PROCEDIMENTOS E CONTROLES DE ENFERMAGEM)

Muitas vezes, a IRA ou IRCa é de natureza iatrogênica. Devemos revisar a prescrição do paciente procurando o uso de drogas nefrotóxicas (vancomicina, aminoglicosídeos, contraste para exames radiológicos), uso abusivo de diuréticos e o emprego de fármacos que podem ter precipitação intratubular (por exemplo, aciclovir). Identificar as interações medicamentosas que afetam a função renal, como o uso concomitante de IECA, diuréticos e AINH.

Procedimentos médicos realizados em dias anteriores à constatação da deterioração da função renal devem ser estudados. Quando da realização de cirurgias, os controles de pressão arterial durante a anestesia podem revelar episódios de hipotensão. Exames subsidiários utilizando contraste, como tomografias, cateterismo cardíaco e urografia excretora, são causas de necrose tubular aguda.

Os controles de enfermagem também auxiliam. Episódios de hipotensão, febre, diarréia, vômitos, controles de diurese e peso ajudam a esclarecer o diagnóstico.

DETERMINAÇÃO DA CAUSA MAIS PROVÁVEL DA INSUFICIÊNCIA RENAL

Primeiramente, devemos estar afeitos às causas comuns de disfunção renal. Considerando os compartimentos anatômicos renais, podemos ter causas pré-renais, pós-renais e renais (com acometimento predominante do glomérulo, ou do interstício, ou dos vasos, ou dos túbulos) (Quadro 2.2). Destacamos as causas pré-renais e a necrose tubular aguda (renal) como as mais freqüentes.

Quadro 2.2 – Causas comuns de insuficiência renal.

Pré-renal*	Renal	Pós-renal
Hemorragias, diarréia, desidratação, uso de AINH e IECA, pancreatite, baixo débito cardíaco, queimaduras, vômitos incoercíveis, cetoacidose diabética, uso de diuréticos etc.	**Glomerulares:** glomerulonefrite difusa aguda pós-estreptocócica, nefropatia por IgA e glomerulonefrites em geral; nefropatia diabética **Tubulares:** necrose tubular aguda isquêmica* (choque, dissecção da aorta) ou tóxica (aminoglicosídeos, vancomicina, acidentes com animais peçonhentos) **Intersticial:** nefrite intersticial aguda por drogas, pielonefrite crônica **Vasculares:** nefrosclerose hipertensiva	Hipertrofia prostática, neoplasia de próstata, neoplasia de corpo ou colo de útero avançada, pós-operatório de cirurgia ginecológica, sonda vesical de demora obstruída por coágulos ou clampeada, litíase renal, traumatismo uretral etc.

*Causas freqüentes na unidade de emergência.

Nos quadros pré-renais, freqüentemente encontramos:
- Relação uréia:creatinina superior a 40:1.
- Sódio urinário < 20mEq/L e/ou fração de excreção de sódio < 1%.
- Osmolalidade urinária > 500mOsm/kg.
- Sedimento urinário begnino (cilindros hialinos, sem hematúria ou proteinúria).

Na necrose tubular aguda podemos encontrar:
- Relação uréia:creatinina < 40:1.
- Fração de excreção de sódio > 1%.
- Osmolalidade urinária em torno de 250 a 300mOsm/kg.
- Sedimento urinário com cilindros tubulares.

Na IRA pós-renal é comum encontrarmos níveis elevados de potássio devido à disfunção do ducto coletor (secreção de potássio alterada).

Uma boa estratégia na avaliação da disfunção renal de causa renal é excluir as causas pré e pós-renais. Excluídas essas duas situações, o diagnóstico mais provável é de necrose tubular aguda. Caso não haja indícios clínicos para o diagnóstico de necrose tubular aguda e a urina tipo I mostre um sedimento urinário com hematúria (principalmente cilindros hemáticos), proteinúria, com oligúria e piora aguda da função renal, sempre devemos suspeitar de glomerulonefrite ou vasculite.

Em pacientes que sabidamente têm IRC e apresentam declínio da função renal agudamente (IRCa), procurar causas como desidratação, drogas, recidiva da doença de base (por exemplo, glomerulonefrite), infecções, obstrução (por exemplo, coágulos em hematúria causada por rins policísticos), hipercalcemia, hipertensão ou nefrite intersticial.

ESTABELECENDO A HIPÓTESE DIAGNÓSTICA MAIS PROVÁVEL (CONSIDERAR FATORES PRÓPRIOS DO PACIENTE E FATORES EPIDEMIOLÓGICOS)

Associando a história clínica, o exame físico, o reconhecimento de algum padrão de doença renal, a revisão do prontuário médico, procedimentos realizados e controles de enfermagem, e o conhecimento das principais causas de disfunção renal podemos formular com boa precisão nossa hipótese diagnóstica que será corroborada pelos exames subsidiários.

Algumas doenças renais são mais freqüentes e mais encontradas em determinado sexo ou faixa etária, enquanto outras são mais raras. Por exemplo, o lúpus eritematoso sistêmico é muito raro em homens idosos, mas tem sua freqüência aumentada em mulheres jovens. A ateroembolia renal por cristais de colesterol é rara em jovens sem doença vascular. Por outro lado, pode ser vista em paciente com doença vascular, submetido a cateterismo e anticoagulação que desenvolve disfunção renal subaguda, eosinofilia e livedo reticular. Necrose tubular aguda isquêmica é bastante freqüente no choque séptico. Utilizar estes dados facilita a descoberta do diagnóstico.

EXAMES SUBSIDIÁRIOS

Freqüentemente usamos a dosagem seriada da creatinina sérica, a dosagem de uréia, sódio, potássio, fósforo, CPK (rabdomiólise), gasometria venosa (avaliação de acidose metabólica), hemograma completo, urina tipo I e sódio, creatinina (cálculo da fração de excreção do sódio) e osmolalidade urinárias. Às vezes, necessitamos de provas de hemólise, como a pesquisa de esquizócitos (síndrome hemolítico-urêmica), ácido úrico (nefropatia por ácido úrico, litíase renal), cálcio (mieloma múltiplo), bilirrubinas totais e frações, albuminemia e coagulograma (cirrose hepática). Outros exames de sangue mais específicos podem ser necessários em função da hipótese diagnóstica.

O exame da urina tipo I é muito importante. Pode indicar infecção do trato urinário (leucocitúria, bactérias, nitrito, pH básico, proteinúria discreta), rabdomiólise (sangue oculto positivo, mas sem hemácias, no sedimento urinário, indicando a presença de mioglobina na urina), densidade urinária elevada nos quadros pré-renais, hematúria e cilindros hemáticos nas glomerulonefrites, proteinúria e corpos lipóides na síndrome nefrótica e cilindros leucocitários na pielonefrite aguda. A urocultura também é bastante útil para a confirmação do agente nos casos de infecção urinária, visto que nem toda leucocitúria significa infecção (ver Capítulo 4).

A radiografia de abdome pode ser útil no caso de cálculos renais ou vesicais radiopacos (oxalato de cálcio, estruvita). Nos casos de pielonefrite enfisematosa, a radiografia de abdome pode detectar áreas de densidade gasosa (presença de gás perirrenal). A urografia excretora pode ser utilizada para reconhecer obstruções do trato urinário, mas devido ao uso de contraste (nefrotoxicidade) e à falta de praticidade no ambiente de uma unidade de emergência, é raramente utilizada, sendo substituída por métodos de imagens como a ultra-sonografia e a tomografia computadorizada.

A ultra-sonografia de rins e vias urinárias é freqüentemente utilizada no pronto-socorro para a avaliação da dimensão, morfologia e aspecto ecográfico dos rins. No caso de nefropatias crônicas, como na nefrosclerose hipertensiva, glomerulonefrite crônica, pielonefrite crônica, os rins podem ter as dimensões reduzidas e ser hiperecogênicos. Em casos de rins policísticos, doenças linfoproliferativas, amiloidose e diabetes, os rins podem estar de tamanho normal ou aumentado.

Outra grande aplicação da ultra-sonografia na unidade de emergência é a avaliação de obstrução do trato urinário (insuficiência renal aguda pós-renal). Podem ser visualizados com facilidade dilatação do sistema pielocalicinal, hidronefrose, cálculos e compressão extrínseca da via urinária. A presença de bexiga com paredes espessadas e trabeculadas sugere "bexiga de esforço", encontrada nos casos de obstrução ao fluxo urinário, como na hiperplasia prostática. Algumas vezes, a ultra-sonografia não é capaz de identificar o ponto de obstrução do trato urinário, principalmente quando localizado nos ureteres. Nessas situações, podemos recorrer à realização de tomografia computadorizada helicoidal.

Diante da suspeita de glomerulonefrite aguda, ou glomerulonefrite rapidamente progressiva, pode não haver tempo hábil entre os resultados de provas laboratoriais, como fator antinúcleo, complemento C3 e C4, auto-anticorpo anticitoplasma de neutrófilo (ANCA), ou a realização de biópsia renal, e a tomada da decisão terapêutica. Nesta situação, é importante a avaliação do nefrologista para opinar sobre a imunossupressão do paciente (inicialmente pulsoterapia com corticóides).

A DISFUNÇÃO RENAL É AGUDA, SUBAGUDA, CRÔNICA OU CRÔNICA AGUDIZADA?

Uma vez confirmada a hipótese diagnóstica, a resposta é natural. Seguindo os passos descritos acima, a probabilidade de erro diagnóstico é bastante reduzida. Com o aumento da experiência do médico, todo esse processo torna-se mais espontâneo e fácil de ser reproduzido. Como em todas as situações na medicina, a anamnese e o exame físico acrescidos de exames subsidiários determinam o diagnóstico e assim quais condutas poderão ser tomadas.

PROGRAMAÇÃO TERAPÊUTICA

A programação terapêutica se dará em função da causa da disfunção renal. Cada situação tem seu tratamento específico, variando desde hidratação e orientações gerais ao paciente, até a pulsoterapia, plasmaférese e suporte dialítico.

Em linhas gerais, no caso de IRC na unidade de emergência devemos avaliar qual situação clínica coloca o paciente em risco. Hipervolemia, hiperpotassemia moderada ou grave, acidose metabólica importante, pericardite, sangramentos, náuseas e vômitos intensos, alterações do nível de consciência requerem a instituição do tratamento prontamente. Pacientes oligossintomáticos podem ser referenciados ao ambulatório para tratamento conservador (confecção de fístula arteriovenosa, vacinação contra hepatite B, pneumococo e influenza, correção da anemia e preparo psicológico para o início de diálise). Essas medidas reduzem a mortalidade quando comparadas ao paciente que inicia diálise em caráter de emergência.

No caso de disfunção renal aguda ou subaguda, na unidade de emergência devemos corrigir os fatores precipitantes, suspender o uso de drogas nefrotóxicas (quando não for possível, corrigir a dose do fármaco), garantir que o estado volêmico do paciente e os parâmetros hemodinâmicos estejam adequados e seguir a função renal diariamente. O tratamento poderá ser somente de suporte ou, dependendo do diagnóstico, ser mais intervencionista, por exemplo, com a desobstrução do trato urinário, a realização de biópsia renal e pulsoterapia nos casos de suspeita de glomerulonefrite rapidamente progressiva.

Nos capítulos seguintes deste livro vários aspectos terapêuticos serão abordados a fim de consolidar uma visão mais específica do que foi dito até aqui.

BIBLIOGRAFIA

1. http://www.uptodateonline.com (accessed January 2008).
2. CRUZ J: Hipertensão arterial, in *Nefrologia* (1ª ed), edited by Cruz J, Praxedes JN, Cruz HMM, São Paulo, Sarvier, 1994, pp 363-364.
3. MESSINA LM, TIERNEY LM: Blood vessels & limphatics, in *Current Medical Diagnosis & Treatment* (40th ed), edited by Tierney LM, McPhee SJ, Papadakis MA, Lange/McGraw-Hill, New York, 2001, pp 501-502.
4. FARIA CV: Avaliação clínico-laboratorial do paciente nefropata, in *Nefrologia* (1ª ed), edited by Cruz J, Praxedes JN, Cruz HMM, São Paulo, Sarvier, 1994, pp 50-60.
5. BEDFORD MA: Perda de visão com olho calmo, in *Atlas de Diagnóstico Oftalmológico*, Rio de Janeiro, Atheneu, 1973, pp 76-85.
6. JÚNIOR JR: *Semiotécnica da Observação Clínica* (6ª ed), São Paulo, Sarvier, 1980, pp 240 e 709-716.
7. WATNICK S, MORRISON G: Kidney, in *Current Medical Diagnosis & Treatment* (40th ed), edited by Tierney LM, McPhee SJ, Papadakis MA, Lange/McGraw-Hill, New York, 2001, pp 899-911.
8. OLIVEIRA IRS, CASTRO CC, GUIDA FJ, ROCHA PCD: Imagenologia em nefrourologia, in *Nefrologia* (2ª ed), edited by Cruz J, Praxedes JN, Cruz HMM, São Paulo, Sarvier, 2006, pp 89-101.

3
Abordagem de Distúrbios Nefrológicos Comuns na Emergência

Cristianne da Silva Alexandre

Algumas situações comuns na nefrologia apresentam-se na unidade de emergência e serão inicialmente avaliadas pelos médicos dessas unidades. Discutir-se-ão aqui as principais doenças que assim se apresentam.

CÓLICA RENAL

A causa mais comum é a litíase renal. A incidência de litíase é maior entre brancos, com pico entre 20 e 50 anos, e uma razão homem:mulher de 3:1. Os pacientes geralmente se apresentam com dor em região lombar e flanco de início súbito, unilateral, que pode irradiar para as porções inferiores do abdome, escroto e grandes lábios. Os cálculos urinários se formam na pelve renal e os sintomas ocorrem com a passagem desses pelo ureter, com a infecção associada, ou com ambos. Os cálculos vesicais são menos comuns e os pacientes podem se apresentar com hematúria ou obstrução urinária intermitente.

QUADRO CLÍNICO

Os sintomas iniciais são geralmente agudos e acompanham o trajeto dos cálculos. A dor no flanco unilateral que cresce em intensidade acompanha os cálculos ainda próximos ao rim, enquanto a dor que se irradia para os órgãos genitais acompanha os cálculos próximos à junção ureterovesical. A dor pode levar à síncope vasovagal e estar associada à hematúria macroscópica, náuseas e vômitos. Os sinais vitais são geralmente normais na ausência de infecção. Alguns pacientes exibem algum grau de íleo paralítico, simulando um quadro de abdome agudo. Dor durante a punho-percussão no ângulo costovertebral é achado comum, especialmente na presença de infecção urinária, assunto abordado no capítulo 4.

DADOS LABORATORIAIS

Na unidade de emergência é fundamental a realização de um exame de urina tipo I. A hematúria (macroscópica ou microscópica) estará presente em 90% dos casos. Ocasionalmente, os pacientes podem apresentar apenas dor sem hematúria. Recomenda-se ainda a realização de teste de gravidez em mulheres de idade fértil e de urocultura se há sinais de infecção. Os exames da função renal (uréia e creatinina) são geralmente normais. O pH urinário é útil na tentativa de se encontrar a causa da litíase. O pH urinário normal está em torno de 5,85. A presença de pH persistentemente abaixo de 5,5 é sugestiva de cálculos de ácido úrico ou cistina, enquanto um pH acima de 7,2 é sugestivo de litíase por estruvita.

EXAMES DE IMAGEM

São recomendados durante o primeiro episódio de cólica renal suspeita ou se o diagnóstico é incerto. Os pacientes com história prévia de urolitíase podem ser tratados sintomaticamente sem estudos de imagem, a menos que obstrução ou infecção sejam suspeitadas. Os seguintes exames podem ser utilizados:

Tomografia computadorizada – atualmente, é considerada "padrão-ouro" para o diagnóstico de litíase. Isso se deve ao fato de apresentar sensibilidade de 98% e especificidade de 97%, com valor preditivo positivo e negativo de 100% e 97%, respectivamente. Todos os cálculos radiopacos ou radiotransparentes serão visíveis à tomografia computadorizada sem contraste, com exceção do raro cálculo do inibidor de protease indinavir.

Ultra-sonografia – é útil para diagnosticar litíase e hidronefrose, mas apresenta sensibilidade de apenas 64%. Gestantes e crianças devem ser avaliadas com ultra-sonografia como primeira escolha. Os cálculos localizados na junção ureterovesical podem ser mais bem visualizados por meio de ultra-sonografia transvaginal ou transretal.

Pielografia intravenosa – apresenta sensibilidade de 90% para detectar a urolitíase ou a obstrução relacionada, além de permitir uma avaliação e visualização de todo o trato urinário. Entretanto, está contra-indicada nas seguintes situações: 1. pacientes idosos com proteinúria; 2. pacientes com creatinina maior que 1,4mg/dL; e 3. pacientes com alergia a contraste iodado. Habitualmente não é realizada na unidade de emergência.

Radiografia de abdome – a radiografia identificará cálculos radiopacos como cálcio, estruvita e cistina, mas não é útil para cálculos de ácido úrico, que são radiotransparentes, e para cálculos muito pequenos ou sobrepostos a estruturas ósseas. Não tem sido utilizada no diagnóstico de litíase se a tomografia ou ultra-sonografia estiverem disponíveis.

DIAGNÓSTICO DIFERENCIAL

Várias doenças podem mimetizar a nefrolitíase. Destacam-se dentre elas: gravidez ectópica (pode ser facilmente diferenciada por meio da ultra-sonografia e dosagem sérica da gonadotrofina coriônica humana – beta-hCG), aneurisma de aorta, obstrução intestinal aguda ou apendicite (podem apresentar-se como cólica mas geralmente não apresentam hematúria).

TRATAMENTO

Cerca de 90% dos cálculos serão eliminados espontaneamente. A probabilidade de eliminação do cálculo diminui com o aumento do seu tamanho. Os cálculos maiores que 6mm serão eliminados sem intervenção em apenas 10% dos pacientes. Os cálculos no ureter proximal têm também menor probabilidade de ser eliminados espontaneamente quando comparados aos cálculos localizados na junção ureterovesical (48% *versus* 79%). A terapêutica de urgência inclui:

Analgesia – os opióides e os antiinflamatórios são a base da terapia. Os últimos têm a vantagem potencial de diminuir o tônus muscular ureteral, agindo diretamente no mecanismo que promove a dor: o espasmo ureteral. Uma revisão sistemática de 20 estudos com 1.613 pacientes avaliou a eficácia das duas classes de drogas no controle da dor e demonstrou que ambas têm igual eficácia em obter alívio completo da dor. Um estudo randomizado sugeriu que a associação de antiinflamatórios e opióides pode ser superior ao uso de qualquer um deles isoladamente. Os antiinflamatórios devem ser suspensos três dias antes de procedimentos de litotripsia para minimizar os riscos de sangramento.

Drogas que facilitam a passagem dos cálculos – duas classes de drogas têm sido estudadas no tratamento da litíase renal. Em 2004, uma metanálise envolvendo 11 ensaios clínicos com um total de 911 pacientes demonstrou que a eliminação de um cálculo ureteral era 44% mais provável em indivíduos tratados com alfabloqueador que nos indivíduos tratados com placebo. Em 2006, outra metanálise com 693 pacientes com cálculos entre 3,8 e 7,8mm encontrou que, comparado com o grupo controle, os indivíduos tratados com bloqueador do canal de cálcio (nifedipina) ou alfabloqueador (tansulosina) tinham 65% mais probabilidade de eliminar o cálculo.

Antibióticos – devem ser dados a todos os pacientes em que há suspeita de infecção mesmo antes da identificação do agente etiológico por culturas. Habitualmente, tem-se usado as quinolonas e as cefalosporinas de segunda ou terceira geração.

Internação hospitalar – alguns pacientes necessitarão permanecer em ambiente hospitalar. As principais indicações são: dor e/ou êmese que não respondem ao tratamento inicial, pielonefrite coexistente, disfunção renal suspeita ou documentada, litíase ureteral bilateral, litíase unilateral em paciente com rim único (por exemplo, transplantado renal), hidronefrose, oligúria ou anúria. Pacientes que não exigem hospitalização devem ser referenciados para reavaliação em 24 a 48 horas.

HEMATÚRIA ATRAUMÁTICA

A hematúria é classicamente dividida em macroscópica e microscópica. A hematúria microscópica não é uma causa de investigação na unidade de emergência, portanto será aqui discutida apenas a hematúria macroscópica. Essa é suspeitada na presença de urina vermelha ou amarronzada, devendo ser lembrado que a cor da urina não necessariamente reflete o grau de perda de sangue, uma vez que 1mL de sangue por litro de urina pode induzir a uma mudança na sua cor.

ABORDAGEM DIAGNÓSTICA

Algumas vezes, o diagnóstico de hematúria é óbvio, feito apenas com a inspeção visual da urina; em casos duvidosos, o passo inicial é o exame de urina tipo I ou avaliar a mudança na cor da urina por centrifugação. Quando após a centrifugação o sobrenadante fica claro, pode-se concluir que há hematúria, e se fica vermelho, o que se tem é a possibilidade de tratar-se de hemoglobinúria ou mioglobinúria. Como princípio geral, a hematúria por si só não é tão danosa, a menos que o sangramento seja de tal monta que cause obstrução do trato urinário ou anemia sintomática (o que é pouco freqüente). Entretanto, ela pode ser um sintoma de doença grave, particularmente em indivíduo com idade superior a 50 anos.

Há indícios na história e no exame físico que auxiliam no diagnóstico da causa da hematúria. Os principais pontos a serem lembrados são:

- A presença de disúria e piúria indica infecção urinária, embora também possam ocorrer na neoplasia de bexiga.
- Uma infecção recente do trato respiratório sugere a presença de glomerulopatia, especialmente a nefropatia por IgA.
- Uma história familiar de doença renal faz lembrar a possibilidade de doença renal policística complicada com sangramento de cistos.
- Dor no flanco unilateral sugere obstrução ureteral por cálculos ou coágulos, mas pode ser ocasionalmente vista nas neoplasias.
- Os sintomas prostáticos, como diminuição do jato urinário e gotejamento pósmiccional, apontam para as doenças prostáticas, especialmente a hiperplasia prostática benigna. Nessa doença há aumento também da vascularização prostática e esses vasos são frágeis e podem romper-se e levar à hematúria.
- A história de sangramento em outros sítios que não apenas o trato urinário sugere a presença de terapia anticoagulante não controlada. Deve, entretanto, ser lembrado que a hematúria isolada não pode ser explicada pela terapia crônica com warfarina. Em estudo com 243 pacientes, a incidência de hematúria foi semelhante entre o grupo controle e o grupo que usou warfarina. Além do mais, a avaliação dos pacientes que desenvolveram hematúria demonstrou causa geniturinária presente em 81% dos casos.
- Hematúria cíclica em mulheres, que é mais proeminente durante a menstruação, pode sugerir endometriose do trato urinário.
- Os pacientes negros devem ser avaliados para a presença de anemia falciforme que pode levar à necrose de papila e à hematúria.
- A hematúria pode estar associada à doença glomerular. Por exemplo, glomerulonefrite rapidamente progressiva ou nefropatia por IgA. Observar sinais sistêmicos de doenças, como sinais de vasculites, febre, elevação da proteína C-reativa ou da velocidade de hemossedimentação e piora abrupta da função renal sem obstrução do trato urinário.

- A hematúria pode causar obstrução do trato urinário associada. A presença de bexigoma ou hidronefrose, vistos à ultra-sonografia, confirma o diagnóstico.

Vale lembrar que a hematúria macroscópica não é uma manifestação comum das doenças glomerulares, sendo vista principalmente na nefropatia por IgA e na síndrome de Alport. A presença de infecção recente do trato respiratório sugere a nefropatia por IgA, enquanto a presença de história familiar de doença renal, diminuição da acuidade auditiva e/ou visual favorecem o diagnóstico de Alport. Ambas as situações são geralmente tratadas em ambulatório, exceto em casos de piora progressiva da função renal ou obstrução do trato urinário.

EXAMES DE IMAGEM

A despeito do grande número de estudos, não existem *guidelines* que orientem a abordagem diagnóstica mais eficaz na hematúria atraumática. A maioria dos estudos sugere, entretanto, que a tomografia computadorizada com contraste deva ser utilizada na busca por cálculos, massas no trato urinário ou doença renal policística. A cistoscopia permite definir se o sangramento tem origem na bexiga ou nos ureteres uni ou bilateralmente e é indicada nos casos em que a avaliação clínica associada aos exames de imagem não permitiram concluir o diagnóstico. Sua utilidade é, entretanto, maior em indivíduos com mais de 50 anos de idade, sendo pouco utilizada em indivíduos jovens.

TRATAMENTO

Geralmente é passada uma sonda vesical de demora de três vias, para irrigação contínua vesical com solução fisiológica a 0,9% fria (em torno de 10-15 graus Celsius) para promover vasoconstrição e evitar a formação de coágulos que possam obstruir o trato urinário. Corrigir os distúrbios hematológicos que propiciam a hematúria, por exemplo, vitamina K ou plasma fresco congelado nas alterações das provas de coagulação. Raramente são necessários o uso de concentrado de hemácias ou unidades de plaquetas. Revisar a prescrição e, quando possível, suspender drogas que causam sangramento como aspirina, antiinflamatórios não-hormonais, heparina, clopidogrel e dicumarínicos. Essas medidas em geral conseguem controlar a hematúria. Casos mais complicados necessitam do concurso do urologista, além de avaliação diagnóstica mais detalhada. Monitorizar a função renal diariamente.

DISNATREMIAS

O sódio plasmático (Na) entre 130 e 145mEq/L e seus distúrbios estão entre os mais comuns distúrbios hidroeletrolíticos em ambiente hospitalar.

HIPONATREMIA

Ocorre em até 15-20% de todos os pacientes em ambiente hospitalar. A caracterização correta e a identificação da causa da hiponatremia são fundamentais para o manuseio adequado na unidade de emergência. O primeiro passo na abordagem diagnóstica é a determinação da osmolalidade plasmática e urinária. A primeira pode ser calculada facilmente pela fórmula:

$$2 \times (\text{Na plasmático} + \text{K plasmático}) + (\text{glic}/18) + (u/6)$$

onde K = potássio plasmático, glic = glicemia plasmática e u = uréia plasmática.

As hiponatremias são divididas classicamente em hiponatremia verdadeira e pseudo-hiponatremia. Essa última corresponde a situações em que o sódio plasmático é normal, mas a metodologia usada para dosar o sódio resulta em uma medição errônea pela presença de partículas como proteínas e lipídios que diminuem a fração aquosa do plasma. Isso ocorria quando se usava fotometria de chama para dosar a natremia, metodologia que caiu em desuso após a introdução da dosagem por eletrodo íon-seletivo.

Por sua vez, a hiponatremia verdadeira é dividida em três grupos: isotônica, hipertônica e hipotônica. O primeiro grupo corresponde àquele em que a osmolalidade plasmática é normal (280-295mOsm/kg) e geralmente está associado à presença de hiperlipidemia e hipertrigliceridemia importante.

O segundo grupo representa o da hiponatremia hipertônica (> 295mOsm/kg), associado a hiperglicemia, uso de manitol, contrastes radiológicos, em que ocorre a passagem de líquidos do espaço extravascular para o intravascular, diluindo o sódio corpóreo total. Para cada 100mg/dL de glicose acima de 100mg/dL, o sódio é reduzido em 1,7mEq/L até uma glicemia de 400mg/dL e em 2,4mEq/L se a glicemia for maior que 400mg/dL.

O terceiro grupo das hiponatremias (mais comum de todos) é o com osmolalidade menor que 280mOsm/kg, no qual se encontram as principais causas de hiponatremia (Quadro 3.1). Os pacientes serão divididos em três grupos, de acordo com a volemia: hipovolêmicos, hipervolêmicos e euvolêmicos.

Os pacientes com hiponatremia hipotônica hipovolêmica são aqueles que apresentam perda de sódio por via renal (síndrome perdedora de sal, tubulopatias e uso de diuréticos) ou por via extra-renal (diarréia, vômitos). Dentre os diuréticos, os que mais estão associados à ocorrência de hiponatremia, os tiazídicos destacam-se. São fatores de risco a idade avançada e a presença de hipocalemia.

Os pacientes hipervolêmicos são aqueles nos quais o aumento do volume de água corpórea total supera o do sódio corpóreo total, resultando em hiponatremia. Estão entre as principais causas: insuficiência cardíaca, cirrose hepática e insuficiência renal.

Os pacientes euvolêmicos são aqueles que apresentam um aumento isolado do conteúdo de água corpórea. As principais causas são o hipotireoidismo, a hiponatremia do pós-operatório, comumente associada ao uso de soluções hipotônicas, a insuficiência adrenal e a secreção inapropriada de hormônio antidiurético (SIADH). Esta última é considerada um diagnóstico de exclusão, sendo necessário afastar as doenças renais, de tireóide, de adrenal e de hipófise, que podem levar à hiponatemia. A SIADH pode ter várias causas, estando as principais listadas no quadro 3.1.

Manifestações clínicas – o quadro clínico da hiponatremia é bastante variado, indo desde pacientes que são totalmente assintomáticos até o coma. O que determina a

Quadro 3.1 – Principais causas de hiponatremia hipotônica (mOsm < 280mOsm/kg).

Diminuição da capacidade excretória de água
Hipovolêmicos
Diuréticos, especialmente tiazídicos
Insuficiência adrenal
Nefropatia perdedora de sal
Diurético osmótico (glicose, uréia)
Diarréia, vômitos
Seqüestro para o terceiro espaço (pancreatite, queimaduras, peritonite)
Hipervolêmicos (aumento do fluido extracelular)
Insuficiência cardíaca
Insuficiência renal
Cirrose
Gravidez
Euvolêmicos
Hipotireoidismo
Insuficiência adrenal
SIADH*

*Causas de SIADH – neoplasias: tumor do mediastino, tumores de pulmão e extratorácico; doença do sistema nervoso central: acidente vascular cerebral, massas, traumatismo; drogas: desmopressina, ocitocina, antidepressivos tricíclicos, inibidores de recaptação de serotonina, opióides, ciclofosfamida e fibrato; pós-operatório.

sintomatologia é a capacidade de adaptação cerebral ao desenvolvimento de edema. Nos quadros agudos, não há tempo para que os mecanismos de adaptação cerebral, que envolvem principalmente a diminuição da quantidade de solutos intracelulares, sejam ativados, resultando em sintomatologia mais grave. Do contrário, nos casos crônicos, esses mecanismos são prontamente ativados e a intensidade do edema cerebral será menor, resultando em sintomas mais leves.

Alguns grupos de pacientes têm maior risco de desenvolver os sintomas mais graves, sendo esses principalmente as crianças e as mulheres em idade fértil. Um outro fator de risco importante é a presença de hipóxia associada. Em situações de hipóxia o dano cerebral resultante será muito mais grave, o que requer a pronta correção da hipoxemia em situações de hiponatremia.

Tratamento – na abordagem terapêutica, o principal cuidado é não causar dano maior. Isso porque a correção rápida da hiponatremia pode resultar em lesão cerebral tão ou mais grave que a causada pela hiponatremia: a mielinólise cerebral, anteriormente denominada mielinólise pontina. Essa lesão caracteriza-se por áreas de desmielinização de tecido nervoso com danos irreversíveis. Na tentativa de evitar essa complicação do tratamento, duas perguntas devem ser respondidas antes de se iniciar a terapêutica:

Há sintomas?

A hiponatremia é aguda (< 48 horas) ou crônica?

Os pacientes assintomáticos não devem ser tratados de forma agressiva; na maioria dos casos a identificação da causa e sua correção são suficientes. Os pacientes sintomáticos devem, entretanto, ser tratados com soluções de correção. Em pacientes com hiponatremia, não se deve ultrapassar a velocidade de correção de 8-10mEq/L em 24 horas. O objetivo do tratamento é alcançar valores de natremia em torno de 130mEq/L.

Recentemente, tem sido largamente utilizada a fórmula de Madias para se estimar quantos mEq/L de aumento no sódio 1 litro de qualquer solução produzirá:

$$(Na\ solução - Na\ plasmático/[0,6 \times peso\ (kg)] + 1)$$

O valor 0,6 é usado para homens adultos e crianças. Em caso de mulheres e homens idosos, deve ser utilizado o valor 0,5 e para mulheres idosas 0,45. Esses valores correspondem ao percentual de água corpórea. A solução hipertônica comumente utilizada consiste na adição de 150mL de NaCl a 20% em 850mL de solução glicosada, que conterá aproximadamente 510mEq de sódio.

Nos pacientes com hiponatremia hipertônica, a correção da hiperglicemia poderá resultar em normalização da natremia. Naqueles com hiponatremia hipotônica, o tratamento utilizado dependerá da volemia. Os pacientes hipovolêmicos devem ser tratados com solução fisiológica a 0,9%, enquanto os hipervolêmicos se beneficiarão da utilização de diuréticos e em alguns casos de solução hipertônica. Já os pacientes euvolêmicos, além do tratamento específico da doença de base, requererão o uso das soluções hipertônicas.

HIPERNATREMIA

São considerados hipernatrêmicos os pacientes com sódio plasmático maior que 145mEq/L. Diferente das hiponatremias, esses pacientes têm osmolalidade aumentada em sua quase totalidade. As principais causas são: ganho de sódio hipertônico, geralmente de forma acidental, ou durante intervenções, e perda de água corpórea, que responde pelo maior número de casos (Quadro 3.2). Uma vez que a hipernatremia só ocorre quando a sede ou o acesso à água estão comprometidos, os grupos de maior risco são os pacientes com alteração prévia do nível de consciência, pacientes intubados, crianças e idosos, especialmente se internados. Em crianças, a hipernatremia resulta principalmente de diarréia, enquanto em idosos é associada com doenças febris ou outras enfermidades limitantes.

Manifestações clínicas – os sintomas e sinais refletem a disfunção do sistema nervoso central e são mais proeminentes quando o aumento na concentração de sódio ocorre rapidamente. Os sintomas variam desde a presença de hiperpnéia, fraqueza muscular, insônia, até coma. Diferente das crianças, os idosos só desenvolvem sintomas quando a natremia ultrapassa 160mEq/L.

O principal efeito cerebral da hipernatremia é a desidratação celular que leva a um enrugamento do tecido nervoso que pode resultar em ruptura vascular com sangramento cerebral, hemorragia subaracnóidea e dano cerebral permanente ou morte.

Tratamento – na abordagem terapêutica, o principal cuidado é não provocar edema cerebral. Dessa forma, a velocidade de correção é tão importante quanto na hipona-

Quadro 3.2 – Causas de hipernatremia.

Perda de água	Excesso de sódio hipertônico
Perdas insensíveis	Infusão de bicarbonato de sódio
Hipodipsia	Ingestão de cloreto de sódio
Diabetes insipidus nefrogênico congênito ou adquirido (doença cística medular, hipercalcemia, hipocalemia, anfotericina)	Ingestão acidental de água do mar
Diabetes insipidus central (tuberculose, massas, sarcoidose, pós-traumatismo, aneurisma, meningite)	Enema de solução salina hipertônica
Diurese pós-insuficiência renal aguda obstrutiva	Infusão de cloreto de sódio hipertônico
Diurético de alça (furosemida)	Diálise hipertônica
Recuperação de necrose tubular aguda	
Vômitos, diarréia	
Fístula enterocutânea	
Queimaduras	

tremia. Uma velocidade de correção mais lenta é prudente nos casos de hipernatremia de duração desconhecida ou com mais de 48 horas, pois os solutos cerebrais acumulados podem levar dias para se dissiparem. Apesar de haver menos evidências na literatura, a recomendação é que não se reduza mais que 10mEq/L por dia no sódio plasmático, a não ser naqueles pacientes com quadros agudos. O objetivo do tratamento é alcançar valores em torno de 145mEq/L.

A via preferencial de administração dos fluidos é a oral ou sonda enteral, podendo ser utilizada a via intravenosa quando as outras não estiverem disponíveis. Somente as soluções hipotônicas são apropriadas, incluindo água pura, solução glicosada a 5% e soluções salinas a 0,45%. Quanto mais hipotônica a solução, menor a velocidade de infusão requerida.

Para se calcular a quantidade de solução necessária deve ser utilizada também a seguinte fórmula de Madias, que estima a mudança na concentração de sódio sérico causada pela retenção de 1 litro de qualquer solução administrada:

$$(Na\ plasmático - Na\ solução/[0,6 \times peso\ (kg)] + 1)$$

Na tabela 3.1 estão resumidas as principais soluções usadas no tratamento das disnatremias e a quantidade de sódio presente em 1 litro de cada solução.

DISTÚRBIOS DO POTÁSSIO

Constituem um importante tópico das urgências em nefrologia não apenas pela sua prevalência, mas também pelo seu potencial risco de morte. A compreensão da homeostase do potássio é fundamental para a avaliação clínica desses distúrbios e seu posterior tratamento adequado. O potássio sérico é mantido por meio do equilíbrio entre a ingestão de potássio, a distribuição desse íon entre as células e o fluido extracelular e a excreção urinária de potássio.

Tabela 3.1 – Principais soluções usadas na correção das disnatremias.

Solução	Quantidade de Na por litro de solução
Solução glicosada a 5%	Zero
Solução fisiológica a 0,45%	77
Ringer-lactato	130
Solução fisiológica a 0,9%	154
Solução a 3% (NaCl a 20% 150mL + solução glicosada 850mL)	513

O grau de eliminação renal de potássio é estimulado por três fatores: aumento na concentração plasmática desse íon, aumento na aldosterona plasmática e aumento na oferta de sódio ao túbulo distal.

A ingestão de excesso de potássio leva inicialmente à maior entrada de potássio nas células, mecanismo facilitado pela insulina e por receptores beta-2 adrenérgicos. Em um segundo momento, o excesso de potássio é eliminado na urina pelo aumento do potássio plasmático e da aldosterona sérica. Isso resulta então em um balanço neutro do íon.

HIPERCALEMIA

Esse distúrbio ocorre raramente em pessoas normais, devido aos mecanismos de adaptação citados acima. A ingestão excessiva de potássio não é causa habitual de hipercalemia se os mecanismos de adaptação estiverem intactos, logo, pode-se concluir que as causas de hipercalemia se dividem em dois grupos: no primeiro grupo estão aquelas associadas ao aumento da liberação do potássio das células, e no segundo grupo, aquelas associadas à diminuição da eliminação renal de potássio.

Aumento da liberação de potássio das células

Pseudo-hipercalemia – esse termo refere-se à saída de potássio das células após o sangue ter sido colhido. Isso pode ocorrer por causa da hemólise durante a coleta de sangue, especialmente quando colhido com torniquete, ou por excesso de células no sangue, como pode ocorrer nas leucemias e trombocitose. Nessas situações, o potássio medido não reflete o potássio plasmático.

Acidose metabólica – o excesso de íons hidrogênio leva a um movimento de potássio para o fluido extracelular para manter a eletroneutralidade.

Deficiência de insulina – a insulina promove a entrada de potássio para as células, logo, a diminuição da insulinemia pode resultar em aumento na concentração de potássio.

Aumento do catabolismo tecidual – qualquer causa de lise tecidual resulta na liberação de potássio para o fluido extracelular. Os exemplos clínicos incluem traumatismo, administração de citotóxicos, radioterapia em pacientes com linfoma ou leucemias e hipotermia acidental.

Bloqueadores betadrenérgicos – é uma causa rara de hipercalemia.

Exercício físico – o potássio é normalmente liberado das células musculares durante o exercício. A liberação de potássio durante o exercício tem um papel fisiológico. O aumento na concentração de potássio apresenta efeito vasodilatador, aumentando o fluxo sangüíneo e a oferta de energia ao músculo em exercício. Esse aumento de concentração é rapidamente revertido em alguns minutos de repouso.

Outras causas – mais raramente pode ocorrer hipercalemia por intoxicação digitálica devido à inibição da bomba Na^+-K^+-ATPase. Outra causa é a paralisia periódica hipercalêmica, uma desordem autossômica dominante na qual episódios de fraqueza ou paralisia são geralmente precipitados por exposição a frio, repouso após exercício, alimentação ou ingestão de pequenas quantidades de potássio.

Redução da excreção urinária de potássio

A anormalidade pode encontrar-se tanto na ação da aldosterona como na oferta de sódio ao túbulo distal.

Hipoaldosteronismo – qualquer causa de diminuição da liberação ou do efeito da aldosterona, como o hipoaldosteronismo hiporreninêmico ou certas drogas, pode diminuir a eficiência da secreção de potássio e resultar em hipercalemia. As principais drogas são os diuréticos poupadores de potássio como a espiranolactona, além da heparina, triantereno, antiinflamatórios não-hormonais e pentamidina.

Insuficiência renal – a hipercalemia geralmente se desenvolverá quando o paciente se torna oligúrico ou quando há algum fator adicional como alta ingestão de potássio, aumento da lise celular, hipoaldosteronismo hiporreninêmico, ou ingestão de potássio em pacientes em diálise.

Danos múltiplos – uma situação comum é a associação de drogas como os inibidores do sistema renina-angiotensina-aldosterona e a espironolactona, largamente utilizados na insuficiência cardíaca.

Acidose tubular renal hipercalêmica – nessa situação, a inibição do transporte de sódio reduz a secreção de hidrogênio e potássio, resultando em acidose e hipercalemia. Essa forma de acidose geralmente é associada à obstrução do trato urinário e à anemia falciforme.

Manifestações clínicas

Os sintomas geralmente não se manifestam até que a concentração de potássio alcance 7mEq/L, a menos que o aumento na concentração tenha sido muito rápido. Os principais sintomas são musculares, desde fraqueza nos membros inferiores que ascendem para tronco e membros superiores até a paralisia. Raramente há paralisia dos músculos respiratórios. Além desses sintomas, os achados de anormalidade na condução cardíaca são os mais preocupantes.

Os achados mais comuns são o achatamento da onda P, a presença de onda T apiculada e o alargamento do QRS. Podem ocorrer ainda fibrilação ventricular e outros distúrbios de condução como bloqueios do ramo direito, de ramo esquerdo, bifascicular e atrioventricular completo.

Abordagem terapêutica

O paciente deve ser cuidadosamente monitorizado, e deve-se realizar um eletrocardiograma. Uma história cuidadosa deve ser obtida na tentativa de identificar a causa. O tratamento inclui antagonizar os efeitos do potássio nas membranas, induzir a entrada do potássio nas células ou remover o excesso de potássio do corpo. Os principais agentes usados são:

Gluconato de cálcio a 10% – age por antagonizar as ações do potássio na membrana, e geralmente é indicado quando há sinais eletrocardiográficos de hipercalemia como desaparecimento de onda P e alargamento de QRS, mas não na presença de onda T apiculada isoladamente. Seu efeito inicia-se rapidamente, mas tem vida curta. A dose inicial é de 1.000mg (10mL da solução de gluconato de cálcio a 10%) diluídos em 50mL de soro fisiológico a 0,9%, infundidos em 5 a 10 minutos.

Insulina e glicose – têm por objetivo induzir a entrada de potássio na célula ao elevar os níveis plasmáticos de insulina. Essa terapia leva a uma queda de 0,5 a 1,5mEq/L na concentração de potássio plasmática. Sua ação inicia em 15 minutos e dura por algumas horas. Geralmente é utilizada na dose de 1U de insulina regular para cada 5-10g de glicose.

Bicarbonato de sódio – tem pouca ação em reduzir o potássio plasmático na ausência de acidose. Utiliza-se 45mEq de bicarbonato de sódio infundido em 5 minutos, podendo ser repetido se necessário. Sua ação começa em cerca de 30 minutos e seu efeito persiste por algumas horas.

Agonistas beta-2 adrenérgicos – têm também o efeito de levar o potássio para o interior das células. A droga mais largamente usada nos estudos é o albuterol, mas as demais dessa classe também podem ser utilizadas. Reduzem o potássio em torno de 0,5 a 1,5mEq/L.

Diuréticos de alça ou tiazídicos – as medidas citadas até aqui têm apenas ação transitória, sendo necessário, portanto, medidas que reduzam o conteúdo corpóreo de potássio. Os diuréticos exercem bem esse papel, tendo sua eficácia reduzida nos pacientes que apresentam anormalidade na função renal.

Resinas trocadoras de cátions – essas resinas podem ser dadas por via oral ou por via retal através de enema. A dose utilizada geralmente é de 15-30g diluídos em 60 a 120mL de sorbitol ou manitol a 10%, e pode ser repetida a cada 4 ou 6 horas. Quando dada por enema, geralmente são usados 50g de resina diluída em 50mL de manitol e 100-150mL de água. A aplicação de resina resulta em queda de 1mEq/L de potássio.

Diálise – geralmente utilizada quando há insuficiência renal, quando as medidas acima não alcançaram o objetivo, quando a hipercalemia é grave ou refratária, ou se há liberação constante de potássio de células lisadas. A hemodiálise é o procedimento de escolha, uma vez que remove mais potássio que a diálise peritoneal.

HIPOCALEMIA

É um distúrbio clínico comum, entretanto potencialmente fatal. A ocorrência de hipocalemia pode dever-se à diminuição na ingestão, ao aumento do *shift* para o interior das células ou mais freqüentemente à perda aumentada de potássio na urina, trato gastrintestinal ou suor.

Diminuição da ingestão de potássio

A ingestão diária normal é de 40 a 120mEq/dia, sendo a maior parte excretada na urina. Entretanto, o rim é capaz de reduzir a perda de potássio a um mínimo de 5mEq por dia se há depleção desse íon. Logo, a baixa ingestão de potássio é causa rara de hipocalemia.

Aumento do *shift* para o interior das células

De forma contrária ao que foi dito no item Hipercalemia, os aumentos do pH extracelular, da insulinemia e da atividade beta-adrenérgica resultarão em hipocalemia de distribuição. Durante as alcaloses, os íons hidrogênio deixam as células para minimizar a alteração do pH, o que resulta em entrada de potássio (e também de sódio) para o interior da célula. Para cada 0,1 unidade de aumento no pH, o potássio cairá em 0,4mEq/L. Com relação à insulina, tanto o excesso de ingestão de carboidratos como a administração exógena de insulina podem aumentar a entrada desse íon para a célula. O hipertireoidismo também pode levar à hipocalemia provavelmente por aumentar a atividade de Na^+-K^+-ATPase.

Uma outra causa rara de hipocalemia é a paralisia periódica hipocalêmica. Caracteriza-se por episódios potencialmente fatais de fraqueza muscular e paralisia que podem afetar os músculos respiratórios. A concentração de potássio pode cair até valores abaixo de 2mEq/L, geralmente precipitada por exercício físico, estresse ou ingestão de carboidrato. Pode haver hipofosfatemia e hipomagnesemia associadas.

Aumento das perdas intestinais

A perda de secreções gástricas ou intestinais devido a vômitos, diarréia, laxativos ou sondas de drenagem é associada com a diminuição de potássio. A concentração de potássio nas perdas intestinais mais baixas é alta (20-50mEq/L), entretanto na secreção gástrica a concentração é baixa, em torno de 5-10mEq/L, logo, a hipocalemia nessa situação é devido à perda urinária. O aumento da perda urinária nesse caso se deve à alcalose secundária às perdas gástricas, que resulta em bicarbonatúria, em maior oferta de sódio aos túbulos distais e conseqüente maior perda de potássio. A hipocalemia secundária às perdas intestinais é mais comum quando ocorrem por um período longo, como no adenoma viloso ou no vipoma.

Aumento das perdas urinárias

A excreção urinária de potássio ocorre principalmente no túbulo coletor cortical, conforme explicado anteriormente. O aumento da perda urinária de potássio requer um aumento na aldosterona ou no fluxo distal. As principais causas são descritas a seguir.

Diuréticos – qualquer diurético que age proximalmente ao local secretor de potássio (acetazolamida, diurético de alça) aumentará a oferta distal de sódio e via indução da depleção de volume ativa o sistema renina-angiotensina-aldosterona, resultando em hipocalemia.

Excesso de mineralocorticóide primário – qualquer condição associada com hipersecreção primária de mineralocorticóide, como adenoma de adrenal, resultará em hipocalemia.

Acidose tubular renal – tanto a acidose tubular renal distal (tipo 1) como a proximal (tipo 2) cursam com hipocalemia.

Poliúria – em indivíduos normais, a concentração urinária de potássio pode ser reduzida até 5-10mEq/L. Se, entretanto, o débito urinário excede 5-10 litros/dia, a perda de potássio pode chegar a 50-100mEq/dia. Isso pode ocorrer na polidipsia primária ou no *diabetes insipidus*.

Outras causas – a perda de secreção gástrica pode levar à hipocalemia, como descrito acima. As síndromes de Bartter e de Gitelman são tubulopatias perdedoras de potássio. Tanto a hemodiálise como a plasmaférese removem potássio e devem ser lembradas durante a investigação da hipocalemia. A hipomagnesemia pode resultar em hipocalemia, provavelmente devido à abertura dos canais de potássio e conseqüente caliurese. O uso de anfotericina B leva à perda de potássio em até metade dos pacientes.

Manifestações clínicas

A gravidade das manifestações é proporcional ao grau e à duração da hipocalemia. Os sintomas ocorrem quando o potássio está abaixo de 3mEq/L. Os sintomas são predominantemente musculares, cardíacos e renais. Do ponto de vista muscular, são descritas fraqueza muscular e até paralisia, que podem acometer os músculos respiratórios e levar à apnéia. A hipocalemia grave pode cursar também com rabdomiólise e mioglobinúria.

Uma variedade de arritmias pode ser vista com a hipocalemia. Elas incluem desde extra-sístoles até bradicardia sinusal, taquicardia juncional, bloqueio atrioventricular e fibrilação ventricular. As alterações características do eletrocardiograma são depressão do segmento ST, diminuição da amplitude da onda T e aumento da amplitude da onda U.

A hipocalemia cursa com diminuição da capacidade de concentração urinária, o que pode resultar em nictúria, polaciúria e polidipsia. Podem ocorrer também aumento da produção de amônia devido à acidose intracelular e aumento da reabsorção de bicarbonato.

Abordagem terapêutica

A monitorização do paciente com eletrocardiogramas seriados deve ser mantida durante o tratamento. Se há alteração eletrocardiográfica ou anormalidades neuromusculares periféricas, deve-se iniciar prontamente a reposição de potássio.

Especial atenção deve ser dada aos pacientes que apresentam acidemia, pois, como visto anteriormente, nessa situação há aumento do *shift* do intracelular para o extracelular e pode haver hipocalemia mesmo na presença de valores normais de potássio. A correção da acidose pode levar a uma rápida redução dos valores plasmáticos de potássio.

Para a reposição de potássio, as soluções preferidas são as de cloreto de potássio, com exceção das situações nas quais há acidose metabólica, quando podem ser utilizadas as soluções de citrato e de bicarbonato de potássio. A apresentação por via oral é usada quando há perda crônica de potássio, como nas tubulopatias de Bartter e Gitelman e nas acidoses tubulares renais sem causa autolimitada.

A apresentação por via intravenosa de cloreto de potássio mais usada é a de concentração de 19,1%, que contém 2,5mEq/mL. Se a solução será administrada por veia periférica, a concentração máxima recomendada é de 20-40mEq/L, preferencialmente diluída em solução fisiológica a 0,9%, uma vez que a solução glicosada pode resultar em diminuição no potássio sérico, devido ao aumento da insulinemia.

Os diuréticos poupadores de potássio, como a espironolactona, podem ser usados como terapia adicional na hipocalemia por antagonizarem os efeitos da aldosterona nos túbulos distais, devendo ser utilizados com cautela quando há insuficiência renal ou uso de inibidores da enzima conversora de angiotensina.

Nos casos de hipocalemia leve (potássio entre 3 e 3,5mEq/L), os pacientes são na grande maioria assintomáticos e o tratamento inicia-se com a dose de 20-80mEq de potássio dividida em quatro vezes ao dia. Nos casos de hipocalemia grave (potássio < 2,5-3mEq/L), o potássio deve ser reposto mais rapidamente, entretanto, a dose máxima recomendada é de 10-20mEq/h, pois taxas mais rápidas de administração podem resultar em hipercalemia. Recomenda-se repetir a dosagem laboratorial a cada 6-12 horas em casos graves.

RESUMO

- A ocorrência de distúrbios nefrológicos nas unidades de emergência é comum e requer abordagem sistematizada.
- A identificação precoce de infecção urinária e/ou de obstrução do trato urinário é essencial na abordagem da litíase urinária. O uso de antibióticos na primeira situação é obrigatório mesmo antes dos resultados de cultura. Na presença de obstrução, deve haver avaliação urológica de urgência.
- A probabilidade de eliminação espontânea de cálculos maiores que 6mm é pequena.
- Paciente com dor ou êmese intratável, oligúria, anúria e/ou pielonefrite associadas à litíase devem ser internados.
- Durante a investigação das hiponatremias, os pacientes devem ter sua osmolalidade sangüínea calculada e sua osmolalidade urinária medida, além de terem uma avaliação correta da volemia.
- Durante o tratamento das disnatremias, é fundamental determinar a intensidade dos sintomas e a duração da doença, para que seja definida a velocidade de correção do distúrbio e evitar a ocorrência de iatrogenias.
- A hipercalemia é um distúrbio eletrolítico potencialmente fatal e seu tratamento requer não apenas as medidas que o diminuem transitoriamente, mas também medidas que reduzam o conteúdo corpóreo total de potássio.
- Especial atenção deve ser dada às situações em que há acidose e hipocalemia, pois os valores de potássio plasmático estão supra-estimados e a correção da acidose pode resultar rapidamente em hipocalemia grave.

BIBLIOGRAFIA

1. DALRYMPLE NC, VERGA M, ANDERSON KR, et al: The value of unenhanced helical computerized tomography in the management of acute flank pain. *J Urol* 159:735-740, 1998.

2. SINCLAIR D, WILSON S, TOI A, GREENSPAN L: The evaluation of suspected renal colic: ultrasound scan versus excretory urography. *Ann Emerg Med* 18:556-559, 1989.

3. COLL DM, VARANELLI MJ, SMITH RC: Relationship of spontaneous passage of ureteral calculi to stone size and location as revealed by unenhanced helical CT. *AJR Am J Roentgenol* 178: 101-103, 2002.

4. HOLDGATE A, POLLOCK T: Systematic review of the relative efficacy of non-steroidal anti-inflammatory drugs and opioids in the treatment of acute renal colic. *BMJ* 328:1401, 2004.

5. SAFDAR B, DEGUTIS LC, LANDRY K, et al: Intravenous morphine plus ketorolac is superior to either drug alone for treatment of acute renal colic. *Ann Emerg Med* 48:173-181, 2006.

6. PORPIGLIA F, GHIGNONE G, FIORI C, et al: Nifedipine versus tamsulosin for the management of lower ureteral stones. *J Urol* 172:568-571, 2004.

7. HOLLINGSWORTH JM, ROGERS MA, KAUFMAN SR, et al: Medical therapy to facilitate urinary stone passage: a meta-analysis. *Lancet* 368: 1171-1179, 2006.

8. VAN SAVAGE JG, FRIED FA: Anticoagulant associated hematuria: a prospective study. *J Urol* 153:1594-1596, 1995.

9. HENEY NM, YOUNG RH: Case records of the Massachusetts General Hospital. Weekly clinicopathological exercises. Case 39 – 2003. A 33-year-old woman with gross hematuria. *N Engl J Med* 349:2442-2447, 2003.

10. ADROGUE HJ, MADIAS NE: Hyponatremia. *N Engl J Med* 342:1581-1589, 2000.

11. FRASER CL, ARIEFF AI: Epidemiology, pathophysiology and management of hyponatremic encephalopathy. *Am J Med* 102:67-77, 1997.

12. AYUS JC, ARMSTRONG D, ARIEFF AI: Hyponatremia with hypoxia: effects in brain adaptation, perfusion and histology in rodents. *Kidney Int* 69:1319-1325, 2006.

13. ADROGUE HJ, MADIAS NE: Hypernatremia. *N Engl J Med* 342:1493-1499, 2000.

4
Infecção do Trato Urinário

Rodrigo Bueno de Oliveira

GENERALIDADES E TERMINOLOGIA

A urina em condições normais é estéril. A presença de microrganismos patógenos na urina em quantidades suficientes (geralmente > 10^5 unidades formadoras de colônias por mL – UFC/mL) e com amostra de urina colhida adequadamente indica infecção do trato urinário (ITU).

Todavia, em alguns casos de ITU verdadeira não há contagem de bactérias significativas, particularmente em pacientes sintomáticos. Em outras situações, a presença de mais de 10^5UFC/mL com múltiplas espécies de bactérias indica contaminação da amostra. Portanto, a confirmação de ITU requer a interpretação do conjunto: fatores de risco, antecedentes pessoais, apresentação clínica e exames subsidiários.

A ITU é a doença nefrológica mais comum, fazendo-se presente em todas as faixas etárias e sexos, desde o nascimento até a velhice, de forma que durante a vida é comum que uma pessoa apresente ao menos um episódio de ITU.

Grande parte dessas infecções são devidas a agentes bacterianos, mas outros agentes como fungos (*Candida* sp., *Aspergillus fumigatus*, *Histoplasma capsulatum*, *Cryptococcus neoformans*), vírus (herpes simples, BK, JC, adenovírus, hantavírus) e parasitos (*Schistosoma hematobium*) podem ser causa de infecção.

Dentre as espécies mais comuns de bactérias causadoras de ITU destacamos as bactérias gram-negativas, como *Escherichia coli*, *Proteus miriabilis*, *Klebsiella* sp., *Citrobacter* sp., *Enterobacter* sp. e *Pseudomonas aeruginosa*, e algumas bactérias gram-positivas, como *Staphylococcus saprophyticus*, *Staphylococcus aureus*, *Enterococcus* sp. e estreptococo do grupo B.

Devemos conhecer alguns termos para melhor condução dos casos de pacientes com ITU:

Bacteriúria – é a presença de bactérias na urina, embora freqüentemente seja usado para descrever contagens bacterianas significativas.

Bacteriúria assintomática – é a presença de contagens bacterianas significativas consistentes com infecção, geralmente duas uroculturas como mesmo patógeno, mas sem sintomas geniturinários localizatórios ou sintomas sistêmicos de infecção. Somente em condições específicas deve ser tratada com antimicrobianos.

ITU não-complicada – é a infecção que ocorre em indivíduos com o trato urinário normal tanto estrutural quanto metabolicamente e sem instrumentação prévia.

ITU complicada – é a infecção que ocorre em indivíduos cujo trato urinário apresenta anormalidade estrutural, metabólica, fisiológica ou com instrumentação prévia.

- Anormalidades estruturais: rim espongiomedular, nefrocalcinose, doenças císticas, malformações, litíase renal, divertículo vesical, hipertrofia prostática etc.
- Anormalidade metabólica ou fisiológica: *diabetes mellitus*, transplantado renal, paciente neutropênico, imunossuprimido, bexiga neurogênica, refluxo vesicoureteral etc.
- Instrumentação: sonda vesical de demora, sonda vesical intermitente, cistoscopia, *stent* ureteral, cateter "duplo J" etc.

ITU baixa – é a ocorrência de infecção nas vias urinárias inferiores (bexiga e uretra).

ITU alta – é a ocorrência de infecção nas vias urinárias superiores (rim, pelve renal e próstata).

ITU recorrente e reinfecção – ITU recorrente é a recorrência da infecção após tratamento com o mesmo patógeno previamente isolado. A reinfecção é a recorrência da infecção após tratamento com um patógeno diferente do anteriormente isolado.

Pielonefrite aguda – infecção bacteriana aguda do rim e pelve renal.

Pielonefrite crônica – termo genérico para descrever achados patológicos ou radiológicos, caracterizados por inflamação pielocalicinal, fibrose e deformidades anatômicas dos rins. Acredita-se que essas alterações possam ser decorrentes de infecção bacteriana do rim; pode ser ativa ou inativa (estéril), estacionária ou evoluindo para doença renal crônica, por motivos diversos não bem esclarecidos.

Urossepse – quadro clínico de sepse, cuja fonte infecciosa se origina no trato urinário.

Para o diagnóstico de ITU além da anamnese, exame físico e reconhecimento das síndromes clínicas são fundamentais: a) a interpretação dos achados do exame de urina tipo I; e b) como colher a amostra de urina para esse exame.

COLETA E MANUSEIO DA AMOSTRA DE URINA

A amostra de urina deve ser colhida com a menor contaminação possível, realizando a anti-sepsia e assepsia da região geniturinária. O jato inicial deve ser desprezado, dando-se preferência ao jato médio. É recomendado que a amostra seja a primeira urina da manhã. Quando a amostra colhida for enviada para urocultura, deve ser coletada em tubo estéril e cultivada o mais breve possível.

Outras formas de obter amostra de urina para análise são:

- **Cateterização da bexiga** – procedimento com pequeno risco de causar infecção urinária, desde que realizado adequadamente.
- **Punção suprapúbica** – ocasionalmente utilizada em crianças; o crescimento de bactérias em qualquer quantidade é indicativo de ITU.

- **Condom (Uripem®)** – ocasionalmente utilizado em pacientes não-colaborativos: *delirium*, síndrome de abstinência alcoólica, quadros demenciais etc.
- **Sondados crônicos** – a bolsa coletora propicia estase do sedimento, portanto, a urina não deve ser colhida da bolsa coletora; deve ser colhida após o clampeamento do tubo de drenagem e logo acima desse, através de aspiração com técnica estéril.

Além disso, é importante ressaltar que a amostra de urina se degenera com o passar do tempo e por isso deve ser analisada ainda fresca (até 2 horas) ou após um curto período de refrigeração. A demora para a análise em temperatura ambiente favorece o crescimento bacteriano, degenera os elementos do sedimento urinário e altera o pH urinário, tornando o exame não confiável.

INDICADORES DE ITU NA ANÁLISE DA AMOSTRA DE URINA

Algumas alterações químicas na urina e no sedimento urinário podem ajudar no diagnóstico de ITU. São pontos de interesse o nitrito, a esterase leucocitária, o pH, a proteinúria, a leucocitúria, os cilindros leucocitários e a presença de bactérias.

O nitrito é considerado um teste de triagem para bacteriúria, devido a algumas espécies de bactérias (gram-negativas) terem a capacidade de converter o nitrato (normalmente presente na urina) em nitrito. Resultados falso-negativos podem ocorrer em infecções por *Enterococcus* ou outros organismos que não produzem nitrito, ou quando a urina permanece menos de 4 horas na bexiga (não ocorrendo a produção suficiente de nitrato pelas bactérias), ou ainda quando o paciente usa dieta pobre em nitrato (vegetais).

Um pH urinário persistentemente elevado em amostra de urina fresca pode indicar a presença de ITU. Isso ocorre devido à conversão de uréia em amônia pela ação bacteriana, o que torna a urina mais alcalina. Também a presença de proteinúria discreta ou moderada pode ocorrer em pacientes com quadro de pielonefrite. Hematúria também pode ocorrer em casos de cistite ou pielonefrite.

A esterase leucocitária, embora não seja habitualmente realizada, é uma medida indireta dos leucócitos granulocíticos na urina. Sua utilidade é que mesmo após a degradação dos leucócitos no sedimento urinário, por exemplo, por demora no processamento da amostra de urina, teremos um resultado positivo, indicando a existência prévia de leucócitos (principalmente neutrófilos) nessa amostra. Resultados falso-negativos podem ocorrer em diversas situações.

O exame microscópico da urina pode revelar a presença de leucócitos, que são mais facilmente identificados quando a amostra de urina ainda está fresca, pois, de outra forma, seus grânulos e lóbulos múltiplos podem degenerar-se. Quando são visualizados mais de oito leucócitos por campo de grande aumento, existe boa correlação com a existência de infecção.

Na verdade, a presença de leucócitos na urina **indica inflamação do trato urinário** por diversas causas: agressão mecânica (litíase renal, sondagem vesical, traumatismo do ato sexual etc.), inflamação do parênquima renal (glomerulonefrite, nefrite intersticial etc.), agressão química e infecção do trato urinário. Também pode ocorrer em casos de apendicite, ileíte ou em inflamação periureteral.

Portanto, a presença de leucócitos na urina, embora tenha uma boa correlação com a existência de infecção, não deve ser sempre interpretada como sinônimo de infecção do trato urinário.

Os cilindros leucocitários consistem em leucócitos associados a uma matriz protéica. Estão presentes na pielonefrite, associados à presença de inúmeros leucócitos e bactérias, mas também podem ser vistos na nefrite intersticial e outras alterações tubulointersticiais. Nas ITUs baixas, os cilindros leucocitários estão ausentes.

Bactérias, leveduras e outros agentes infecciosos podem ser visualizados em amostra de urina fresca, mas sua presença não significa necessariamente ITU, devendo ser interpretados em conjunto com dados clínicos e outros exames laboratoriais. Apesar disso, a presença de mais de uma bactéria por campo de imersão em urina colhida de maneira adequada tem boa correlação com ITU.

MANIFESTAÇÕES CLÍNICAS

A ITU pode apresentar-se com amplo espectro de manifestações com **sintomas e sinais sistêmicos ou locais** ou ser totalmente assintomática.

Como sinais e sintomas sistêmicos destacamos: mal-estar, inapetência, queda do estado geral, *delirium* (geralmente em idosos), dor abdominal, febre ou hipotermia, taquicardia, taquipnéia, hipotensão e choque.

Como sinais e sintomas locais podemos notar:

- **Dor de origem renal** – do tipo visceral, provocada por distensão da cápsula renal, forte intensidade, constante e persistente. É sentida posteriormente no rebordo costal ou abaixo desse, próximo ao ângulo costovertebral, podendo-se irradiar para a frente em direção ao umbigo. É comum nos casos de pielonefrite aguda. É diferente da dor ureteral, que é em cólica e apresenta irradiação para o quadrante inferior do abdome e coxa, grandes lábios e testículos.
- **Dor suprapúbica** – presente em casos de cistite.
- **Disúria** – significa qualquer dificuldade para urinar.
- **Dor à micção** – pode ser causada por cistite, uretrite, cálculos, corpo estranho, tumores da bexiga e prostatite aguda. Quando a dor é acompanhada de puxos (contrações da bexiga), sugere cistite.
- **Urgência urinária** – desejo intenso e imediato de urinar.
- **Polaciúria** – micção extremamente freqüente.
- **Abaulamento localizado sobre a região lombar** – com dor, rubor, calor e edema local, ou somente abaulamento com dor espontânea e/ou provocada pela percussão, pode ser indicativo de coleções perirenais ou tumores.
- **Sinal de Giordano** – com o paciente sentado e o médico por de trás, pesquisa-se a dor renal por meio da percussão com a borda ulnar da mão direita iniciando na região pulmonar e continuando em linhas verticais até para baixo do limite inferior da área de projeção dos rins. Em caso de dor nessa região, o sinal de Giordano é dito positivo, significando, com grande probabilidade, processo inflamatório, infeccioso ou tumoral do rim, como pielonefrite, abscesso perirrenal ou tumor renal.

- **Punho-percussão de Murphy** – tem o mesmo valor propedêutico que o sinal anteriormente descrito, porém é realizado com a mão fechada.

A maioria desses sinais é inespecífica e, por isso, deve ser avaliada com critério e dentro de um contexto clínico pertinente. Durante a anamnese, devemos perguntar sobre sintomas constitucionais, hábitos urinários prévios, hábitos sexuais, instrumentação recente, antecedentes geniturinários na infância e na vida adulta (por exemplo, história de ITU de repetição, refluxo vesicoureteral, litíase etc.) e situação clínica atual (paciente em quimioterapia, pós-transplante renal, *diabetes mellitus*, imunossupressão adquirida etc.). Esses dados auxiliam o médico no diagnóstico e na decisão terapêutica.

Para efeito acadêmico e melhor compreensão de como conduzir a ITU, dividiremos as diferentes formas de apresentação em síndromes clínicas.

SÍNDROMES CLÍNICAS

INFECÇÃO DO TRATO URINÁRIO BAIXO

Síndrome uretral aguda – cistite, uretrite.

A **cistite** é caracterizada por disúria com ou sem puxos, dor suprapúbica, urgência miccional, polaciúria associadas à leucocitúria, sem sintomas sistêmicos e sem história de manipulação do trato urinário.

Cerca de 30 a 50% das mulheres com vida sexual ativa têm ao menos um episódio de cistite, e destas cerca de 1 a 2% terão infecção recorrente. Em alguns casos, a atividade sexual é fortemente associada com a infecção.

Nas apresentações clássica, o diagnóstico é clínico e por meio do exame de urina tipo I, sendo que a cultura pode ser dispensada e o tratamento instituído empiricamente.

Em pacientes gestantes e pacientes que serão submetidos a cirurgia ou instrumentação urológica recomenda-se a coleta prévia de urocultura e eventualmente a ampliação do tratamento em até 10 ou 14 dias.

Uma cultura quantitativa superior a 10^3 bactérias/mL pode fazer o diagnóstico de cistite com 80% de sensibilidade e 90% de especificidade. Em 80% das vezes, o agente etiológico responsável é a *Escherichia coli*, e em 5 a 15%, o *Staphylococcus saprophyticus*. *Klebsiella pneumoniae* e *Proteus miriabilis* são isolados em 2 a 3% dos casos.

O tratamento empírico pode ser com (1) ciprofloxacino 250mg duas vezes ao dia por três dias. Outras opções são (2) nitrofurantoína (risco na gestação classe B) 100mg duas vezes ao dia por sete dias, (3) norfloxacino 400mg de 12/12 horas por três dias, (4) amoxacilina (risco na gestação classe C) 500mg de 12/12 horas por três a sete dias, ou (5) sulfametoxazol/trimetoprima (risco na gestação classe C, devendo ser evitada no 1º trimestre) 160/800mg por via oral de 12/12 horas por três dias. Regimes com duração de três dias geralmente são suficientes. Para gestantes os dois últimos regimes são os mais indicados.

Em mulheres que evoluíram bem com o tratamento e estão assintomáticas não se indica a coleta de urocultura pós-tratamento, exceto em gestantes.

Nos casos de recorrência em menos de duas semanas ou persistência dos sintomas, pode ser necessária a investigação do trato urinário em busca de anormalidades anatômicas ou complicações e ampliação da duração do tratamento. Nas recorrências após duas semanas, a abordagem deve ser feita da mesma forma que para infecções esporádicas.

Nas recorrências relacionadas ao ato sexual, podemos realizar a profilaxia com sulfametoxazol/trimetoprima 80/400mg por via oral, dose única após o coito.

A uretrite também se caracteriza pelos sintomas descritos anteriormente, associados a dispareunia e corrimento vaginal na mulher e corrimento peniano purulento no homem.

Os agentes causadores da uretrite são: *Chlamydia trachomatis, Ureaplasma urealyticum* ou *Neisseria gonorrhoeae*, sendo comum a coexistência de infecção por clamídia e gonococos. No exame de urina é incomum a presença de hematúria, ao contrário da cistite.

A cultura endocervical ou uretral é exigida para o diagnóstico definitivo. Uma amostra da secreção corada pelo método de Gram mostrando polimorfonucleares com diplococos gram-negativos também estabelece o diagnóstico de gonorréia.

O tratamento empírico deve ser dirigido para gonorréia e clamídia, com ofloxacino 400mg em dose única associado à azitromicina 1g em dose única. Outra opção é o ciprofloxacino 500mg dose única associado à doxiciclina 100mg de 12/12 horas por sete dias.

Em geral não é necessária a internação hospitalar na unidade de emergência em pacientes com quadro clínico de cistite. Torna-se importante o segmento ambulatorial de pacientes com cistite recorrente ou por gonococo e clamídia (doenças sexualmente transmissíveis).

INFECÇÃO DO TRATO URINÁRIO ALTO

Pielonefrite aguda (PNA) não-complicada

É uma infecção sintomática do trato urinário envolvendo o rim e/ou a pelve, caracterizada por febre, tremores, dor de origem renal, náuseas e vômitos associados a sintomas do trato geniturinário. As manifestações podem ser variáveis, desde um quadro leve até quadro de sepse ou choque séptico.

Pode haver PNA com urina estéril, quando o foco infeccioso não entra em contato com as vias excretoras, ou quando o paciente está em uso de antibióticos. Também pode ocorrer PNA sem sintomas de cistite.

Mulheres sem anormalidades do trato urinário podem apresentar PNA seguindo um quadro de cistite na proporção de 18 a 29 episódios de cistite para um de pielonefrite aguda.

O perfil bacteriológico é o mesmo das cistites, porém, há mais fatores específicos de virulência nas bactérias isoladas: fímbria p, hemolisina, aerobactina, entre outros. Piúria está quase sempre presente.

Um quadro clínico consistente associado à piúria é suficiente para iniciar o tratamento, com a coleta prévia da urocultura. A coloração pelo método de Gram auxilia na terapia empírica. Uma cultura com mais de 10^4UFC/mL de uropatógenos confirma o diagnóstico.

Uma parcela desses pacientes, após avaliações clínica e laboratorial adequadas e observação curta de 12 a 24 horas, pode ser tratada em ambulatório.

Pacientes com sintomas sistêmicos importantes, indícios de sepse, gasometria venosa com consumo de bicarbonato ou aumento do *base excess*, com vômitos, devem ser internados para receber antibiótico parenteral e, após, geralmente, 48 a 72 horas, receberão alta com terapia por via oral nos casos de evolução favorável.

Em casos de evolução desfavorável (queda do estado geral, persistência de febre ou piora hemodinâmica) é necessária a procura de anormalidades no trato urinário causadoras de obstrução (por exemplo, cálculos) ou abscessos.

Os exames para essa finalidade são a ultra-sonografia de rins e vias urinárias e a tomografia computadorizada, preferencialmente helicoidal de cortes finos.

As opções para o tratamento inicial são: ciprofloxacino 400mg por via intravenosa (IV) a cada 12 horas por 7 a 14 dias, gentamicina 3-5mg/kg/dia por via IV uma vez ao dia associada à ampicilina 1g por via IV de 6/6 horas, ou ceftriaxona 2g por via IV uma vez por dia. O esquema terapêutico deve ser ajustado conforme a urocultura, o antibiograma e a evolução clínica. Nitrofurantoína e norfloxacino não devem ser usados para o tratamento de PNA por não apresentarem níveis adequados no tecido renal.

INFECÇÕES COMPLICADAS E SITUAÇÕES ESPECIAIS

ABSCESSO RENAL

O paciente com abscesso perirrenal, cortical ou corticomedular apresenta-se com febre, tremores, dor nas costas ou abdome e sintomas de cistite. Quando o quadro clínico é típico, o diagnóstico pode ser feito com relativa facilidade.

Mas algumas vezes isso não é possível. Às vezes, quando o abscesso não é comunicante com o sistema coletor e está fechado, podemos não encontrar piúria, sintomas de cistite ou febre. A urocultura pode ser estéril. Com isso o diagnóstico é retardado em semanas ou meses devido à ocorrência de apresentações insidiosas ou inespecíficas.

Por isso, devemos suspeitar de abscesso renal em pacientes com endocardite infecciosa, na investigação de febre de origem indeterminada, após quadros de traumatismo abdominal, nos pós-operatórios urológicos ou da cavidade abdominal e na investigação de síndrome consumptiva. A tomografia computadorizada é recomendada para estabelecer o diagnóstico e a localização do abscesso.

Nos abscessos corticais, o agente causador geralmente é o *S. aureus* que atinge o tecido renal por via hematogênica, sendo o tratamento somente com antibióticos suficiente, não requerendo drenagem, exceto nos casos com má evolução clínica ou abscessos extensos.

Nos casos de abscessos corticomedulares, a contaminação geralmente se faz de forma ascendente a partir de uma ITU baixa ou alta em associação com alguma anormalidade obstrutiva como refluxo ou cálculos. Também na maioria dos casos somente antibióticos resolvem a situação, mas se o abscesso for extenso ou o envolvimento renal for múltiplo, a drenagem ou até mesmo a nefrectomia pode ser necessária.

Em casos de abscessos perirrenais, a flora microbiana é habitualmente mista e a drenagem associada a antibióticos são fundamentais.

A terapia antimicrobiana empírica deve cobrir *S. aureus* (oxacilina 2g por via IV de 4/4 horas) e uropatógenos gram-negativos habituais (ciprofloxacino 400mg por via IV de 12/12 horas ou ceftriaxona 1g por via IV de 12/12 horas) e, eventualmente, anaeróbios (metronidazol 500mg por via IV de 8/8 horas), devendo ser modificada tão logo o resultado da cultura seja conhecido.

PIELONEFRITE ENFISEMATOSA

É uma variante da pielonefrite aguda, bastante grave, ocorrendo predominantemente em pacientes com *diabetes mellitus*. Este nome é devido à presença de gás no tecido renal e perirrenal produzido por bactérias formadoras de gás (*E. coli*, *K. pneumoniae*, *P. aeruginosa* e *P. miriabilis*). O quadro clínico é semelhante à PNA, às vezes associado à cetoacidose e à desidratação importantes.

A presença de gás pode ser detectada por meio de radiografia do abdome, ultra-sonografia ou tomografia computadorizada, sendo esse último o método de escolha para firmar o diagnóstico. A tomografia computadorizada é importante para diferenciar a presença de gás no interior de um abscesso ou no sistema coletor obstruído. O tratamento muitas vezes requer nefrectomia associada a antibióticos de amplo espectro, além de medidas de suporte clínico.

INFECÇÃO ASSOCIADA A CATETER VESICAL (SONDA VESICAL)

A maioria dos episódios de bacteriúria associada a cateter é assintomática, não sendo comprovado o benefício de urocultura de rotina para rastrear ITU. Além disso, o tratamento dos quadros assintomáticos é associado com a emergência de cepas multirresistentes a antibióticos.

Nos quadros sintomáticos, freqüentemente polimicrobianos e causados por bactérias multirresistentes, é necessário terapia com antibiótico de amplo espectro e troca do cateter vesical.

É muito importante a troca do cateter vesical para eliminar o biofilme de bactérias aderido ao látex. O biofilme é uma biopelícula constituída de bactérias, glicocálices bacterianos, proteínas urinárias do hospedeiro e sais urinários e, por sua natureza, pode servir de nicho para a replicação bacteriana.

As estratégias preventivas para reduzir infecção devem ser sempre empregadas: usar sondagem vesical pelo menor tempo possível, empregar técnica estéril durante a sondagem, sempre utilizar sistema coletor fechado e preferir sondagem intermitente ou uso de condom à sondagem vesical de demora.

Antibioticoprofilaxia pode ser útil em pacientes com alto risco de desenvolverem infecção como em gestantes, transplantados renais e pacientes que serão submetidos a procedimentos urológicos.

BACTERIÚRIA ASSINTOMÁTICA

É geralmente um quadro benigno que dispensa tratamento com antibióticos.

Grupos de pacientes com alto risco para infecção devem ser tratados, como, por exemplo, gestantes, transplantados renais, perioperatório de cirurgia urológica ou pacientes neutropênicos.

INFECÇÃO FÚNGICA

São infecções predominantemente nosocomiais, ocorrendo em pacientes sujeitos à terapia antimicrobiana de amplo espectro prolongada, naqueles com sonda vesical de demora, em indivíduos com quadros obstrutivos, imunossuprimidos (AIDS, transplantados) e pacientes diabéticos.

Candida albicans é a espécie que causa ITU fúngica com mais freqüência, mas outras espécies como *C. glabrata*, *C. tropicalis* e *C. crusei* podem causar infecção. Na maioria dos casos em que é identificado crescimento de *Candida* em urocultura, trata-se de colonização e não propriamente de infecção.

A importância clínica dessas infecções é difícil de estabelecer. Em casos assintomáticos não deve ser tratada com antifúngicos, sendo somente realizadas medidas preventivas de ITU, tais como retirada ou troca da sonda vesical e correção de fatores precipitantes.

Quando sintomas de ITU se desenvolvem, repetidas culturas com o mesmo agente são observadas, ou ocorre o crescimento do fungo em hemocultura, a infecção deve ser tratada. A presença de hifas ou pseudo-hifas dentro de cilindros hialinos ou granulares é indicativa de acometimento renal e, portanto, infecção e não-colonização.

Em pacientes neutropênicos, transplantados renais, recém-nascidos de baixo peso sondados, perioperatório de cirurgia urológica, com candidúria assintomática algumas vezes é necessário o tratamento com antifúngicos.

Alguns médicos preferem observar a evolução clínica e remover fatores obstrutivos em vez de, inicialmente, tratar os pacientes com antifúngicos.

Em casos de candidíase que causa cistite ou PNA, pode ocorrer a formação de "bola fúngica", suspeitada pela má evolução clínica com piora da função renal. Pode ser detectada por meio de exames de imagem (por exemplo, na tomografia computadorizada com contraste ou urografia excretora, revelando falhas de enchimento ureteral). Esses quadros são geralmente graves e podem requerer drenagem cirúrgica, nefrostomia ou até mesmo nefrectomia.

As opções para o tratamento são o fluconazol ou itraconazol (risco na gestação classe C) (100 a 400mg por dia por sete dias), anfotericina B (risco na gestação classe B) (0,5-1mg/kg por dia por 7 a 14 dias), caspofungina e voriconazol. Algumas espécies de *Candida* têm um perfil de resistência elevado contra o fluconazol. Por isso, em caso de má resposta clínica ou conforme o antibiograma, devemos utilizar a anfotericina B.

A irrigação vesical com anfotericina B (50-100mg/L em solução glicosada a 5%) pode ter utilidade em casos de pacientes com função renal reduzida e infecção fúngica da bexiga.

Infecções fúngicas invasivas podem ser causadas por espécies de *Candida*, *Aspergillus*, *Cryptococcus* e *Histoplasma*, principalmente em pacientes com AIDS, e geralmente cursam com sintomas sistêmicos, incluindo febre, *rash* cutâneo maculopapular e outras manifestações constitutivas de sepse. Quadros oligossintomáticos também ocorrem, sendo o diagnóstico nestas situações apoiado muito mais por culturas de sangue e fluidos do que por manifestações clínicas.

BIBLIOGRAFIA

1. HOOTON T: Urinary tract infections in adults, in *Comprehensive Clinical Nephrology* (2nd ed), edited by Johnson RJ, Feehally J, London, Mosby, 2003, pp 695-706.

2. SOBEL JD, VAZQUEZ J: Fungal infection of the urinary tract, in *Comprehensive Clinical Nephrology* (2nd ed), edited by Johnson RJ, Feehally J, London, Mosby, 2003, pp 715-721.

3. CRUZ J: Infecções do trato urinário, in *Nefrologia* (2ª ed), editado por Cruz J, Praxedes JN, Cruz HMM, São Paulo, Sarvier, 2006, pp 341-352.

4. NICOLLE LE: Urinary tract infection, in *Primer on Kidney Diseases* (4th ed) edited by Greenberg A, Philadelphia, Elsevier-Saunders, 2005, pp 411-417.

5. MUNDY LM: Tratamento das doenças infecciosas, in *Washington Manual de Terapêutica Clínica* (30ª ed), editado por Ahya SN, Flood K, Paranjothi S, Rio de Janeiro, Guanabara Koogan, 2002, pp 303-306.

6. LINNE JJ, RINGSRUD KM: *Urinalysis and Body Fluids: a Color Text and Atlas*, St. Louis, Mosby, 1995, pp 43-90.

7. JÚNIOR JR: *Semiotécnica da Observação Clínica* (6ª ed), São Paulo, Sarvier, 1980, pp 709-711.

8. BICKLEY LS: *Propedêutica Médica* (7ª ed), Rio de Janeiro, Guanabara Koogan, 2001, pp 48-50.

5
Crise Hipertensiva

Jenner Cruz

INTRODUÇÃO

As crises hipertensivas são, de um lado, um perigo imediato para aqueles que as apresentam e, de outro lado, é a prova mais evidente do grande potencial salvador de vidas, representado pela terapêutica anti-hipertensiva.

Elas podem ocorrer na fase final de uma hipertensão crônica, ou por diferentes causas, como abuso de drogas imunossupressoras, má aderência ao tratamento, infecção pelo vírus da imunodeficiência humana ou, o que consideramos mais comum, por grande estresse.

As crises hipertensivas afetam cerca de 500.000 norte-americanos por ano, ou seja, 1% dos hipertensos adultos, podendo ser classificadas em **emergências** e **urgências hipertensivas**, conforme a presença ou a ausência de lesão progressiva do órgão-alvo. Ocorrem também em 5% dos casos nas unidades de terapia intensiva norte-americanas.

DEFINIÇÃO

Emergências hipertensivas são elevações importantes da pressão arterial complicadas por evidentes disfunções progressivas de órgãos-alvo, como isquemias coronarianas, desarranjos da função cerebral, acidentes vasculares cerebrais, edema pulmonar ou insuficiência renal (Quadro 5.1). Necessitam de internação na unidade de emergência e devem ser medicadas em 24 a 48 horas, por via parenteral, reduzindo um pouco a pressão arterial (em geral 20% da pressão arterial média na primeira hora), tendo o cuidado de não atingir os valores normais ou habituais.

Urgências hipertensivas são elevações importantes da pressão arterial sem evidência de disfunções progressivas de órgãos-alvo, que podem ser tratadas com medicamentos por via oral em poucas horas. Devem ser acompanhadas por 24 horas a muitos dias, conforme a evolução de cada caso. Elas são evitáveis e decorrem, em geral, de tratamento deficiente ou não-aderente (Quadro 5.1). Habitualmente, um período de observação durante o tratamento na unidade de emergência é suficiente, não sendo, em geral, necessário internar o paciente.

Quadro 5.1 – Crises hipertensivas.

Emergências hipertensivas
Encefalopatia hipertensiva
Hemorragia intracraniana
Hemorragia subaracnóidea
Dissecção aguda da aorta
Insuficiência ventricular esquerda aguda
Infarto agudo do miocárdio
Crise de feocromocitoma
Eclâmpsia
Urgências hipertensivas
Hipertensão maligna ou acelerada
Hipertensão "rebote" após parada de tratamento hipotensor
Pré-eclâmpsia
Glomerulonefrite difusa aguda
Hipertensão pós-operatória
Infarto aterotrombótico cerebral com hipertensão grave
Queimadura extensa e grave

HISTÓRICO

O conceito de emergência hipertensiva começou com Volhard e Fahr em 1914, que descreveram pacientes com hipertensão grave, acompanhada por sinais de lesão vascular no coração, cérebro, retina e rim. Essa síndrome, na ocasião, tinha uma evolução fatal rápida, terminando com ataque cardíaco, insuficiência renal ou acidente vascular cerebral.

Coube a Fahr, em 1919 e mais tarde em 1925, fazer uma importante observação que, em alguns hipertensos, além da arteriolosclerose apresentada por muitos portadores de hipertensão essencial, havia outras alterações nas arteríolas constituídas por grande necrose e endarterite. Ele denominou essas alterações de esclerose maligna, que seria a versão anatomopatológica da síndrome clínica chamada hipertensão maligna.

EPIDEMIOLOGIA

Acredita-se que 1 a 2% dos hipertensos terão uma emergência hipertensiva no decorrer de suas vidas, mas, antes do tratamento atual, essa porcentagem era da ordem de 7%. Sua incidência é maior na raça negra e nos indivíduos do sexo masculino.

Uma crise hipertensiva pode manifestar-se por diferentes formas, desde elevação rápida da pressão arterial em paciente normotenso (glomerulonefrite difusa aguda ou pré-eclâmpsia), até piora progressiva de uma hipertensão crônica antiga, síndrome de hipertensão arterial maligna ou acelerada ou desencadeada por grande estresse. Uma causa pouco conhecida, mas importante nas grandes cidades, é decorrente do uso e abuso de drogas ilícitas.

FISIOPATOLOGIA

A hipertensão grave pode desenvolver-se de *novo*, isto é, em indivíduo até então normotenso, ou complicar uma hipertensão essencial ou secundária.

Ainda não se sabe o mecanismo íntimo capaz de desencadear essa forma de hipertensão. Muitas vezes, é decorrente de um grande estresse emocional, mas em outras vezes não há, aparentemente, um fenômeno emocional evidente.

Uma crise hipertensiva inicia-se após aumento súbito da resistência vascular sistêmica relacionada à presença de vasoconstritores humorais. O aumento da pressão arterial lesa o endotélio ocasionando aumento da permeabilidade, ativação da cascata de coagulação e depósito de fibrina e de plaquetas. Há isquemia, liberação adicional de mediadores vasoativos e um círculo vicioso perpetuando a lesão. Muitas vezes, o sistema renina-angiotensina-aldosterona é ativado, aumentando a vasoconstrição e liberando citocinas pró-inflamatórias, como o TNF-á (fator de necrose tumoral-alfa), a interleucina-6 e o PAI-1 (inibidor do ativador do plasminogênio-1), conhecidas como as citocinas do mal. Seguem-se natriurese, depleção de volume e liberação de substâncias vasoconstritoras renais. Esses mecanismos culminam com a hipoperfusão do órgão-alvo: insuficiência renal aguda, infarto agudo do miocárdio, encefalopatia hipertensiva ou acidente vascular cerebral.

QUADRO CLÍNICO

As manifestações clínicas de uma emergência hipertensiva dependem do órgão atingido (Quadro 5.2).

Quadro 5.2 – Manifestações clínicas das emergências hipertensivas.

Encefalopatia hipertensiva
Dissecção aguda da aorta
Infarto agudo do miocárdio
Síndrome coronariana aguda
Edema agudo do pulmão e insuficiência respiratória
Pré-eclâmpsia
Síndrome HELLP (hemólise, plaquetopenia, aumento de enzimas hepáticas)
Eclâmpsia
Insuficiência renal aguda
Anemia hemolítica microangiopática

Os sintomas mais comuns são cefaléia forte, dor precordial, dispnéia, déficits neurológicos e taquicardia, variando de paciente a paciente. A pressão arterial está bem elevada em geral, exceto, algumas vezes, em crianças ou grávidas. Ela costuma ser achatada, isto é, com aumento dominante da pressão diastólica, demonstrando que o coração não consegue manter uma pressão sistólica compatível com o aumento da resistência periférica (por exemplo: 200 × 150mmHg).

AVALIAÇÃO INICIAL

Quando um paciente entra em uma unidade de tratamento intensivo com crise hipertensiva, o médico assistente tem a obrigação de investigar a história hipertensiva prévia, a medicação que está usando, a última medicação recebida, o uso de certas drogas como anfetaminas, clonidina (síndrome rebote ou grave crise hipertensiva por interrupção súbita do tratamento), uso de cocaína, fenciclidina, inibidores da monoaminoxidase e outras drogas não-hipotensoras. A pressão arterial e o pulso devem ser aferidos nos quatro membros, usando-se manguito apropriado a sua circunferência. Atentar para assimetria no pulso e na pressão arterial entre os quatro membros.

É importante avaliar se algum órgão-alvo foi afetado. Se a pressão arterial não é muito elevada, pode não existir disfunção séria. Escutar cuidadosamente os pulmões para afastar edema pulmonar. Sintomas cardiopulmonares: tosse, dispnéia ou fadiga devem ser investigadas. Escutar o coração e procurar sopros nas grandes artérias. Perguntar sobre sintomas de angina. Um eletrocardiograma de urgência ajudará a se afastar infarto agudo do miocárdio e ter uma noção de possíveis complicações cardíacas. Fazer exame neurológico procurando sinais de localização, sugestivos de acidente vascular cerebral. Cefaléia forte e súbita pode significar hemorragia cerebral. Exame de fundo de olho é essencial para evidenciar o grau de acometimento arteriolar e, no caso de se encontrar hemorragias, exsudatos e edema de retina e de papila, sugerir a síndrome de hipertensão maligna.

Exames de sangue (creatinina, glicemia, creatinafosfoquinase, troponina e outros, conforme o caso) e de urina (proteinúria e sedimento urinário) são essenciais. Muitos serviços não fazem esses exames. O uso de tiras polivalentes para exame de urina (Labstix®, Multistix® etc.) é muito útil no pronto-socorro.

O clínico deve ser hábil para diferenciar um mal-estar passageiro de uma real emergência hipertensiva, não deve dispensar imediatamente um paciente sem anamnese e exame físico cuidadosos, eventualmente exames complementares de urgência e observação de algumas horas.

A dissecção de aorta manifesta-se por forte dor no tórax, pulsos desiguais e alargamento do mediastino. A radiografia de tórax pode ajudar evidenciando aumento do mediastino; se forem acessíveis, tomografia computadorizada ou ecocardiograma transesofágico seria o ideal.

Nos idosos, o cuidado deve ser redobrado, pois eles podem apresentar insuficiência cardíaca com fração de ejeção normal, por disfunção diastólica isolada, ou disfunção sistólica predominante e regurgitação mitral transitória.

CONTROLE INICIAL DA PRESSÃO ARTERIAL

A maioria dos pacientes que procuram um pronto-socorro com pressão arterial acima de 160 × 110mmHg e que recebem o diagnóstico de crise hipertensiva não apresentam lesão de órgão-alvo. Devem ser portadores de hipertensão crônica, em geral complicada por estresse. A medicação deve ser por via oral, lenta e gradual, por 24 a 48 horas de preferência. O tratamento agressivo e rápido pode ser associado a graves morbidades, como isquemia e infarto, pois muitos desses pacientes possuem lesão vascular prévia e queda súbita da pressão arterial pode comprometer a perfusão de alguns órgãos importantes. Se o paciente está visivelmente estressado, costumo iniciar o tratamento medicamentoso com um calmante suave, de preferência um que o paciente está costumado a tomar, enquanto realizo a anamnese e exames para selar o diagnóstico.

Em pacientes com dissecção da aorta, a pressão arterial deve ser reduzida rapidamente, em 5 a 10 minutos, para níveis inferiores a 120/80mmHg. Se o paciente está desidratado e com hiponatremia, a correção da volemia com solução fisiológica a 0,9% é importante. Se o paciente é diabético, é importante avaliar o nível da glicemia, do potássio e da gasometria.

No quadro 5.3 anotamos os agentes anti-hipertensivos recomendados, salientando que em geral o tratamento é complexo em emergências hipertensivas verdadeiras, exige internação, inclusive em unidades de terapia intensiva.

Quadro 5.3 – Agentes anti-hipertensivos recomendados para crises hipertensivas.

Diagnóstico	Hipotensor preferido
Edema agudo do pulmão	Nitroprussiato de sódio, nitroglicerina, furosemida, sulfato de morfina
Infarto agudo do miocárdio	Nitroglicerina, nitroprussiato de sódio, metoprolol, captopril
Encefalopatia hipertensiva	Anlodipino, captopril, minoxidil e nitroprussiato de sódio
Dissecção aguda da aorta	Nitroprussiato de sódio, carvedilol + anlodipino ou metoprolol + nitroprussiato
Pré-eclâmpsia ou eclâmpsia	Sulfato de magnésio, hidralazina, metildopa, pindolol
Insuficiência renal aguda/anemia microangiopática	Anlodipino
Crise simpática/overdose de cocaína	Verapamil, diltiazem ou anlodipino + benzodiazepínico
Hipertensão maligna	Nitroprussiato de sódio, minoxidil ou carvedilol + anlodipino
Acidente vascular cerebral/sangramento intracraniano	Nitroprussiato de sódio, anlodipino, carvedilol

AGENTES FARMACOLÓGICOS UTILIZADOS

Além das drogas citadas no quadro 5.3 temos outras:

A clonidina, os inibidores da enzima conversora da angiotensina (IECA) e os bloqueadores dos receptores da angiotensina II (BRA) são de ação prolongada, mas podem ser utilizados. Os IECA e os BRA são totalmente contra-indicados na gravidez.

O labetalol por via oral ou IV, o fenoldopam, a nicardipina e o esmolol, muito usados nos Estados Unidos, não se encontram à venda atualmente no Brasil.

O esmolol por via oral, pouco utilizado no Brasil, é um betabloqueador cardiosseletivo de curtíssima ação, que se inicia em 60 segundos e persiste por apenas 10 a 20 minutos. Por esse motivo, é considerado, pelos norte-americanos, o betabloqueador ideal para pacientes gravemente doentes. Está indicado nos pacientes com débito cardíaco, freqüência cardíaca ou pressão arterial elevados. Pode ser administrado em bolo, 0,5 a 1mg/kg durante 1 minuto, seguido de infusão de 50µg/kg/min, que pode ser aumentada, se necessário, até 300µg/kg/min.

O nitroprussiato de sódio, medicamento lançado em 1955 por Irving Page, é um vasodilatador possante, arterial e venoso, que age diminuindo tanto a pré-carga como a pós-carga. É um medicamento que pode ser muito útil no edema agudo do pulmão, na disfunção ventricular esquerda, na dissecção da aorta e excelente para a fase inicial de uma síndrome de hipertensão maligna, mas não deve ser utilizado com cuidado em pacientes com encefalopatia hipertensiva ou acidente vascular cerebral recente, porque ele diminui o fluxo sangüíneo cerebral. O nitroprussiato também se mostrou perigoso quando administrado poucas horas após infarto do miocárdio. Sua ação é quase imediata e dura só 1 a 2 minutos. Ele se degrada rapidamente sob efeito da luz, necessitando ser administrado em frascos revestidos por papel escuro e opaco; contém 44% de cianidro por peso, que se metaboliza em tiocianato no fígado, substância altamente tóxica e excretada pelos rins. O tiocianato interfere na respiração celular. Por vários motivos, essa droga nunca deve ser usada em dosagem superior a 10µg/kg/min, nem por prazo superior a 48 horas. Normalmente, ela costuma ser infundida em doses de 0,5 a 2µg/kg/min em pacientes com bom funcionamento do fígado e dos rins.

Caso o preparado liofilizado não seja encontrado para venda, um pronto-socorro com movimento intenso pode mandar preparar em farmácia de manipulação, segundo a técnica de Page:

Um grama de nitroprussiato de sódio, $Na_2[Fe(CN)_5(NO)]\cdot 2H_2O$, é diluído em 200mL de água destilada e filtrada através de um filtro Seitz e colocada em frasco, no qual soluções a 1% são preparadas para uso por via intravenosa.

Os principais efeitos colaterais são: sonolência e bocejos durante a infusão. Muitas horas após o tratamento, podem aparecer cicloplegia, boca seca, redução da atividade intestinal e miccional. Eventuais hipotensões ortostáticas são combatidas com repouso no leito, não deixar o paciente levantar logo após a infusão e colocá-lo na posição de Trendelenburg, além de solução fisiológica 0,9% 200 a 500mL por via intravenosa. Eventualmente, é necessária a redução ou a suspensão da droga.

A nifedipina é um bloqueador dos canais de cálcio que foi muito usada, por via oral ou sublingual, em emergências hipertensivas, hipertensão grave associada à doença renal crônica, hipertensão pós-operatória e hipertensão induzida pela gravidez. O uso da via sublingual iniciou-se nos Estados Unidos e foi largamente adotada no Brasil, porém a nifedipina é pouco solúvel e mal absorvida pela mucosa oral, sendo, porém, rapidamente absorvida pelo trato gastrintestinal, segundo o *US Food and Drug Administration* (FDA). Por via oral, a droga costuma iniciar sua ação hipotensora em 5 a 10 minutos, com pico em 30 a 60 minutos e duração de ação de 6 a 8 horas. Por isso, quando sua administração produzir queda rápida da pressão arterial pode ocasionar isquemias no cérebro, rins e miocárdio, inclusive com acidentes fatais, principalmente em idosos com lesões ateroarterioscleróticas. Por esse motivo, o *The Cardiore-*

nal Advisory Committee da FDA determinou que o uso sublingual da nifedipina deva ser proibido. Essa decisão foi ratificada pela comunidade médica no Brasil, estando seu uso proscrito.

Atualmente o anlodipino, outro bloqueador dos canais de cálcio, vem sendo utilizado em substituição com sucesso.

A nitroglicerina, medicamento antigo, sintetizado por Sobrero em 1846, é um vasodilatador potente, que pode afetar o tônus arterial em altas doses. Causa hipotensão e taquicardia reflexa, principalmente em indivíduos com depleção de volume. Reduz a pressão arterial, diminuindo a pré-carga e o débito cardíaco. Associada a outros hipotensores, é útil em emergências hipertensivas em coronariopatas ou complicadas por edema agudo do pulmão. Pode ser substituída pelos nitratos, mais utilizados no Brasil.

A hidralazina é um hipotensor antigo, vasodilatador direto, que pode ser utilizado por via venosa ou intramuscular. No Brasil, só temos a forma por via oral, comprimidos de 25 e 50mg, de início de ação mais lento. A droga age por cerca de 10 horas e não deve ser uma droga de primeira escolha para uma emergência hipertensiva, nem uma droga para ser utilizada cronicamente. Seu efeito hipotensor é imprevisível e demorado. A longo prazo, necessita ser associada a um diurético e a um bradicardizante.

O minoxidil é um vasodilatador mais potente que a hidralazina, que também necessita ser associado a um diurético eficiente como a furosemida e a um bradicardizante potente como os betabloqueadores. É um medicamento útil na evolução de hipertensão maligna após a interrupção do uso do nitroprussiato, mas seu uso por muitos meses é contra-indicado.

Os hipotensores vasodilatadores, a hidralazina e o minoxidil, são os únicos que diminuem a pressão arterial, usualmente sem diminuírem a área cardíaca, motivo pelo qual contra-indicamos seu uso muito prolongado.

Os diuréticos são hipotensores importantes, por potencializarem a ação de outros e por tornarem mais fácil o controle crônico de uma hipertensão, por diminuírem a necessidade de grandes restrições de sal na dieta, porém devem ser utilizados com cuidado em paciente com emergência hipertensiva. Muitos desses pacientes podem apresentar depleção de volume, nos quais o uso simultâneo de um hipotensor e de um diurético pode ocasionar queda aguda de pressão arterial com graves conseqüências. Seu uso é importante nos pacientes com sobrecarga de volume, doenças do parênquima renal ou edema pulmonar agudo.

CASOS ESPECIAIS

DISSECÇÃO AGUDA DA AORTA

A dissecção da aorta deve ser um diagnóstico lembrado em pacientes que entram em pronto-socorro com pressão arterial elevada e dor aguda no tórax. Essa dor, presente em quase todos os casos, é aguda, intensa e angustiante. Pode irradiar-se para o dorso, para baixo, em direção ao abdome ou para o flanco esquerdo. Fazer o diagnóstico precocemente é muito importante porque, sem tratamento adequado, a dissecção da aorta ascendente, tipo A, é responsável por mortalidade de 75% em duas semanas, porém, com tratamento bem-sucedido 75% dos pacientes sobrevivem por cinco anos. A dissecção tende a progredir conforme a intensidade da pressão arterial e a velocidade da ejeção do ventrículo esquerdo. Ela costuma ocorrer em hipertensos crônicos idosos subtratados. Pulsos ausentes ou assimétricos ocorrem em quase metade dos casos, portanto, aferir a pressão arterial e o pulso nos quatro membros é fundamental. Pode associar-se a acidentes vasculares cerebrais, paraplegia, paralisia, náuseas, vômitos, dor abdominal e hematêmese, conforme a localização e a progressão da dissecção.

Um medicamento vasodilatador isolado não é o ideal, porque pode produzir taquicardia reflexa, aumento da velocidade da ejeção aórtica e promover o agravamento da dissecção. O vasodilatador indicado é o nitroprussiato de sódio, abaixando a pressão arterial sistólica até 110mmHg, agudamente, seguido de propranolol ou metoprolol.

A opinião de um cirurgião cardiovascular habilitado deve ser obtida precocemente, para avaliar a indicação cirúrgica. Essa deve ser feita em todo paciente com dissecção do tipo A, da aorta ascendente e do arco aórtico, após avaliação de eventuais comorbidades. As dissecções distais da aorta e as do tipo B devem ser tratadas com controle agressivo da hipertensão arterial. Nesses casos, a cirurgia só deve ser indicada se houver complicações como ruptura, vazamento ou prejuízo da circulação para outros órgãos.

ACIDENTE VASCULAR CEREBRAL

Acidente vascular cerebral (AVC) é um termo utilizado para um grupo de doenças vasculares de início abrupto e que causam lesão neurológica no cérebro. Elas se dividem em isquêmicas (84%) e hemorrágicas (16 %) (Quadro 5.4).

Os acidentes denominados isquêmicos são causados por diminuição do fluxo sangüíneo para uma parte ou para todo o cérebro.

Os hemorrágicos, por sua vez, dividem-se em dois grupos: aqueles que ocorrem no tecido cerebral ou hemorragia parenquimatosa e aqueles em que a hemorragia ocorre nos espaços que circundam o cérebro, preferencialmente no espaço subaracnóideo.

Quadro 5.4 – Classificação das doenças cerebrovasculares.

Isquêmicas
- Ateroembólicas/embolias (44%)
- Cardioembólicas (21%)
- Doenças de pequenos vasos (19%)

Hemorrágicas
- Intracerebrais (10%)
  - Hipertensivas (5%)
  - Angiopatia amiloidótica (3%)
  - Outras (2%)
- Subaracnóideas (6%)
  - Aneurismas rotos (3%)
  - Malformações arteriovenosas (1%)
  - Outras (2%)

Isquêmico

Existem sinais e sintomas indicativos de que o paciente está na iminência de ter um derrame: perda de força e/ou de sensibilidade em um braço ou uma perna, cefaléia súbita e atípica, dificuldade para falar, entender ou se comunicar, alteração visual em um ou ambos olhos, vertigens, dificuldade da marcha ou do equilíbrio e perda da fala.

Entre os AVC isquêmicos temos os ataques isquêmicos transitórios, que por não apresentarem geralmente lesão cerebral são conhecidos popularmente como ameaças de derrame, porém quando duram mais de 1 a 2 horas podem ocasionar, na fase aguda, lesão cerebral demonstrável em tomografia computadorizada (TC) ou ressonância magnética (RM), que pode evoluir com ou sem seqüelas.

A aterosclerose é a causa mais comum de AVC, seguida de embolias de origem cardíaca (trombos murais, trombos valvulares em decorrência de lesão valvar reumática, arritmias como a fibrilação atrial).

O tratamento ideal de um AVC isquêmico é com trombolíticos, que devem ser administrados nas primeiras 3 horas após o início do quadro clínico e também após tomografia computadorizada ou RM, para se ter certeza de que a lesão não é hemorrágica. Os trombolíticos nunca devem ser utilizados em hemorragia intracraniana, cirurgia recente, coagulopatias ou sangramento ativo. O melhor que existe no Brasil é o alteplase, 0,9/kg (máximo = 90mg), sendo 10% em bolo por via intravenosa durante 1 a 2 minutos, seguidos do restante em infusão intravenosa em 3 horas. A ação trombolítica dessa droga estimula a formação de plasmina, uma enzima sangüínea, que degrada várias proteínas do plasma e desencadeia a fibrinólise.

Nessa fase aguda, a pressão arterial comumente está aumentada. Essa elevação costuma ceder espontaneamente sem medicação, voltando a pressão arterial a níveis anteriores que podem ser um pouco elevados. Considera-se essa hipertensão uma resposta protetora, fisiológica, para manter a pressão de perfusão cerebral para o território vascular afetado pela isquemia. Hipotensores administrados nessa hora podem reduzir o fluxo sangüíneo cerebral e agravar a lesão isquêmica. As conclusões do *American Stroke Association* e do *European Stroke Initiative* recomendam que a terapia anti-hipertensiva não deve ser feita em acidentes vasculares cerebrais, a menos que haja trombólise planejada. Após o início do tratamento com trombolíticos, se a pressão arterial estiver acima de 185/100mmHg, aconselha-se o uso de um hipotensor, em dose baixa, que pode ser um bloqueador dos canais de cálcio, um inibidor da enzima conversora da angiotensina ou um bloqueador dos receptores AT1 da angiotensina II.

O estudo *Acute Candesartan Cilexil Therapy in Stroke Survivors* demonstrou, em 12 meses, redução da mortalidade e de eventos vasculares com o uso de um bloqueador dos receptores AT1 da angiotensina II imediatamente após acidente vascular isquêmico.

As diferentes formas de heparina e a warfarina só devem ser utilizadas com critério e na impossibilidade do uso da alteplase.

Segundo as estatísticas da Organização Mundial da Saúde (WHO), em 2007, 1% dos 6,5 bilhões dos habitantes da Terra deverão falecer até dezembro desse ano, ou cerca de 59 milhões de pessoas, das quais 10% por acidente vascular cerebral. Desses acidentes, 85% serão isquêmicos e 15% hemorrágicos.

Segundo o Ministério da Saúde do Brasil, em 2007, as doenças cerebrovasculares são responsáveis por 90 mil óbitos/ano no País, a maior taxa da América Latina. Esse número de óbitos está crescendo, porque estamos vivendo mais, o tratamento da hipertensão arterial está deficiente, há maior número de diabéticos, obesos, sedentários e estressados e o abuso do fumo e do álcool ainda persistem.

Segundo o Estudo de Mortalidade e Morbidade por Acidente Vascular Cerebral (EMMA), iniciado em 2006, do Departamento de Clínica Médica da Faculdade de Medicina da Universidade de São Paulo, os derrames são mais freqüentes em temperaturas extremas, isto é, meses mais quentes ou mais frios e sua mortalidade é maior na raça negra.

Um paciente que teve AVC e sobreviveu, após o episódio agudo pode ficar inválido, com seqüelas, que dificultem muito andar, falar, deglutir ou raciocinar ou sofrer de intensa depressão.

Três medidas poderiam melhorar a qualidade de atendimento e as probabilidades de sobrevivência desses pacientes: uso de ressonância magnética ou tomografia computadorizada para o diagnóstico, criação de unidades neurológicas dedicadas à internação dos pacientes com AVC e o emprego criterioso do fibrinolítico alteplase.

Existem várias condições que favorecem o aparecimento de um AVC e que podem ser controladas. A profilaxia de um AVC pode ser feita tratando eficazmente hipertensão arterial; verificando a existência de estenose assintomática das carótidas, por exame clínico ou por imagenologia e, caso essa for encontrada, corrigir com angioplastia; abolindo o hábito de fumar; tratando corretamente o *diabetes mellitus* tipo 1 ou 2 e/ou eventuais dislipidemias; diminuindo a obesidade; anticoagulando o paciente com fibrilação atrial etc., e administrando 100mg de ácido acetilsalicílico (AAS) diariamente. A dose ótima de AAS ainda não foi estabelecida e possivelmente deve apresentar variações individuais.

Hemorrágico

As hemorragias subaracnóideas são causadas por ruptura de aneurisma, por anomalia vascular ou por traumatismo, com o sangue vertendo nos espaços do líquido cerebrospinhal, de forma localizada ou difusa.

Elas afetam indivíduos mais jovens, sendo desencadeadas pelo abuso do hábito de fumar, alcoolismo, drogas ilícitas, fenilpropanolamina e outros simpaticomiméticos. Aparentemente, a hipertensão não é um fator de risco importante. O tratamento hipotensor adequado diminui muito a incidência de acidentes isquêmicos, mas não a de acidentes hemorrágicos.

Os principais sintomas dessa hemorragia são cefaléia intensa, rigidez de nuca, náuseas e vômitos, podendo terminar em coma. Inicialmente, a pressão arterial aumenta, aparece febre e podem existir alterações transitórias do estado mental. O coma pode durar dias, dependendo da localização da lesão vascular e da quantidade de sangue perdida.

O paciente pode falecer na fase aguda ou se recuperar, ficando, porém, com seqüelas neurológicas e até cardíacas. Quando o diagnóstico é feito antes da hemorragia e o paciente é idoso, com mais de 60 anos de idade, geralmente o tratamento conservador é recomendado: controlar a hipertensão, dar anticonvulsivantes e não dar anticoagulantes.

O tratamento cirúrgico inclui ressecção do aneurisma ou equivalente, embolização das artérias que alimentam a malformação e trombose induzida pela irradiação.

As hemorragias intracerebrais primárias ocorrem principalmente em hipertensos crônicos mal controlados. Outras causas incluem angiopatia amiloidótica, malformações vasculares, diástase hemorrágica, abuso de drogas ilícitas, hábito de fumar e etilismo crônico. Uma tomografia computadorizada, sem contraste, é o exame mais fácil de distinguir um acidente isquêmico de um hemorrágico.

Um hematoma intracerebral acompanha-se, quase sempre, de aumento da pressão intracraniana seguido de hipertensão arterial sistêmica reflexa. Não há evidências de que esse acréscimo da pressão arterial circulante seja capaz de aumentar o sangramento, porém uma queda importante da pressão arterial sistêmica pode comprometer a perfusão cerebral, por isso devemos ter cuidado em usar hipotensores, procurando deixar, na fase aguda, os pacientes um pouco hipertensos. Estudos demonstram que redução rápida da pressão arterial após hemorragia intracraniana está associada a aumento da mortalidade. Os bloqueadores dos canais de cálcio são os agentes mais indicados para o controle da pressão arterial em pacientes com hemorragia intracraniana.

O tratamento inicial é feito com cuidados gerais, oxigenação, nutrição, manutenção da euvolemia e tratamento de eventuais complicações secundárias.

Os corticóides parecem ser pouco úteis, podendo desencadear infecções e outras complicações.

A administração por via intravenosa do fator VIIa recombinante, nas primeiras 4 horas, reduz o volume da hemorragia, o edema e as seqüelas. O tratamento cirúrgico, com remoção de muitos coágulos sangüíneos, pode ser útil em alguns casos.

As seqüelas são semelhantes às dos acidentes isquêmicos, com os pacientes acompanhados por muitos meses ou anos com cuidados fisioterápicos e de enfermagem.

PRÉ-ECLÂMPSIA E ECLÂMPSIA

Hipertensão arterial é uma das ocorrências mais comuns que podem complicar uma gravidez. Nos Estados Unidos, ela ocorre em 12% das gestações e é responsável por 18% das mortalidades maternas.

O tratamento inicial dessa forma de hipertensão arterial deve incluir expansão de volume e sulfato de magnésio para prevenir ataques convulsivos e controlar a pressão arterial, mas o tratamento definitivo é feito pelo parto.

A dose recomendada do sulfato de magnésio é de 4 a 6g em 100mL de soro glicosado a 5% dissolvidos em 250mL de solução fisiológica, aplicados por via intravenosa por 15 a 20 minutos, seguida de infusão contínua de 1 a 2g de sulfato de magnésio por hora, dependendo do volume urinário e dos reflexos tendíneos profundos, que devem ser verificados, no mínimo, a cada hora. A medida seguinte é reduzir a pressão arterial a níveis seguros, tendo-se o cuidado de evitar quedas excessivas e hipotensão significativa. O objetivo do tratamento é prevenir a hemorragia cerebral e a insuficiência cardíaca, sem comprometer a circulação cerebral e o fluxo sangüíneo uteroplacentário.

Os estudos demonstram que elevações discretas da pressão arterial podem ser vigiadas, mas não necessitam ser sempre medicadas. O tratamento costuma aumentar o risco de restrição de crescimento do feto dentro do útero. Porém, em elevações maiores da pressão arterial, o tratamento deve ser feito, visando prevenir complicações maternas.

Os americanos indicam labetalol, que não temos, ou bloqueadores dos canais de cálcio. No Brasil, ainda se usa muito a metildopa, a hidralazina e o betabloqueador pindolol.

O *American College of Obstetricians and Gynecologists* recomenda que se mantenha a pressão arterial entre 160/105 e 140/90mmHg. Pressão sistólica acima de 160mmHg é o principal causador de acidente vascular cerebral em pacientes com pré-eclâmpsia ou eclâmpsia. Já o *Working Group Report on High Blood Pressure in Pregnancy* recomenda iniciar o tratamento hipotensor toda vez que a pressão diastólica estiver acima de 105mmHg.

Não se deve esquecer que a pressão arterial das pacientes com pré-eclâmpsia ou eclâmpsia costuma ser muito lábil, obrigando internação em unidade de terapia intensiva e vigilância contínua, preferivelmente por meio de cateter arterial.

Nos Estados Unidos, não há nenhuma medicação hipotensora para hipertensões da gravidez aprovada pelo FDA.

A hidralazina, um vasodilatador, tem sido recomendada desde 1970, porém seus efeitos colaterais, como cefaléia, náuseas e vômitos, fazem com que a medicação seja interrompida e trocada muitas vezes. Além disso, essa droga apresenta início de ação retardado e efeito hipotensor imprevisível, variável de pessoa a pessoa, podendo precipitar hipotensões que possam comprometer o fluxo sangüíneo cerebral materno e o fluxo sangüíneo uteroplacentário. Ela pode provocar grande número de cesáreas, placenta abrupta e baixos escores de Apgar. A nifedipina por via oral também deve ser descartada. O nitroprussiato de sódio, os inibidores da enzima conversora da angiotensina e os bloqueadores dos receptores AT1 da angiotensina II estão terminantemente proibidos. Os americanos preferem o labetalol e a nicardipina, que não temos, e nós a metildopa e o pindolol.

CRISES SIMPÁTICAS

As crises simpáticas mais comuns estão relacionadas ao uso de drogas simpaticomiméticas como a cocaína, a anfetamina e a fenciclidina. Essas crises também podem ser encontradas no feocromocitoma, administração de drogas inibidoras da monoaminoxidase, ingestão de alimentos que contenham tiramina ou pacientes que interromperam bruscamente a medicação com clonidina ou com antagonistas α-adrenérgicos.

Em emergência hipertensiva, ocasionada pela cocaína ou similar, não se deve utilizar um bloqueador β-adrenérgico, que poderá desencadear vasoconstrição coronariana, impossibilidade de se controlar a freqüência cardíaca, aumento da pressão arterial e acidente fatal. Paradoxalmente, o labetalol, antagonista $\alpha\beta$-adrenérgico, é bem tolerado. Como não temos essa droga, podemos utilizar um bloqueador dos canais de cálcio, como o verapamil associado a benzodiazepínicos.

HIPERTENSÃO AGUDA PÓS-OPERATÓRIA

Trata-se de uma elevação aguda e significativa da pressão arterial que pode aparecer desde o início de um período pós-operatório e que pode levar a complicações neurológicas, cardiovasculares e/ou no local da cirurgia, necessitando de medidas terapêuticas urgentes. Em geral, ela é observada 2 horas após a cirurgia e de curta duração, aproximadamente 6 horas, mas pode acompanhar-se de outros acidentes pós-operatórios mais graves, como acidente vascular cerebral hemorrágico, isquemia cerebral, encefalopatia, isquemia do miocárdio, infarto do miocárdio, arritmia cardíaca, insuficiência cardíaca congestiva, edema agudo do pulmão, abertura da anastomose vascular e sangramento no local operado. Ela é mais comum em grandes cirurgias, principalmente cardiotorácicas, vasculares, da cabeça e pescoço e neurológicas.

Seu mecanismo fisiopatológico não é bem conhecido, variando com o procedimento cirúrgico e outros fatores, devendo depender da ativação do sistema nervoso simpático, pois acompanha-se de elevação das catecolaminas plasmáticas, maior *afterload* e taquicardia, que pode ou não estar presente.

Devido à hora da ocorrência, seu tratamento é discutido pelo anestesista e pelo cirurgião. Ele é recomendado se a pressão arterial estiver acima de 140/90mmHg. Como a dor e a ansiedade podem contribuir para a elevação da pressão arterial, bem como a hipotermia com calafrios, hipoxemia, hipercapnia e distensão da bexiga, antes de usar um hipotensor devemos tentar corrigir essas ocorrências.

Os hipotensores mais indicados que temos no mercado são os bloqueadores dos canais de cálcio. A nitroglicerina e o nitroprussiato podem ser úteis em determinados casos.

ENCEFALOPATIA HIPERTENSIVA

Caracteriza-se por elevação súbita e marcada da pressão arterial acompanhada de forte cefaléia e alteração do estado mental, que costuma ser reversível com a redução da pressão arterial. Em geral, procura-se reduzir a pressão arterial média em 20% na primeira hora com nitroprussiato do sódio e, nas próximas 6 horas, gradualmente ir reduzindo a pressão arterial, com a associação de anti-hipertensivos por via oral, objetivando a pressão arterial diastólica < que 110mmHg.

SÍNDROME DA HIPERTENSÃO MALIGNA

Foi definida por Goldblat, em 1957, como *uma síndrome clínica que pode acompanhar qualquer forma de hipertensão arterial, inclusive incidir em pacientes até então normotensos, caracterizada por pressão diastólica, em geral muito elevada, e lesão renal acelerada e progressiva, usual, mas não necessariamente, acompanhada de hemorragias retinianas e exsudatos e muitas vezes por edema de papila, conduzindo à morte precoce por uremia, a menos que o curso seja interrompido, na sua evolução, por complicações cerebrais ou lesões cardíacas* ou, pelos conhecimentos atuais, seja tratada precoce e eficientemente.

Essa definição foi simplicada pelo *Joint National Committee* como uma emergência hipertensiva caracterizada por pressão arterial elevada acompanhada de encefalopatia ou de nefropatia aguda.

A hipertensão maligna é um quadro clínico que pode ocorrer em paciente até então normotenso ou complicar uma hipertensão prévia, seja primária, seja essencial ou secundária. Kaplan e Flyn tentaram dividir a hipertensão maligna em duas: hipertensão acelerada, quando não houvesse edema de papila, e hipertensão maligna, quando houvesse edema de papila no exame de fundo de olho. Essa divisão foi criticada pelos oftalmologistas que acreditam que a presença de edema de papila é um fenômeno local, independente da gravidade do caso clínico.

Atualmente, ela é denominada hipertensão acelerada-maligna, caracterizando-se por hipertensão em geral bem alta, achatada, ou seja, a elevação da pressão diastólica é maior do que a da sistólica e graves alterações do fundo de olho, presença de hemorragias e exsudatos, com ou sem edema de papila. O prognóstico é semelhante, com ou sem edema de papila. Ela pode manifestar-se como uma urgência ou como uma emergência hipertensiva.

Patologicamente, ela se caracteriza por necrose fibrinóide das arteríolas e proliferação miointimal das pequenas artérias, manifestadas por alterações neurorretinianas e doença renal. Há, portanto, grave lesão endotelial. Em necropsia, encontramos intensa vasoconstrição, múltiplos trombos em microcirculação e edema cerebral.

A hipertensão maligna incide em 1% das hipertensões, duas vezes mais em homens do que mulheres. Ocorre principalmente na 3ª ou 4ª década de vida, sendo mais comum na raça negra. Em brancos é mais comum após hipertensão secundária, e em negros, após hipertensão essencial. Sem nenhum tratamento sua mortalidade chega a 90% em um ano.

O tratamento deve ser imediato. Se a hipertensão maligna é recente, o exame de fundo de olho não mostra a presença de cruzamentos patológicos e apenas hemorragia e exsudatos, com ou sem edema de papila, a perda da função renal é discreta e a proteinúria e a creatininemia estão quase normais e podemos considerá-la uma urgência hipertensiva. Nesse caso, o tratamento pode ser feito com hipotensores administrados por via oral em 24 ou 48 horas.

Há vários anos tratamos, com sucesso, vários pacientes com nitroprussiato de sódio por via intravenosa, normalizando a pressão arterial em menos de 1 minuto. Essa manobra, porém, pode ser perigosa se o paciente for um hipertenso antigo com síndrome de hipertensão maligna superajuntada. Muitos pacientes procuram o pronto-socorro apresentando um quadro clínico de insuficiência coronariana, edema agudo do pulmão, encefalopatia hipertensiva ou doença renal crônica avançada.

Principalmente nesses casos, é preciso estar atento ao balanço hídrico e aos eletrólitos, pois a depleção de volume costuma ser comum. Isso deve ser feito assim que o paciente entra no pronto-socorro e enquanto se aguarda o resultado dos exames essenciais, de sangue e urina, eletrocardiograna e fundo de olho. Nessa hora, preferimos não utilizar hipotensores potentes ou em grandes doses, mas dar um analgésico, um antiarrítmico, um vasodilatador coronariano ou um benzodiazepínico, conforme o caso.

A dose do nitroprussiato de sódio já foi relatada. Esse medicamento deve ser administrado no máximo por 24 a 48 horas, trocando-se por medicação oral. Na insuficiência coronariana aguda, o medicamento ideal é um betabloqueador, desde que bem tolerado; no edema agudo do pulmão, morfina, oxigênio, nitroglicerina e furosemida; e na insuficiência renal, a diálise pode ser indicada. Em nossa experiência metade desses pacientes apresenta, concomitantemente, anemia microangiopática.

FALSAS CRISES HIPERTENSIVAS

A grande maioria dos pacientes que procuram o pronto-socorro por apresentarem elevação súbita da pressão arterial, em geral associada com cefaléia e taquicardia, tem quadro benigno. São pessoas que estão com um problema grande, preocupante, mas que para outros pode ser banal. Mesmo quando o quadro clínico e a anamnese parecerem banais, mas o paciente é idoso, obeso, diabético, tem aterosclerose de vasos importantes, enfisema, coronariopatia etc., os cuidados devem ser grandes. O médico não deve usar um hipotensor possante, nem dar alta precoce a nenhum paciente sem realizar exames complementares, aguardar várias horas, ter plena certeza da recuperação do quadro agudo, ou deixar o paciente internado conforme a evolução e o resultado dos exames realizados.

RESUMO

Emergências e urgências hipertensivas demandam reconhecimento e tratamento imediato, porque representam grave ameaça à vida e ao funcionamento de órgãos essenciais.

O médico deve saber diferenciar uma doença real de uma falsa e nunca desprezar a queixa de um paciente. A avaliação inicial de crise hipertensiva deve sempre estabelecer o grau de lesão do órgão-alvo, visando facilitar a seleção da terapia inicial e determinar o nível de pressão arterial a ser atingido. Muitas crises hipertensivas podem ser tratadas em ambulatório, mas um paciente só deve ser encaminhado a ambulatório quando tivermos certeza de que não há mais perigo, nem de lesão de um órgão importante, nem de risco de morte.

BIBLIOGRAFIA

1. BLANCO M, NOMBELA F, CASTELLANOS M, et al: Statin treatment withdrawal in ischemic stroke: a controlled randomized study. *Neurology* 69:904-910, 2007.

2. CALHOUN DA: Hypertensive crisis, in *Hypertension: A Companion to Brenner and Rector´s The Kidney*, edited by Oparil S, Weber MA, Philadelphia, W. B. Saunders, 2000, pp 715-718.

3. CRUZ J: Hipertensão arterial essencial, in *Nefrologia* (2ª ed), edited by Cruz J, Praxedes JN, Cruz HMM, São Paulo, Sarvier, 2006, pp 509-533.

4. GARCIA Jr JY, VIDT DG: Current management of hypertensives emergencies. *Drugs* 34:263-278, 1987.

5. GOLDMAN L, AUSIELLO D (eds): *Cecil Textbook of Medicine* (22th ed), Philadelphia, Saunders, 2004, pp 2280-2305.

6. Joint National Committee on the Detection, Evaluation and Treatment of High Blood Pressure: the 1984 report. *Arch Intern Med* 114:1045-1057, 1984.

7. KAPLAN NM, FLYN JT (eds): *Kaplan´s Clinical Hypertension* (9th ed), Philadelphia, Lippincott Williams & Wilkins, 2006, pp 311-324.

8. MARIK PE, VARON J: Hypertensive crises: challenges and management. *Chest* 131:1949-1962, 2007.

9. Stroke – prevention is better than cure (editorial). *Lancet* 369:247, 2007.

10. The Fifth Report of the Joint National Committee on the Prevention, Detection, Evaluation, and Treatment of High Blood Pressure. *Arch Intern Med* 153:154-183, 1993.

11. The Seventh Report of the Joint National Committee on Prevention, Detection, Evaluation, and Treatment of High Blood Pressure: the JNC 7 report. *JAMA* 289:2560-2572, 2003, correction in *JAMA* 290:197, 2003.

12. VAUGHAN CJ, DELANTY N: Hipertensive emergencies. *Lancet* 356:411-417, 2000.

13. VIDT DG: Management of hypertensive emergencies and urgencies, in *Hypertension. A Companion to Brenner & Rector´s The Kidney* (2nd ed), edited by Oparil S, Weber MA, Philadelphia, Saunders, 2005, pp 826-837.

Seção 2

Insuficiência Renal Aguda

6
Insuficiência Renal Aguda: Definições, Classificações e Escores Prognósticos

Ana Ludmila Espada Cancela

INTRODUÇÃO

A insuficiência renal aguda (IRA) é uma síndrome cada vez mais freqüente em nosso meio. Em estudos realizados na Europa, sua incidência anual variou de 22 a 200 casos por milhão de habitantes, dependendo da definição utilizada. No ambiente hospitalar, a IRA é uma constante na prática clínica, desde os atendimentos em pronto-socorro e enfermarias até às unidades de terapia intensiva. Estima-se que até 5% dos pacientes hospitalizados desenvolvam algum grau de disfunção renal aguda. Nos criticamente enfermos é ainda mais comum e pode acometer até 35% desses pacientes, com altas taxas de mortalidade.

Existe grande controvérsia acerca das definições e classificações da IRA, impondo a necessidade de padronização. Esforços têm sido feitos para definir critérios para a presença e gravidade da IRA, principalmente por meio da formação de grupo de especialistas reunidos no ADQI (*Acute Dialysis Quality Initiative*) e no AKIN (*Acute Kidney Injury Network*). O primeiro passo na direção de uma definição padronizada foi a publicação, em 2004, dos critérios RIFLE (*risk, injury, failure loss, e end-stage renal disease*) que, no entanto, ainda não são aceitos universalmente.

Neste capítulo serão discutidos as definições, as formas de classificação e alguns escores prognósticos disponíveis que podem ser úteis no manejo dessa complexa entidade.

DEFINIÇÃO E CLASSIFICAÇÃO DA INSUFICIÊNCIA RENAL AGUDA

A heterogeneidade entre as definições de IRA torna difícil não só a determinação da prevalência da síndrome, como também a comparação entre estudos, que quase sempre usam critérios distintos para definir IRA. Ricci et al, em 2006, avaliaram 560 questionários distribuídos durante o curso de nefrologia intensiva realizado em Vicenza, na Itália, e obtiveram entre os profissionais presentes 199 definições diferentes.

Apesar de o rim exercer múltiplas outras funções, como a produção hormonal e o metabolismo de substâncias (ver Capítulo 1), a disfunção renal aguda quase sempre é definida com base na avaliação de apenas duas delas: a produção de urina e a excreção de substâncias. Essas duas funções podem ser avaliadas, respectivamente, pelos níveis de creatinina e pelo débito urinário, fazendo desses os dois parâmetros mais utilizados nesse contexto.

Em uma abordagem mais abrangente, pode-se definir IRA como qualquer redução da função renal que se desenvolva abruptamente ao longo de dias, com aumento da concentração sérica de escórias nitrogenadas, principalmente a creatinina, podendo ou não haver redução do débito urinário. Cerca de dois terços dos casos se apresentam com oligúria. O AKIN define IRA como qualquer redução abrupta da função renal (em até 48 horas) definida pelo aumento absoluto da creatinina sérica igual ou superior a 0,3mg/dL ou de percentual igual ou superior a 50% ou, ainda, pela redução do débito urinário a níveis inferiores a 0,5mL/kg/h por um período superior a 6 horas (Quadro 6.1). A validade destas definições para o diagnóstico de IRA superposta à insuficiência renal crônica prévia ainda não foi validada.

Quadro 6.1 – Definição de IRA de acordo com o *Acute Kidney Injury Network*.

Redução abrupta da função renal (em até 48 horas) definida por:
1. Aumento absoluto da creatinina sérica igual ou superior a 0,3mg/dL ou
2. Aumento percentual da creatinina sérica igual ou superior a 50% ou
3. Redução do débito urinário a níveis inferiores a 0,5mL/kg/h por um período superior a 6 horas

Com o surgimento de métodos de dosagem da creatinina sérica mais precisos e a conseqüente redução do coeficiente de variação entre medidas, admite-se que uma variação maior que 0,3mg/dL não possa ser atribuída apenas a fatores laboratoriais e que corresponda a uma redução real da função renal. A influência do estado de hidratação sobre a creatinina sérica e débito urinário também deve ser considerada e o próprio AKIN observa que a aplicação dos critérios acima deva ser feita após ressuscitação hídrica satisfatória.

Os critérios RIFLE (Tabela 6.1), cujo nome remete às iniciais das palavras inglesas *Risk, Injury, Failure, Loss* e *End-stage renal disease*, foram publicados em 2004 e elaborados pela ADQI. Trata-se da primeira tentativa concreta de sistematizar tanto a definição quanto o estadiamento da IRA. O RIFLE utiliza a elevação da creatinina sérica e a redução do débito urinário como parâmetros, devendo-se considerar o critério mais alterado na classificação do paciente. Estão ali incluídas as três primeiras categorias, que definem e classificam a IRA de acordo com sua gravidade, e as duas últimas, que representam estágios evolutivos da doença a médio e longo prazo.

Desde sua publicação, o sistema RIFLE tem recebido muita atenção da comunidade científica. A maioria dos trabalhos avalia sua validade interna e principalmente seu

Tabela 6.1 – Classificação de RIFLE para IRA.

	Creatinina	Débito urinário
Risk	↑ 1,5 × creatinina ou ↓ > 25% do RFG	< 0,5mL/kg/h por 6h
Injury	↑ 2 × creatinina ou ↓ > 50% do RFG	< 0,5mL/kg/h por 12h
Failure	↑ 3 × creatinina ou ↓ > 75% do RFG ou creatinina > 4mg/dL	< 0,3mL/kg/h por 24 horas ou anúria por 12h
Loss	IRA persistente por mais de 4 semanas	IRA persistente por mais de 4 semanas
ESRD	IRC por 3 meses	IRC por 3 meses

IRC = insuficiência renal crônica; RFG = ritmo de filtração glomerular; ↑ = aumento; ↓ = redução.

valor prognóstico. Mas esse sistema apresenta alguns problemas. O primeiro é a dificuldade em classificar pacientes com IRA que necessitem de terapia renal substitutiva (TRS), uma vez que não existe uma categoria que inclua esses pacientes e as variáveis utilizadas são alteradas pelo tratamento. Outro problema é a utilização da creatinina basal como referência, o que implica o conhecimento da função renal prévia à agressão geradora da IRA, nem sempre possível. Se esse dado não estiver disponível, sugere-se calcular qual seria a creatinina sérica inicial com base em um ritmo de filtração glomerular (RFG) de 75mL/min/1,73m^2 pela equação do *Modification of Diet in Renal Disease* (MDRD) (ver Capítulo 1), considerando que o paciente tivesse função renal normal em seu estado basal (Tabela 6.2). Essa fórmula, no entanto, subestima o *clearance* de creatinina de indivíduos com função renal normal, e foi obtida de portadores de insuficiência renal crônica, o que a torna um instrumento impreciso para a população geral.

Tabela 6.2 – Níveis de creatinina (mg/dL) para um RFG de 75mL/min/1,73m^2 pela equação do MDRD*.

Idade (anos)	Homens negros	Homens de outras raças	Mulheres negras	Mulheres de outras raças
20-24	1,5	1,3	1,2	1,0
25-29	1,5	1,2	1,1	1,0
30-39	1,4	1,2	1,1	0,9
40-54	1,3	1,1	1,0	0,9
55-65	1,3	1,1	1,0	0,8
> 65	1,2	1,0	0,9	0,8

* Equação simplificada MDRD: RFG (mL/min/1,73m^2) = 186 × Cr$^{-1,154}$ × idade$^{-0,203}$ × (0,742 se mulher) × (1,210 se negro).

Recentemente, o AKIN modificou os critérios de RIFLE (Tabela 6.3) removendo as categorias perda (*loss*) e insuficiência renal crônica (IRC) terminal (ESRD) por entender que ambas classificam conseqüências da IRA e não seus estágios. O primeiro estágio dessa classificação corresponde à definição de IRA de acordo com a AKIN.

A escolha da creatinina como marcador de função renal (ver Capítulo 1) se dá por vários motivos, entre eles a praticidade, a universalidade e o baixo custo de sua dosagem, além, é claro, do fato de já haver fórmulas validadas para o cálculo do ritmo de filtração glomerular usando seus valores.

Tabela 6.3 – Classificação/estadiamento da IRA de acordo com o AKIN.

Estágio	Creatinina sérica	Débito urinário
1	Aumento maior ou igual a 0,3mg/dL ou 150-200% em relação à creatinina basal	Inferior a 0,5mL/kg/h por mais de 6 horas
2	Aumento superior a 200-300% em relação à creatinina basal	Inferior a 0,5mL/kg/h por mais de 12 horas
3	Aumento superior a 300% com relação à creatinina basal ou creatinina sérica ≥ 4mg/dL com aumento recente de pelo menos 0,5mg/dL	Inferior a 0,3mL/kg/h por 24 horas ou anúria por 12 horas

Algumas limitações são inerentes a qualquer exame laboratorial. Sabemos que o nível sérico de creatinina, bem como a velocidade de sua elevação em casos de disfunção renal, depende de diversos fatores, como sexo, idade e massa muscular individual. Assim, como indivíduos do sexo masculino, jovens e de raça negra apresentam maiores taxas de geração de creatinina, é comum que se obtenham incidências de IRA mais elevadas nessa população em estudos epidemiológicos. A presença de febre, traumatismo de grande extensão e imobilização também afetam tanto a creatinina sérica quanto o débito urinário. Este, em geral, altera-se de forma mais precoce em relação àquela e sofre a influência do uso de diuréticos e presença de obstrução das vias urinárias, entre outros fatores.

PROGNÓSTICO DA IRA

Com o desenvolvimento de novas modalidades de tratamento dialítico e os avanços nos cuidados de pacientes críticos ocorridos nas últimas décadas, seria esperado que a mortalidade desses pacientes diminuísse ao longo do tempo, o que, no entanto, não ocorreu. Acredita-se que isso se deva principalmente ao fato de que hoje esses pacientes são mais idosos, portadores de múltiplas co-morbidades e mais graves em relação aos pacientes de épocas pregressas.

Essa morbimortalidade associada à presença de IRA é elevada tanto durante a internação quanto a longo prazo. Já foi demonstrado que elevações da creatinina sérica tão pequenas quanto 0,3mg/dL estão associadas à mortalidade intra-hospitalar até 70% maior que a de pacientes sem disfunção renal aguda, além de repercutir sobre o tempo de internação e os custos hospitalares. Quando considerados todos os grupos de pacientes, a maioria dos estudos aponta para valores de mortalidade próximos de 40%. Se considerados apenas os pacientes tratados em unidades de terapia intensiva, até 85% vão a óbito de acordo com algumas séries.

O efeito da IRA sobre a mortalidade estende-se até um ano após a alta hospitalar. Pacientes que apresentaram insuficiência renal leve/moderada e grave durante a internação em unidade de terapia intensiva (UTI) tiveram, após um ano, mortalidade de 1,3 e 2,65 vezes maior, respectivamente, do que os que não apresentaram disfunção renal em estudo que envolveu mais de 5.000 pacientes. Liaño et al. publicaram recentemente análise de uma coorte de 187 pacientes que apresentaram necrose tubular aguda (NTA) seguidos por um tempo variável de seis meses a 22 anos e encontraram sobrevida de 50% em 10 anos.

Aqueles que chegam a receber alta apresentam ainda o risco de desenvolver insuficiência renal crônica e, um ano após a alta hospitalar, cerca de 20% desses pacientes permanecem dependentes de algum método de terapia renal substitutiva. Em indivíduos com IRA não-dialítica, a recuperação da função renal é total na maioria dos casos.

O surgimento de sistemas e escores prognósticos em qualquer contexto está relacionado à necessidade tanto de médicos quanto de pacientes de se antecipar a evolução da doença, mensurar o risco de morte e planejar melhor o tratamento. No contexto da insuficiência renal aguda, essa situação não é diferente. As modalidades de tratamento utilizadas apresentam custos crescentes e são necessários métodos que auxiliem na utilização racional de recursos e na gestão da qualidade da assistência prestada.

Em geral, os diversos sistemas prognósticos existentes incluem fatores demográficos, clínicos e laboratoriais selecionados estatisticamente a partir de dados obtidos de determinada população e aos quais se atribui um peso específico. Dentre os principais fatores de risco para o desenvolvimento de IRA e evolução para óbito podemos citar a idade, o sexo masculino, a presença de co-morbidades importantes e a falência de outros sistemas orgânicos. São esses, acrescidos quase sempre de alterações clínicas e laboratoriais, os principais critérios utilizados na maioria dos escores disponíveis, variando apenas a pontuação ou peso atribuído a cada um.

Um sistema prognóstico ideal deve ser simples, de fácil manejo, ter altas sensibilidade e especificidade, boas curvas de discriminação e calibração e boa validade tanto interna quanto externa. Além disso, deve ser capaz de estimar os riscos em todas as fases da doença avaliada e, principalmente, ser universal, ou seja, manter seu valor preditivo em todos os grupos de pacientes, nos vários lugares em que for testado. Cada método é desenvolvido originalmente em uma população específica e sua validação em centros e perfis de pacientes distintos é fundamental. A aplicação individual de um modelo desenvolvido na maioria das vezes em um país e em um contexto totalmente diverso daquele em que se encontra o paciente a ser avaliado é quase sempre imperfeita. Em futuro próximo, talvez, por meio da utilização de análises multivariadas mais complexas e da elaboração de escores que considerem mais os fatores individuais e locais, possamos obter uma aplicabilidade mais acurada.

O poder de discriminação de um método avalia a capacidade de um modelo de distinguir os indivíduos que vão morrer daqueles que vão sobreviver. É avaliado pela área sob a curva ROC (*receiver operating characteristics*), que mostra a relação entre a sensibilidade do método e seu valor de especificidade. Se a área sob a curva tem um valor de 0,5, significa que o método não tem poder discriminatório; quanto mais próximo de 1, melhor o poder de discriminação. Valores superiores a 0,80 são considerados aceitáveis. Já a calibração avalia a correspondência entre a probabilidade de morte predita pelo método usado e a mortalidade real observada. É obtida por meio de tabelas e métodos estatísticos específicos.

Dois tipos de sistemas ou escores prognósticos podem ser utilizados em pacientes com insuficiência renal: os escores gerais, habitualmente aplicados em todos os pacientes no ambiente da terapia intensiva, e os escores específicos, elaborados para a avaliação de portadores de insuficiência renal aguda.

ESCORES GERAIS

Os escores de gravidade são métodos difusamente empregados em terapia intensiva. Existem inúmeros sistemas e entre os mais populares citam-se APACHE II (*Acute Physiology and Chronic Health Evaluation*), SAPS II (*Simplified Acute Physiology Score*) e o SOFA (*Sepsis Organic Failure Assessment*). Esses sistemas foram, em geral, desenvolvidos em uma população de pacientes críticos heterogênea e, nessa população, seu valor preditivo de mortalidade é validado. Em pacientes com IRA, no entanto, não apresentam boa discriminação na maioria dos estudos destinados a sua validação nesse contexto, obtendo-se uma área sob a curva ROC quase sempre inferior a 0,8.

A principal explicação está no fato de que esses escores foram desenvolvidos em populações que apresentavam apenas uma pequena porcentagem de indivíduos com IRA. Nesse grupo, os pontos atribuídos à disfunção renal são atribuídos a todos os indivíduos, desconsiderando suas particularidades. De todos os escores prognósticos utilizados em UTI, o mais difundido é o APACHE II. Seu cálculo é dividido em três partes: a primeira inclui 12 variáveis fisiológicas mensuradas nas primeiras 24 horas a partir da admissão à UTI e totaliza até 60 pontos; a segunda pontua a idade do paciente; e a terceira inclui a presença de co-morbidades e pode somar até 5 pontos ao escore. A pontuação total varia de 0 a 71 e, a cada faixa de pontos, é atribuída uma taxa de mortalidade. O APACHE II mostrou-se acurado na predição da mortalidade de pacientes críticos em geral. Em pacientes que desenvolvem IRA, no entanto, seu desempenho é inferior e o sistema parece subestimar o risco de morte.

Outro escore bastante popular é o SAPS II. Trata-se de uma simplificação do APACHE, de cálculo mais fácil e que considera o somatório de pontos atribuídos a idade, critérios clínicos, co-morbidades e motivo da internação. O SAPS II já foi testado em pacientes com IRA e apresenta bom poder de predição de morte nessa população. Já o SOFA pontua de 0 a 4 o acometimento de cada um de seis sistemas orgânicos (respiratório, hematológico, hepático, nervoso, cardiovascular e renal), variando, portanto, de 0 a 24 pontos. Apesar de o estudo original ter sido feito em pacientes com sepse, sua utilização está validada em outros subgrupos de pacientes em terapia intensiva e também nos pacientes com IRA.

ESCORES ESPECÍFICOS PARA PACIENTES COM IRA

Desde a elaboração do primeiro escore prognóstico específico para IRA em 1984, já se somam mais de 20 escores desenvolvidos exclusivamente nesses pacientes. A disseminação da informática e de métodos estatísticos avançados colaborou para essa situação que reflete o enorme interesse do meio científico em obter um modelo preciso e de fácil utilização na prática clínica.

Os escores prognósticos específicos para IRA mais utilizados são o ATN-ISI (*Acute Tubular Necrosis – Individual Severity Index*) e o SHARF II (*Stuivenberg Hospital Acute Renal Failure*), além do próprio RIFLE, que já demonstrou valor prognóstico em alguns estudos.

ATN-ISI *(Acute Tubular Necrosis – Individual Severity Index)*

Também chamado escore de Liaño, em homenagem a seu criador, foi desenvolvido em 1993 em uma população de 386 pacientes com necrose tubular aguda e continua a ser, por sua simplicidade e acurácia, um dos índices prognósticos específicos mais utilizados.

Seu cálculo é feito pela seguinte equação e posteriormente expresso em porcentagem:

$$ISI = 0{,}032 \text{ (idade em décadas)} - 0{,}086 \text{ (sexo masculino)} - 0{,}109 \text{ (nefrotóxico)} + 0{,}109 \text{ (oligúria)} + 0{,}116 \text{ (hipotensão)} + 0{,}122 \text{ (icterícia)} + 0{,}150 \text{ (coma)} - 0{,}154 \text{ (consciência)} + 0{,}182 \text{ (ventilação mecânica)} + 0{,}210$$

A idade é valorizada de acordo com a década (por exemplo, 45 anos correspondem à quinta década de vida) e as demais variáveis podem ter valor de 1 (presente) ou 0 (ausente). A definição de hipotensão é a presença de pressão arterial sistólica inferior a 100mmHg por pelo menos 10 horas ou mais ou ainda por 24 horas, independentemente do uso de drogas vasoativas. Icterícia é definida como bilirrubinas totais acima de 2mg/dL. A presença de coma é considerada se a escala de Glasgow é igual ou inferior a 5 e oligúria se há diurese inferior a 400mL/24h. O item nefrotóxico está presente se essa for a etiologia da IRA. Um item polêmico desse escore é a utilização do nível de consciência e a presença de sedação em grande parte dos pacientes em terapia intensiva, dificultando a atribuição ou não de valor ao item coma.

É interessante notar que em algumas séries, quando esse índice assumiu um valor igual ou superior a 0,9, nenhum paciente sobreviveu à internação hospitalar. Apesar de originado de uma população cuja etiologia da IRA foi atribuída exclusivamente a NTA, o ATN-ISI já foi validado em diversas populações. Na maioria das coortes testadas, o índice apresenta bom poder de discriminação, suficiente para defini-lo como um dos melhores escores prognósticos específicos desenvolvidos até o momento.

SHARF II *(Stuivenberg Hospital Acute Renal Failure modificado)*

Foi desenvolvido a partir de dados obtidos de 197 pacientes admitidos em UTI que apresentaram IRA. Envolve o uso de nove variáveis avaliadas em dois momentos: admissão na UTI (t0) e após as primeiras 48 horas em terapia intensiva (t48). Apesar de as variáveis consideradas serem as mesmas nos escores de t0 e t48, o peso atribuído a cada uma é diferente nos dois tempos considerados. Durante a validação do escore original (SHARF) em pacientes de vários centros, foram acrescidas as variáveis albumina, sepse e bilirrubina. O escore modificado (SHARF II) à admissão varia de 0 a 236 pontos e após 48 horas de 0 a 247 pontos e ambos calculam-se como se segue (consultar a Tabela 6.4 para usar as fórmulas a seguir):

SHARF II t0 = 3,0 × década da idade + 2,6 × categoria de albumina t0 + 1,3 × categoria do tempo de protrombina t0 + 16,8 × suporte respiratório t0 + 3,9 × insuficiência cardíaca t0 + 2,8 × bilirrubina sérica t0 + 27 × sepse t0 + 21 × hipotensão t0 − 17

SHARF II t48 = 3,9 × década da idade + 3,3 × categoria de albumina t0 + 1,7 × categoria do tempo de protrombina t0 + 23,7 × suporte respiratório t48 + 8,8 × insuficiência cardíaca t48 + 2,5 × bilirrubina sérica t48 + 24 × sepse t48 + 17 × hipotensão t0 − 28

Tabela 6.4 – Definições das variáveis incluídas no SHARF II.

1. Década de idade (10-19 = 1, 20-29 = 2)	
2. Categoria de albumina sérica t0 (g/L): > 4,5 = 1 4,1-4,5 = 2 3,6-4,0 = 3 3,1-3,5 = 4 2,6-3,0 = 5 2,1-2,5 = 6 < 2,0 = 7	
Categoria do tempo de protrombina (segundos) t0: > 80 = 1 66-80 = 2 56-65 = 3 46-55 = 4 36-45 = 5 26-35 = 6 16-25 = 7 < 15 = 8	Valores do RNI: < 1,14 = 1 1,28-1,14 = 2 1,43-1,30 = 3 1,66-1,46 = 4 2,00-1,67 = 5 2,58-2,03 = 6 3,90-2,68 = 7 > 3,9 = 8
Suporte respiratório: Não = 0, Sim = 1	
Insuficiência cardíaca: Não = 0, Sim = 1	
Bilirrubina sérica: mmol/L	
Sepse: Não = 0, Sim = 1	
Hipotensão: Não = 0, Sim = 1	

RIFLE

Desde sua elaboração pelo ADQI, o sistema RIFLE tem sido continuamente testado em vários trabalhos. Por ser de fácil utilização, um dos maiores interesses de intensivistas e nefrologistas, consiste em saber se a categorização dos pacientes em R, I ou F tem poder prognóstico e valor preditivo quando aplicado aos vários tipos de pacientes.

Em estudo recente envolvendo mais de 40.000 pacientes admitidos em unidades de terapia intensiva, a incidência de IRA utilizando os critérios de RIFLE foi de 35,8% e a maioria dos pacientes foi classificada na categoria risco (R). Além da presença de disfunção de múltiplos órgãos, idade e outros fatores, a gravidade da IRA refletida pelas diversas categorias do RIFLE teve impacto na mortalidade. A razão de probabilidade de morte foi de 1,40 para a categoria R, 1,96 para a categoria I e 1,59 para a categoria F quando comparadas ao grupo com função renal normal. Uma limitação desse estudo foi a utilização apenas do critério que considera o RFG, uma vez que não estavam disponíveis dados sobre o débito urinário. Esses achados confirmam os resultados de outros autores e corroboram a capacidade preditiva do RIFLE quando utilizado em pacientes críticos de maneira geral. Em outro estudo que avaliou pacientes que apresentavam IRA à admissão na UTI, a mortalidade foi maior entre os pacientes classificados na categoria F, quando comparados aos pacientes alocados nas categorias R e I.

Estão disponíveis também análises do RIFLE aplicado a subgrupos específicos. Estudo que aplicou o RIFLE a 813 pacientes submetidos a cirurgia cardíaca mostrou que a mortalidade foi progressivamente maior ao longo dos níveis de gravidade do sistema (8% para a categoria R, 21,4% para a I e 32,5 para a F). Além disso, a área sob a curva ROC foi de 0,824, mostrando boa discriminação.

Pacientes cirróticos apresentam disfunção renal aguda com grande freqüência, seja ela secundária a síndrome hepatorrenal, seja de outra etiologia. Nesses pacientes, também parece haver correlação entre a gravidade da IRA conforme classificada pelo RIFLE e a mortalidade intra-hospitalar, demonstrada em estudo que envolveu 134 pacientes internados em UTI. O valor prognóstico manteve-se também em pacientes com sepse.

Talvez o pior desempenho como preditor de mortalidade desse sistema ocorra em pacientes que evoluem para IRA dialítica. Em dois estudos realizados com o propósito de avaliar a aplicação do RIFLE nesses pacientes os resultados não foram satisfatórios. O primeiro não detectou diferença de mortalidade entre as categorias R e I. A categoria F, por sua vez, apresentou mortalidade 3,4 vezes maior quando comparada às duas anteriores. Já Maccariello et al. avaliaram uma coorte de pacientes admitidos em unidades de terapia intensiva do Rio de Janeiro submetidos a TRS devido a IRA e não encontraram diferença de mortalidade entre as categorias R, I e F. Nessa população, entretanto, a presença de choque séptico, ventilação mecânica e uso de drogas vasoativas foi maior nas categorias R e I e, quando esses parâmetros foram ajustados, encontrou-se maior mortalidade na categoria F. Pelo fato de não haver uma categoria específica para a classificação de pacientes que necessitam de TRS durante o episódio de IRA e pela própria influência do tratamento nos parâmetros utilizados, o RIFLE parece ter utilidade limitada nesse grupo.

COMPARAÇÃO ENTRE OS ESCORES PROGNÓSTICOS NO CONTEXTO DA IRA

De maneira geral, todos os modelos prognósticos citados anteriormente foram desenvolvidos em um único centro e, salvo algumas exceções, utilizaram dados colhidos em um único ponto da evolução do paciente. Os estudos comparativos entre os diversos escores são numerosos e muito heterogêneos. Em algumas séries, nenhum dos escores apresentou bom desempenho, além de ter poder discriminatório ruim. Na maioria das coortes, entretanto, os sistemas prognósticos gerais que parecem mais úteis no contexto da IRA são o SAPS e o SOFA. Já entre os sistemas específicos, destacam-se o índice de Liaño e, mais recentemente, os critérios de RIFLE.

A aplicação seriada dos escores prognósticos parece ser mais recomendável que avaliações pontuais, uma vez que as variáveis mudam durante a evolução dos pacientes e essas mudanças também possuem impacto sobre a morbimortalidade. O grupo de estudos PICARD (*Program to Improve Care in Acute Renal Disease*) demonstrou a importância da avaliação seriada aplicando os diversos escores prognósticos específicos e gerais em três tempos diferentes: dia de diagnóstico da IRA, dia da primeira avaliação nefrológica e dia do primeiro procedimento de terapia renal substitutiva. No dia em que foi feito o diagnóstico de IRA, todos apresentaram desempenho medíocre e o desempenho dos escores, tanto gerais quanto específicos, melhorou em fases mais avançadas da doença. Já na série avaliada por Åhlström et al os dados eram colhidos diariamente e apenas os escores SOFA e RIFLE máximos nos primeiros três dias foram preditores independentes de mortalidade. Nesse estudo, escores não-específicos apresentaram melhor desempenho que os específicos.

AVALIAÇÃO DO RISCO DE DESENVOLVIMENTO DE IRA EM CONTEXTOS ESPECÍFICOS

Além da avaliação do prognóstico da IRA já instalada, é interessante também o uso de instrumentos que auxiliem o médico na predição do risco de um indivíduo com função renal normal desenvolver IRA, uma vez que, identificadas as variáveis de risco modificáveis, podem ser elaboradas estratégias de prevenção e, em alguns casos, modificar os procedimentos a serem realizados. Em determinados contextos, como cirurgias cardíacas e uso de contraste, a IRA é uma complicação freqüente e, nesses pacientes, é importante a adoção de medidas que minimizem o dano renal, principalmente nos indivíduos mais suscetíveis.

RISCO DE IRA EM PACIENTES SUBMETIDOS A CIRURGIAS CARDÍACAS

São realizadas milhares de cirurgias cardíacas em todo o mundo por ano. A IRA no pós-operatório é uma das complicações mais freqüentes e temidas, pois sua presença aumenta em cerca de oito vezes a mortalidade destes pacientes e, se houver necessidade de diálise, o risco de morte é até 18 vezes maior. Há vários modelos prognósticos disponíveis na literatura para predizer o surgimento de IRA no pós-operatório cardíaco. Escores desenvolvidos anteriormente, como o de Chertow et al e o do grupo de Cleveland, foram elaborados envolvendo apenas pacientes com IRA dialítica e, nessa população, apresentaram bom desempenho. O AKICS escore é o mais recente desses modelos e foi desenvolvido por um grupo de pesquisadores da Universidade de São Paulo utilizando uma população de 603 pacientes submetidos a diversos tipos de cirurgias cardíacas, em sua maioria cirurgias de revascularização miocárdica. A definição de IRA utilizada foi mais abrangente que a de trabalhos anteriores: creatinina sérica superior a 2mg/dL ou aumento de 50% na creatinina basal. O escore, apresentado na tabela 6.5, baseia-se em parâmetros clínicos pré, intra e pós-operatórios e sua pontuação varia de 0 a 20. Apresentou boa calibração e boa discriminação tanto durante a fase de desenvolvimento quanto na população utilizada para sua validação, com área sob a curva ROC superior a 0,8 em ambas. Sua principal vantagem consiste na possibilidade de ser utilizado em pacientes com IRA não-dialítica, excluída em escores anteriores. Ainda não foi testada sua validade externa, mas é um método prognóstico promissor, principalmente pela facilidade de aplicação na prática diária.

PREDIÇÃO DO RISCO DE NEFROPATIA DO CONTRASTE

A IRA pós-contraste tem aumentado de incidência paralelamente ao uso crescente de métodos propedêuticos e terapêuticos endovasculares que utilizam contraste iodado. Mehran et al elaboraram, utilizando uma base de dados de mais de 8.000 pacientes, um escore preditivo do desenvolvimento de nefropatia do contraste (Tabela 6.6) que foi posteriormente validado em uma população superior a 2.000 pacientes. A definição de IRA utilizada foi um aumento de creatinina sérica igual ou superior a 0,5mg/dL ou 25% em relação à creatinina basal 48 horas após o procedimento. De acordo com a pontuação obtida, os pacientes são alocados em categorias de risco.

Tabela 6.5 – Cálculo do AKICS escore.

Fator de risco	Pontos
Cirurgia combinada	3,7
ICC classe > 2 da NYHA	3,2
Creatinina sérica pré-operatória > 1,2mg/dL	3,1
Baixo débito cardíaco	2,5
Idade > 65 anos	2,3
BCP > 120min	1,8
Glicemia capilar pré-operatória > 140mg/dL	1,7
PVC > 14cmH$_2$O	1,7

Categorias de risco (pontos)	Risco de IRA (%)
0-4	1,5
4,1-8,0	4,3
8,1-12,1	9,1
12,1-16	21,8
16,1-20	62,5

ICC = insuficiência cardíaca congestiva; NYHA = *New York Heart Association*; BCP = *bypass* cardiopulmonar; PVC = pressão venosa central.

Tabela 6.6 – Modelo preditivo de nefropatia do contraste de acordo com Mehran et al.

Variável	Pontos
Hipotensão*	5
BIA	5
ICC	5
Idade > 75 anos	4
Anemia**	3
Diabetes mellitus	3
Volume de contraste utilizado	1 ponto a cada 100mL de contraste
Creatinina sérica > 1,5mg/dL **ou**	4
RFG entre 40 e 60mL/min/1,73m^2	2
RFG entre 20 e 40mL/min/1,73m^2	4
RFG < 20mL/min/1,73m^2*	6

Pontos no escore	Risco de nefropatia do contraste (%)	Risco de diálise (%)
≤ 5	7,5	0,04
6-10	14	0,12
11-16	26,1	1,09
≥ 16	57,3	12,6

* Pressão arterial sistólica < 80mmHg por pelo menos 1 hora com necessidade de drogas inotrópicas ou balão intra-aórtico nas 24 horas periprocedimento; BIA = balão intra-aórtico; ICC = insuficiência cardíaca congetiva classes III/IV da *New York Heart Association* ou história de edema agudo pulmonar.

** Hematócrito < 39% em homens e < 36% em mulheres; RFG = ritmo de filtração glomerular.

RESUMO

- A IRA pode ser definida conforme os critérios estabelecidos pelo AKIN como aumento absoluto da creatinina sérica igual ou superior a 0,3mg/dL, ou aumento percentual da creatinina sérica igual ou superior a 50%, ou redução do débito urinário a níveis inferiores a 0,5mL/kg/h por um período superior a 6 horas.
- O estadiamento e a classificação da IRA podem ser feitos por meio dos critérios de RIFLE ou da sua modificação introduzida pelo AKIN.
- O prognóstico da IRA continua sombrio, a despeito dos avanços no manejo dos pacientes críticos e do uso de novas modalidades de terapia renal substitutiva. Elevações da creatinina sérica tão pequenas quanto 0,3mg/dL estão associadas a uma mortalidade intra-hospitalar até 70% maior que a de pacientes sem disfunção renal aguda. Quando considerados todos os grupos de pacientes acometidos por IRA, a maioria dos estudos aponta para valores de mortalidade próximos de 40% e, se considerados apenas os pacientes tratados em unidades de terapia intensiva, atingem-se valores tão elevados quanto 85%. Se não há disfunção de outros órgãos, a mortalidade é de aproximadamente 15%.
- O efeito da IRA sobre a mortalidade persiste por pelo menos um ano. O risco de permanecer diálise-dependente após esse período é próximo de 20% nos pacientes que tiveram IRA dialítica. Nos demais pacientes, a função renal retorna ao basal em grande parte dos casos.
- Dentre os escores prognósticos gerais, os que apresentam melhor desempenho em pacientes com disfunção renal aguda são o SAPS e o SOFA. Entre os escores específicos, o de Liaño ou ATN-ISI apresenta melhor discriminação na maioria dos estudos. O poder preditivo do sistema RIFLE parece adequado em vários subgrupos de pacientes, mas sua utilização é inadequada naqueles tratados com TRS.
- Existem escores elaborados para prever o desenvolvimento de IRA em situações como pós-operatório de cirurgias cardíacas e uso de contraste iodado com bom valor preditivo. Esses escores podem ser utilizados na identificação de pacientes em risco, possibilitando a adoção de medidas preventivas.

BIBLIOGRAFIA

1. LIAÑO F, PASCUAL J: Epidemiology of acute renal failure: a prospective, multicenter, community-based study. Madrid Acute Renal Failure Group Study. *Kidney Int* 50:811-818, 1996.

2. OSTERMANN M, CHANG RW: Acute kidney injury in the intensive care unit according to RIFLE. *Crit Care Med* 35:1837-1843, 2007.

3. BELLOMO R, RONCO C, KELLUM JA, et al: Acute renal failure – definition, outcome measures, animal models, fluid therapy and information technology needs: the Second International Consensus Conference of the Acute Dialysis Quality Initiative (ADQI) Group. *Crit Care* 8:R204-R212, 2004.

4. MEHTA RL, KELLUM JA, SHAH SV, et al: Acute kidney injury network: report of an initiative to improve outcomes in acute kidney injury. *Crit Care* 11:R31, 2007.

5. ABOSAIF NY, TOLBA YA, HEAP M, et al: The outcome of acute renal failure in the intensive care unit according to RIFLE: model application, sensitivity, and predictability. *Am J Kidney Dis* 46:1038-1048, 2005.

6. MACCARIELLO E, SOARES M, VALENTE C, et al: RIFLE classification in patients with acute kidney injury in need of renal replacement therapy. *Intensive Care Med* 33:597-605, 2007.

7. BELL M, LILJESTAM E, GRANATH F, et al: Optimal follow-up time after continuous renal replacement therapy in actual renal failure patients stratified with the RIFLE criteria. *Nephrol Dial Transplant* 20:354-360, 2005.

8. BELLOMO R, KELLUM JA, RONCO C: Defining and classifying acute renal failure: from advocacy to consensus and validation of the RIFLE criteria. *Intensive Care Med* 33:409-413, 2007.

9. LIMA EQ, ZANETTA DM, CASTRO I, et al: Mortality risk factors and validation of severity scoring systems in critically ill patients with acute renal failure. *Ren Fail* 27:547-556, 2005.

10. LIAÑO F, FELIPE C, TENORIO MT, et al: Long-term outcome of acute tubular necrosis: a contribution to its natural history. *Kidney Int* 71: 679-686, 2007.

11. BAGSHAW SM, LAUPLAND KB, DOIG CJ, et al: Prognosis for long-term survival and renal recovery in critically ill patients with severe acute renal failure: a population-based study. *Crit Care* 9:R700-R709, 2005.

12. LE GALL JR, LEMESHOW S, SAULNIER F: A new Simplified Acute Physiology Score (SAPS II) based on a European/North American multicenter study. *JAMA* 270:2957-2963, 1993.

13. VINCENT JL, MORENO R, TAKALA J: The SOFA (sepsis-related organ failure assessment) score to describe organ dysfunction/failure. On behalf of the Working Group on Sepsis-Related Problems of the European Society of Intensive Care Medicine. *Intensive Care Med* 22:707-710, 1996.

14. ÅHLSTRÖM A, KUITUNEN A, PELTONEN S, et al: Comparison of 2 acute renal failure severity scores to general scoring systems in the critically ill. *Am J Kidney Dis* 48:262-268, 2006.

15. UCHINO S, BELLOMO R, MORIMATSU M, et al: External validation of severity scoring systems for acute renal failure using a multinational database. For the Beginning and Ending Supportive Therapy for the Kidney (B.E.S.T. Kidney) Investigators. *Crit Care Med* 33:1961-1967, 2005.

16. MEHTA RL, PASCUAL MT, GRUTA CG, et al: Refining predictive models in critically ill patients with acute renal failure. *J Am Soc Nephrol* 13:1350-1357, 2002.

17. LIAÑO F, GALLEGO A, PASCUAL J, et al: Prognosis of acute tubular necrosis: an extended prospectively contrasted study. *Nephron* 63:21-31, 1993.

18. LINS RL, ELSEVIERS MM, DAELEMANS R, et al: Re-evaluation and modification of the Stuivenberg Hospital Acute Renal Failure (SHARF) scoring system for the prognosis of acute renal failure:an independent multicentre, prospective study. *Nephrol Dial Transplant* 19:2282-2288, 2004.

19. PALOMBA H, DE CASTRO I, NETO AL, et al: Acute kidney injury prediction following elective cardiac surgery: AKICS score. *Kidney Int* 72:624-631, 2007.

7
Manejo Clínico da Insuficiência Renal Aguda

Etienne Macedo

INTRODUÇÃO

A incidência e prevalência de insuficiência renal aguda (IRA) em ambiente hospitalar, tanto em unidades de emergência (EU) quanto em unidades de terapia intensiva (UTI) são elevadas.

Uma parcela significativa desses pacientes recebe tratamento clínico/conservador exclusivamente, ou seja, sem a instituição de terapia renal substitutiva (hemodiálise ou diálise peritoneal). Conceitualmente, toda IRA é tratada clinicamente, seja na fase dialítica, seja na fase não-dialítica, com tratamento de suporte aos distúrbios hidroeletrolíticos, correção dos distúrbios acidobásicos e medidas de prevenção contra novos danos causadores de IRA. Neste capítulo buscaremos esclarecer como é feita a condução clínica dos pacientes com IRA.

PROCURA DA CAUSA DA DISFUNÇÃO RENAL

As principais causas de insuficiência renal aguda encontrada na emergência médica são relacionadas à diminuição do fluxo sangüíneo renal (FSR) secundário a alterações na hemodinâmica sistêmica, renal ou de ambas. As duas principais perguntas quando nos deparamos com um paciente com diminuição da diurese ou aumento do nível sérico de creatinina e/ou uréia são: a) a insuficiência renal é aguda ou crônica (IRC); e b) se a disfunção renal pode ainda ser revertida (ver Capítulo 2).

IRA *VERSUS* IRC AGUDIZADA

A primeira questão nem sempre é possível de ser respondida, a maioria dos pacientes quando admitidos na emergência não vão dispor de informações sobre a função renal de base. Nesse momento, devemos obter história clínica detalhada com ênfase nos fatores de risco para disfunção renal crônica. Alguns dados que sugerem cronicidade são: longa duração dos sintomas, presença de noctúria e ausência de sintomas agudos. Quanto aos parâmetros laboratoriais, anemia, hiperfostatemia e hipocalcemia podem sugerir cronicidade, no entanto, podem ser também encontradas em pacientes com IRA. A presença de co-morbidades, como *diabetes mellitus* e hipertensão arterial sistêmica, uso crônico de drogas nefrotóxicas, como antiinflamatórios não-hormonais, uso recente de antibióticos nefrotóxicos e realização de exames com utilização de contraste iodado devem ser ativamente investigados.

Se a causa da IRA não pode ser explicada, uma avaliação urológica deve ser realizada, o que incluiu o questionamento sobre antecedente de nefrolitíase, sintomas de prostatismo e procura de uma bexiga palpável. A ultra-sonografia renal é o melhor método para avaliar a presença de dilatação da pelve e cálices renais. Mas, devemos lembrar que alguns casos de obstrução podem não apresentar dilatação, principalmente quando relacionados a doenças neoplásicas e fibrose retroperitoneal.

Além disso, os sinais e sintomas relacionados à aterosclerose macrovascular devem ser também avaliados no exame físico. Havendo evidência de aterosclerose macrovascular em outros territórios, devemos, de acordo com o quadro clínico, pesquisar a presença de obstrução de artérias renais. A presença de doença renovascular é comum em pacientes com aterosclerose em outros territórios, pode ser encontrada em 34% dos pacientes idosos com insuficiência cardíaca. Nesses casos, a IRA pode ser precipitada por oclusão por trombo ou êmbolos. A presença de assimetria renal à ultra-sonografia favorece esse diagnóstico. Os fatores de risco para a piora da função renal associada à aterosclerose renal são: uso de inibidores da enzima conversora de angiotensina (IECA) ou bloqueadores do receptor AT1 da angiotensina (BRA), uso de diuréticos, alteração recente de medicação anti-hipertensiva e, principalmente, procedimentos invasivos com manuseio da aorta ou artérias renais.

Considerando que a medida do ritmo de filtração glomerular (RFG) baseada na creatinina varia de acordo com a composição corpórea e massa muscular, devemos entender que os pacientes idosos, mesmo apresentando valores de creatinina sérica dentro dos parâmetros normais, freqüentemente apresentam filtração glomerular reduzida e, portanto, em risco para o desenvolvimento de agudização da IRC. Outras causas também associadas à diminuição do RFG de base são: insuficiência cardíaca congestiva, cirrose hepática e síndrome nefrótica. Nesses pacientes, eventos clínicos menos evidentes podem diminuir uma filtração glomerular já alterada.

A ultra-sonografia de rins e vias urinárias é de grande ajuda em muitos casos. O tamanho renal diminuído, a ecogenicidade aumentada e a relação corticomedular alterada podem indicar IRC prévia. No entanto, a IRC relacionada a algumas doenças como *diabetes mellitus*, mieloma múltiplo, doença renal policística e amiloidose podem manter o tamanho renal normal.

Muitas vezes, somente após a resolução do quadro clínico e seguimento ambulatorial do paciente podemos determinar se havia componente de cronicidade na disfunção renal à admissão. No entanto, o maior desafio é avaliar, no momento inicial, se há componente de hipoperfusão renal determinando diminuição do ritmo de filtração glomerular. Nessas situações, medidas clínicas imediatas, como expansão volêmica e normalização da pressão arterial, podem melhorar a perfusão renal e determinar a recuperação da função renal. A reversão da hipoperfusão renal em tempo hábil possibilita a recuperação da função renal antes da instalação da lesão celular.

IRA PRÉ-RENAL *VERSUS* NECROSE TUBULAR AGUDA

Em determinadas situações, a diminuição do RFG e da diurese podem ser adequadas para a preservação do volume intravascular, como, por exemplo, em pacientes hipovolêmicos ou com choque hemorrágico. Dessa forma, a diminuição do fluxo sangüíneo renal (FSR) e da diurese podem ser consideradas fisiológicas, e não patológicas. No entanto, se a diminuição da filtração glomerular for mantida por um período de tempo prolongado, a redução da oferta de oxigênio às células pode desencadear um processo irreversível de dano celular.

A intensidade da diminuição do FSR e o tempo durante o qual foi mantido além dos fatores hemodinâmicos intra-renais são os principais determinantes do grau de lesão renal. Modelos experimentais sugerem que a IRA progride em quatro fases: início, extensão, manutenção e recuperação. Ocorrendo reversão da alteração sistêmica ou renal que resultou na diminuição do FSR, o processo pode então ser interrompido na fase de início e considerado insuficiência renal pré-renal. Por outro lado, se a diminuição do FSR for acentuada e prolongada, ocorrerá progressão para as fases subseqüentes. Em trabalhos experimentais, ambos os fatores, grau de isquemia e tempo, podem ser facilmente controlados. No entanto, na IRA clínica raramente esses fatores são conhecidos e, na ausência de biomarcadores precoces, sua detecção freqüentemente só ocorre na fase de extensão ou manutenção.

A isquemia renal total, como a que ocorre com clampeamento da aorta acima das artérias renais, por tempo maior que 50 minutos, é geralmente associada à necrose tubular aguda. Redução do FSR de 75% pode ser tolerada por ate 160 minutos. No entanto, com diminuição menos intensa do FSR, como, por exemplo, a vasoconstrição renal intensa que ocorre em hepatopatas com síndrome hepatorrenal, a insuficiência renal pode ser mantida por semanas, mesmo assim ainda mantendo histologia normal e possibilidade de reversão com transplante hepático. Dessa forma, reduções no FSR graves o suficiente para determinar perda prolongada da função renal podem ainda ser completamente reversíveis com a restauração da perfusão adequada. Nesses casos, é provável que o processo de lesão e reparação celular esteja ocorrendo pelo menos em algumas células.

Portanto, diante da suspeita de IRA pré-renal, todo esforço deve ser feito para reverter o hipofluxo renal, com infusão de volume, uso de inotrópicos na insuficiência cardíaca congestiva, quando indicado, e drogas vasoativas nas fases iniciais da sepse. Além disso, devemos encontrar e tratar o fator causal do hipofluxo, como, por exemplo, correção de sangramentos, antibióticos ou drenagem de foco infeccioso.

Na maioria dos pacientes, o evento que está contribuindo para a isquemia renal pode ser identificado após história clínica detalhada e exame físico adequado, associados aos exames laboratoriais de urgência.

IRA NORMOTENSIVA

Pacientes com IRA geralmente apresentam perfusão sistêmica diminuída, causada por diminuição do volume arterial efetivo ou baixo débito; no entanto, em alguns casos a pressão arterial sistêmica pode estar mantida em níveis considerados normais, com pressão sistólica > 90 a 100mmHg. Nesses casos, na ausência de hipotensão evidente, devemos suspeitar da presença de hipotensão não documentada, ou avaliar se a IRA pode ser classificada como normotensiva. Esse tipo de IRA isquêmica pode ocorrer como resultado de diversos processos, a maioria deles envolvendo maior suscetibilidade renal a pequenas alterações na pressão de perfusão renal. Várias condições clínicas e o uso de algumas drogas podem causar diminuição da capacidade renal de auto-regulação. Uma das principais causas é a incapacidade em diminuir a resistência arteriolar, relacionada a alterações estruturais das arteríolas, como as que ocorrem com a idade avançada, aterosclerose, estenose de artérias renais, hipertensão arterial sistêmica crônica, insuficiência renal crônica e hipertensão acelerada ou maligna. Vasoconstrição da arteríola aferente renal ocorre em casos de sepse, hipercalcemia, síndrome hepatorrenal, uso de inibidores da calcineurina como ciclosporina e tacrolimus e uso de contraste radioiodado. O uso de IECA e de bloqueadores do receptor da angiotensina impede a vasoconstrição adequada da arteríola eferente quando necessário em casos de hipotensão ou hipovolêmica. Antiinflamatórios não-hormonais e de inibidores da COX-2 diminuem a capacidade de produção de prostaglandinas necessária para vasodilatação da arteríola aferente quando necessário.

Além disso, após a instalação da IRA, a capacidade da vasculatura renal em compensar as alterações na hemodinâmica sistêmica e manter fluxo sangüíneo adequado renal encontra-se comprometida. Dessa forma, qualquer queda na pressão de perfusão renal pode desencadear um processo recorrente de isquemia tubular e comprometer a fase de recuperação.

A análise bioquímica do sangue e da urina, assim como a análise microscópica da urina, tem sido utilizada para dar suporte laboratorial à suspeita clínica em casos de IRA pré-renal. Quando o rim se depara com diminuição do FSR, a resposta fisiológica é o aumento da absorção de sódio e água. Dessa maneira, a relação entre creatinina urinária e creatinina plasmática aumenta tipicamente para mais de 20. A concentração urinária de sódio diminui tipicamente para menos de 10 a 20mEq/L, não somente pelo aumento da reabsorção proximal, mas também pela elevação da aldosterona deflagrada pela hipovolemia arterial efetiva. Mais precisamente, a relação entre sódio excretado e sódio filtrado é alterada de maneira que a fração de excreção de sódio será menos de 1%. Além disso, como a uréia é tanto filtrada como absorvida e sua absorção é dependente do FSR, a concentração de uréia no sangue aumentará desproporcionalmente em relação à creatinina sérica, a qual é apenas filtrada. Infelizmente, esses testes perdem a especificidade com o uso de diuréticos e natriuréticos, hipovolemia causada por vômitos, IRA por mioglobinúria, nefropatia por contraste, uropatia obstrutiva e causam ainda maior confusão diagnóstica quando estamos diante de pacientes sépticos.

Em certas condições, como na sepse e na síndrome hepatorrenal, o sódio urinário e a fração de excreção de sódio podem ser muito baixos, impedindo a diferenciação entre IRA pré-renal e NTA. A fração de excreção urinária de uréia pode também ser usada como um marcador de lesão tubular proximal e, portanto, independente da ação da furosemida na alça de Henle.

A fração de excreção de uréia ($FE_{uréia}$) < 35% indica que o túbulo proximal está preservado e, pode, dessa forma, ser uma ferramenta diagnóstica útil para pacientes que utilizaram diuréticos previamente. Cálculo da $FE_{uréia}$:

$$FE_{uréia} = \frac{\text{Uréia urinária} \times \text{creatinina plasmática}}{\text{Uréia plasmática} \times \text{creatinina urinária}} \times 100$$

Também existem algumas limitações para o uso da fração de excreção da uréia, em caso de diurese osmótica, relacionada ou não ao uso de manitol ou acetazolamida; nesse caso, a reabsorção proximal tubular de água e sal encontra-se diminuída, determinando o aumento da $FE_{uréia}$ mesmo em condições de hipofluxo. Da mesma forma, pacientes recebendo alta carga de proteína na dieta ou em intenso catabolismo, a $FE_{uréia}$ pode ser elevada em condições de hipofluxo.

Da mesma forma, a análise dos elementos celulares na urina é pouco esclarecedora para diferenciar a NTA de IRA pré-renal. Os cilindros celulares e a presença de proteinúria são indicativos de lesão celular; no entanto, a ausência desses achados não exclui o diagnóstico de necrose tubular aguda.

IRA POR NEFRITE INTERSTICIAL AGUDA, ATEROEMBOLIA POR COLESTEROL E GLOMERULONEFRITE RAPIDAMENTE PROGRESSIVA

Embora menos freqüente do que as causas de IRA até agora comentadas, a nefrite intersticial aguda (NIA), a ateroembolia por colesterol e a glomerulonefrite rapidamente progressiva merecem destaque. A importância do diagnóstico dessas entidades está relacionada à necessidade de condutas específicas, as quais, quando não implementadas, podem contribuir para a deterioração da função renal.

A NIA é uma doença tubulointersticial aguda de origem alérgica e pode ser decorrente de vários medicamentos.

As drogas mais comumente relacionadas com NIA são os antibióticos betalactâmicos, bloqueadores da bomba de prótons, antiinflamatórios não-hormonais, diuréticos, alopurinol e outros. Em apenas 30% dos casos a tríade *rash*, eosinofilia e febre estão presentes e raramente a IRA relacionada à NIA é oligúrica.

Além disso, após os primeiros dias, eosinofilia e eosinofilúria podem não estar mais presentes. Havendo suspeita clínica de NIA, as drogas potencialmente relacionadas devem ser suspensas e o tratamento com corticóide deve ser discutido quando não houver evidência de melhora da função renal após alguns dias da retirada da droga.

A ateroembolia por colesterol é geralmente conseqüência de procedimentos arteriais invasivos da aorta e também pode estar relacionada à anticoagulação sistêmica e ao uso de trombolíticos. Mais raramente, pode ocorrer espontaneamente em pacientes com doença aterosclerótica grave da aorta.

Os sintomas clínicos e a piora da função renal geralmente ocorrem dias ou mesmo semanas após o evento desencadeante, demonstrando a necessidade da evolução do processo inflamatório para determinar o estreitamento da arteríola renal. Em alguns casos, o quadro pode ser acompanhado de comprometimento de órgãos como pele e trato gastrintestinal. Havendo suspeita clínica, alguns exames laboratoriais devem ser solicitados: fatores do complemento sérico, velocidade de hemossedimentação (VHS), eosinofilia e eosinofilúria. O diagnóstico de certeza deve ser feito, por meio da demonstração de êmbolos de cristais de colesterol em diversos tecidos, pela biópsia, não necessariamente do rim. O tratamento envolve a suspensão da anticoagulação e, em alguns casos, o uso de corticóide deve ser considerado.

Outros diagnósticos devem ser suspeitados com base no quadro clínico e nos exames de urina, a principal preocupação, e não deixar de fazer o diagnóstico de glomerulonefrite rapidamente progressiva, a qual deve ser imediatamente tratada.

PRESERVAÇÃO E OTIMIZAÇÃO DA FUNÇÃO RENAL

Com base no conhecimento adquirido sobre a fisiopatologia da IRA, várias intervenções preventivas e terapêuticas foram testadas ao longo das últimas décadas. No entanto, diversas medidas empregadas com êxito na IRA experimental não resultaram em sucesso na prática clínica. Grande parte desse insucesso ocorre provavelmente devido à diferença entre a IRA dos modelos experimentais daquela encontrada na prática clínica. Outros fatores que podem explicar a ausência de êxito nos ensaios clínicos são: momento da utilização da droga, dose e via de administração, nem sempre adequados.

Até o momento, de todas as medidas já testadas, a expansão volêmica ou pelo menos a correção do volume intravascular efetivo continuam sendo as mais eficientes. No paciente grave, a melhor medida para evitar o agravamento da IRA é a manutenção da estabilidade hemodinâmica e a otimização do débito cardíaco e da perfusão tecidual.

Baseado em dados de pacientes internados em terapia intensiva, o manejo desses pacientes deve incluir a manutenção da pressão arterial média maior que 70mmHg, pressão venosa central maior que 5mmHg, pressão de oclusão da artéria pulmonar ao redor de 15mmHg, débito cardíaco maior que $4,5L/min/m^2$, oxigenação ideal e adequar o suporte nutricional. Expansão volêmica, uso de inotrópicos e vasopressores devem ser utilizados para alcançar esses objetivos, no entanto, intervenções específicas dependem da situação clínica e são guiadas pela observação clínica cuidadosa e, conforme a disponibilidade, pelas medidas invasivas e não-invasivas da condição hemodinâmica.

EXPANSÃO VOLÊMICA

A expansão volêmica pode ser tanto diagnóstica como terapêutica em casos de IRA pré-renal. O volume e a velocidade de administração devem ser individualizados dependendo das condições clínicas do paciente; dessa forma, uma das questões cruciais é a avaliação do estado volêmico do paciente.

Alguns novos métodos de determinação do estado volêmico estão disponíveis, mas são pouco utilizados na prática clínica. A monitorização hemodinâmica (pressão arterial invasiva, pressão venosa central, saturação venosa de O_2 etc.) pode, em algumas condições específicas, ajudar a determinar a expansão volêmica adequada para o paciente e ajudar a evitar hipervolemia. O uso de expansão volêmica e de vasopressores na tentativa de atingir valores supranormais de débito cardíaco e valores normais de saturação venosa mista não teve efeito na mortalidade ou na incidência da IRA nos pacientes críticos.

No entanto, o início precoce de tratamento visando manter a saturação venosa central de O_2 maior que 70% resultou em diminuição da mortalidade e menor disfunção orgânica em pacientes com sepse e choque séptico.

DIURÉTICO

O uso de manitol e diuréticos de alça na prevenção da NTA foi preconizado há muitos anos. Essa conduta parecia ser justificada a partir da de idéia que o aumento do volume urinário levaria à desobstrução dos túbulos renais causada por restos celulares e cilindros, além de o diurético, potencialmente, diminuir o consumo de O_2 em regiões do néfron altamente suscetíveis à hipóxia. O manejo da volemia, proporcionando maior possibilidade para infusão de nutrição, drogas e o aumento da diurese em condições como síndrome de lise tumoral, hipercalcemia e rabidomiólise justificam o uso freqüente de diurético na prática clínica.

No entanto, a conversão de IRA oligúrica para não-oligúrica, apesar de ajudar no controle eletrolítico e da volemia, não tem efeito benéfico na evolução da IRA e em algumas situações clínicas o uso de diurético foi relacionado à pior evolução.

No período pericirurgia cardíaca, houve piora na função renal e maior predisposição à IRA. Também na prevenção da IRA por contraste, os diuréticos de alça mostraram-se inferiores à hidratação isolada. Recentemente, Mehta et al demonstraram que o uso de diuréticos em pacientes com IRA estava associado a pior prognóstico. Uma das tentativas para explicar essa associação é que pacientes mais oligúricos e, portanto, mais graves em relação à função renal, e possivelmente também do ponto de vista sistêmico, necessitaram de maior dose de diuréticos. Além disso, é possível que a manutenção do uso de diuréticos retarde o início do tratamento dialítico no paciente urêmico, determinando, a partir desse retardo, pior prognóstico. Esse mesmo grupo de autores identificou como fator de risco para mortalidade na IRA o retardo em chamar o nefrologista para avaliação.

Recentemente, Cantarovich et al avaliaram o uso de diuréticos na IRA instalada e nesse estudo não houve nenhum benefício em relação à necessidade de diálise ou mortalidade geral. Uchino et al. não encontraram relação entre o uso de diuréticos e prognóstico em 1.743 pacientes com IRA em UTI. Dessa forma, até o momento, o uso de diuréticos deve ser limitado a pacientes adequadamente expandidos, nos quais a indicação de diálise não será retardada baseada apenas na resposta ao diurético.

AQUARÉTICOS

Os de antagonistas seletivos dos receptores de vasopressina já estão disponíveis e foram mais extensamente avaliados para o tratamento de hiponatremia, podendo também ser utilizados como coadjuvantes para o tratamento da hipervolemia em pacientes com insuficiência cardíaca congestiva e cirrose hepática.

NATRIURÉTICOS

O peptídeo atrial natriurético causa aumento da filtração glomerular e do fluxo sangüíneo renal em vários modelos de IRA experimental e também se mostrou efetivo em alguns estudos clínicos. O peptídeo atrial natriurético recombinante foi avaliado em dois estudos multicêntricos para o tratamento da IRA por NTA. O primeiro estudo mostrou redução da necessidade de diálise e diminuição da mortalidade em 21 dias somente em pacientes oligúricos. Sward et al mostraram, em estudo recente, que o uso precoce de peptídeo atrial natriurético recombinante no pós-operatório de cirurgia cardíaca diminuiu a probabilidade de diálise e melhorou a sobrevida livre de diálise em 21 dias. O peptídeo cerebral natriurético, nesiritide, já foi avaliado para pacientes com insuficiência cardíaca congestiva, no entanto, seu papel em pacientes com IRA isolada ainda precisa ser determinado.

MANITOL

O uso profilático de manitol já foi estudado em diversas situações clínicas, como transplante renal, cirurgia cardíaca e rabdomiólise. Houve benefício em relação à hidratação isolada em transplante renal, quando esse foi utilizado imediatamente antes do desclampeamento da artéria renal. Acredita-se que o manitol apresente seu principal papel na prevenção da IRA por rabdomiólise. A prevenção da IRA nesse contexto tem como objetivo corrigir a hipovolemia, aumentar a eliminação da mioglobina pelo rim e atenuar a toxicidade da proteína heme na célula tubular. O manitol, por apresentar efeito diurético, diminui a captação da mioglobina pela célula tubular proximal e a formação de cilindros. No entanto, o uso de manitol está indicado somente nas fases iniciais de choque associado a esmagamento (*crush syndrome*), nos quais, além do efeito diurético, também contribui para a diminuição do edema do membro envolvido e pode reduzir a necessidade de fasciotomia.

DOPAMINA

Com relação à dopamina, sabe-se que o uso de doses baixas dessa amina, dose renal (0,5 a 2µg/kg/min), é baseado no efeito seletivo e específico nos receptores dopaminérgicos do tipo alfa-1, resultando em vasodilatação renal sem efeito nos receptores dopaminérgicos do tipo alfa-2. Esse efeito leva ao aumento do fluxo plasmático renal e do ritmo de filtração glomerular, como já demonstrado em voluntários normais. Dessa forma, a dopamina em doses baixas poderia aumentar o fluxo plasmático renal e ajudar a preservar a oxigenação celular, a filtração glomerular e o débito urinário, prevenindo assim a IRA. No entanto, nos últimos anos, algumas metanálises evidenciaram que a dopamina não conseguiu atingir seus objetivos potenciais, como prevenção ou atenuação da IRA. Além disso, há ainda possíveis riscos com a infusão de dopamina mesmo em doses consideradas baixas, como indução de taquicardia, arritmia cardíaca, isquemia miocárdica, alteração da função de linfócitos T, diminuição da secreção de hormônio de crescimento e indução de translocação bacteriana.

Outras drogas vasoativas, como noradrenalina, adrenalina e vasopressina, estão cada vez mais sendo utilizadas para melhorar a instabilidade hemodinâmica, o débito cardíaco e a oferta de oxigênio aos tecidos, o que foi associado à melhora de parâmetros da função renal. No entanto, é provável que o benefício encontrado em relação à função renal seja conseqüência da melhora cardíaca e hemodinâmica e não por efeito específico na hemodinâmica renal. A terlipressina, análogo da vasopressina, está sendo cada vez mais empregada em pacientes com síndrome hepatorrenal. Dessa forma, a escolha da droga vasoativa ou inotrópica deve ser baseada nos parâmetros individuais do paciente e não deve ser iniciada simplesmente para influenciar na perfusão renal.

N-ACETILCISTEÍNA

Por mais de 20 anos, a N-acetilcisteína (NAC) tem sido utilizada como agente mucolítico. Esse efeito é decorrente da sua capacidade de quebrar as pontes de dissulfeto do muco, facilitando sua eliminação. Tornou-se, também, o tratamento de escolha para insuficiência hepática por intoxicação por paracetamol. Nos últimos anos, várias outras propriedades farmacológicas da droga foram evidenciadas. NAC é um potente antioxidante direto, aumenta os níveis intracelulares de guanosina monofosfato, atuando como vasodilatador e inibidor da agregação plaquetária. A terapia com NAC já foi utilizada em diversas situações nas quais o estresse oxidativo parece ser relevante, como, por exemplo, em infarto agudo do miocárdio, insuficiência respiratória aguda, acidente vascular cerebral isquêmico e sepse.

O primeiro trabalho de maior relevância para avaliar o papel da NAC na nefropatia por contraste foi desenvolvido por Tepel et al. A partir desse estudo, vários outros trabalhos avaliaram o efeito protetor da NAC na nefropatia por contraste. Marenzi et al avaliaram o efeito da NAC em pacientes com infarto do miocárdio submetidos à angioplastia primária. Nesse estudo, 354 pacientes foram randomizados para receber NAC em dose habitual (600mg por via intravenosa em bolo pré-angioplastia e 600mg por via oral de 12/12 horas após o procedimento), NAC em dose dobrada (1.200mg por via intravenosa em bolo pré-angioplastia e 1.200mg por via oral de 12/12 horas após o procedimento por 48 horas) ou apenas hidratação. IRA foi definida como o aumento de 25% em relação à creatinina basal. Houve não apenas diminuição da incidência de IRA nos grupos que receberam NAC, mas também da mortalidade hospitalar.

MANUTENÇÃO DA NORMOGLICEMIA

Após o estudo de Van Den Berghe et al, 2001, a manutenção da normoglicemia também é considerada uma medida para a prevenção de IRA no paciente crítico. Nesse estudo, 1.548 pacientes em pós-operatório, predominantemente de cirurgia cardíaca, foram randomizados para o tratamento intensivo (manter glicemia entre 80 e 110mg/dL) ou convencional (tratamento com insulina somente se glicemia > 180 a 200mg/dL). Houve redução de 34% na mortalidade dos pacientes que receberam controle intensivo em relação ao controle usual. A incidência de IRA dialítica no grupo com controle intensivo foi 41% menor que no controle convencional. Esses dados foram confirmados em população mais heterogênea de UTI, com pacientes clínicos e cirúrgicos.

TRATAMENTO DE ALTERAÇÕES HIDROELETROLÍTICAS E ACIDOSE

O desenvolvimento de insuficiência renal aguda limita a capacidade renal de manutenção dos equilíbrios hidroeletrolítico e acidobásico. A queda na filtração glomerular e da função tubular predispõe à retenção hídrica e ao aparecimento de hiponatremia. Nos pacientes hipervolêmicos com hiponatremia, a terapêutica inicial inclui a administração de diurético de alça (furosemida) e a restrição de água livre. O antagonista por via oral do receptor V2 da vasopressina, tolvaptan, já é uma realidade, mas seu uso ainda é incipiente. O desenvolvimento de hipernatremia é também freqüente nesses pacientes, geralmente associada à infusão de solução fisiológica, diminuição da oferta de água livre e da capacidade de excreção de sódio pelos rins. Nesses pacientes, a administração de água livre é necessária, no entanto, a hipervolemia freqüentemente associada a essas condições pode impedir a oferta necessária de água livre e, dessa forma, indicar início da diálise.

A acidose metabólica também é freqüentemente encontrada nesses pacientes, principalmente naqueles internados em UTI. A IRA contribui de maneira importante para o desenvolvimento da acidose: há diminuição da capacidade de excretar ácidos e de gerar álcalis, diminuição do tampão (HCO_3^-) e conseqüente queda do pH sangüíneo, o que implica graves conseqüências ao metabolismo celular. Tanto a acidose com ânion *gap* aumentado como a acidose hiperclorêmica podem ocorrer nesses pacientes. Acidose com ânion *gap* aumentado ocorre mais freqüentemente associada à hipoperfusão e/ou hipóxia tecidual, com conseqüente produção excessiva de ácido láctico. Acidose hiperclorêmica pode ocorrer em pós-operatório de cirurgias gastrintestinais, em decorrência da perda de grandes quantidades de secreção entérica rica em bicarbonato. No entanto, a acidose hiperclorêmica é mais freqüentemente associada à ressuscitação volêmica com grande volume de solução fisiológica a 0,9%, que é rica em cloro.

A utilização de bicarbonato de sódio deve ser criteriosa, considerando-se o risco de agravamento de hipernatremia, piora da hipervolemia e alcalose metabólica subseqüente. O desenvolvimento de alcalose metabólica pode ocorrer em casos de perda excessiva de secreção gástrica. Em geral, usamos 0,5 a 1mEq/kg para pacientes com acidose grave (pH < 7,15 ou bicarbonato sérico < 10), podendo-se repetir a dose de forma monitorizada (gasometria venosa seriada). Além disso, o uso de citrato de sódio utilizado como anticoagulante em derivados do sangue e em diálises pode contribuir para o desenvolvimento de alcalose metabólica.

Hipocalcemia e hiperfosfatemia são freqüentemente encontradas em pacientes com IRA, principalmente quando o desenvolvimento dessa é associado à rabdomiólise. O manejo da hiperfosfatemia requer adequação da nutrição e, quando indicado, o uso de quelantes de fósforo (por exemplo, o hidróxido de alumínio ou o carbonato de cálcio). Hipercalcemia freqüentemente acompanha a IRA associada a mieloma múltiplo e outras neoplasias. Deve ser manejada com aumento da hidratação e uso de diurético de alça, após expansão volêmica adequada, além do uso de calcitonina e bifosfonados em casos mais graves.

Hipomagnesemia é freqüentemente associada ao uso de aminoglicosídeos e inibidores da calcineurina (ciclosporina e tacrolimus). A monitorização do nível sérico de magnésio e sua reposição conforme são fundamentais. A hipomagnesemia, entre outros vários efeitos, impede a concentração urinária adequada.

A principal e mais letal alteração hidroeletrolítica relacionada à IRA é a hipercalemia. O potássio é o cátion intracelular mais abundante e sua homeostase é mantida predominantemente por meio da excreção renal, regulada principalmente no túbulo coletor cortical, no qual os receptores de aldosterona estão presentes. Sendo um cátion intracelular, o nível sérico de potássio não é um bom indicador do conteúdo total de potássio. O potássio movimenta-se facilmente através das membranas celulares; dessa forma, seus níveis séricos refletem o movimento de potássio entre os compartimentos intra e extracelulares. Vários são os fatores que interferem na distribuição do potássio entre os compartimentos intra e extracelulares, entre eles insulina, estímulo adrenérgico, pH e osmolalidade. Por meio de processos adaptativos do néfron, a homeostase do potássio é mantida até que a filtração glomerular caia para valores entre 15 e 20mL/min. No entanto, quando a diminuição da filtração glomerular ocorre agudamente, não há tempo para adaptações.

A ingestão excessiva e drogas que interferem na eliminação de potássio como diuréticos poupadores de potássio (espironolactona, inibidores da enzima conversora de angiotensina – IECA, bloqueadores do receptor AT1 da angiotensina – BRA e antiinflamatórios não-hormonais – AINH) são freqüentemente causas associadas para hipercalemia. A diminuição da capacidade do túbulo distal em responder à aldosterona, que ocorre em alterações tubulointersticial como anemia falciforme e obstrução parcial do trato urinário, também pode estar associada à hipercalemia. Pacientes diabéticos comumente apresentam hipoaldosteronismo hiporreninêmico e apresentam exacerbação da hipercalemia mesmo com pequenas doses de IECA ou BRA.

Em algumas situações clínicas, como aumento da osmolalidade plasmática causada por hiperglicemia ou infusão de manitol, podem determinar deslocamento rápido do potássio do intra para o extracelular. Em casos de rabdomiólise ou síndrome de lise tumoral, também se deve dar especial atenção à monitorização do potássio; freqüentemente essas situações são acompanhadas por queda na filtração glomerular e necessitam de tratamento para hipercalemia.

O tratamento da hipercalemia deve sempre incluir a determinação da causa, visando prevenir novos episódios, além de diminuição da ingestão, deslocamento do potássio para o intracelular e aumento das excreções renal e intestinal.

A primeira conduta é verificar se a hipercalemia está determinando modificação na repolarização cardíaca; havendo alteração eletrocardiográfica, deve-se administrar cálcio por via intravenosa (em geral, duas ampolas de gluconato de cálcio a 10%, diluídas em 100mL de solução fisiológica a 0,9%, por via intravenosa, em 15 a 20 minutos). Avaliar a oferta de potássio que o paciente está recebendo, tanto da dieta quanto de todas as infusões venosas, e providenciar sua suspensão.

A administração de glicose e insulina é efetiva para translocar potássio do extra para o intracelular. Apesar de a glicose estimular a secreção de insulina, sua administração isolada não é tão efetiva nessas situações. O início da ação ocorre em 20 a 30 minutos e tem duração variada, entre 2 e 6 horas. Geralmente usamos uma solução 5:1 (5 gramas de glicose para 1 unidade de insulina regular, por exemplo, glicose a 50% 50mL e 5 unidades de insulina regular, por via intravenosa, em cerca de 20 a 30 minutos). Após a infusão, monitorizar a glicemia.

A administração de bicarbonato tem um efeito menos efetivo e menos previsível devido a diferentes graus de acidose metabólica encontrada nos pacientes, mas, quanto maior o grau de acidose, maior é a resposta na redução do potássio sérico. Em geral, usamos bicarbonato de sódio a 8,4% por via intravenosa, 0,5 a 1mEq/kg, o que equivale a 30 a 60mL para um paciente de 60kg.

Agonistas beta-adrenérgicos também podem ser efetivos, no entanto, podem apresentar efeitos colaterais, como taquicardia. A via utilizada é a inalatória, com cerca de 10 gotas de Berotec® diluído em 5mL de solução fisiológica a 0,9%.

A conduta mais importante deve visar aumentar a excreção de potássio. Em pacientes com diurese, deve-se interromper o uso de diuréticos poupadores de potássio, IECA, BRA e outras drogas que diminuam a excreção renal de potássio. O uso de diurético de alça, a furosemida, deve ser iniciado em torno de uma a duas ampolas para um paciente adulto. A dose pode ser modificada em função da resposta diurética. Evitar hipovolemia iatrogênica, pois com um novo dano pré-renal pode ocorrer piora da função renal. Eventualmente, é necessário usar altas doses de furosemida, como cinco ampolas a cada 4 horas. O uso de fludrocortisona pode ser útil em pacientes com hipoaldosteronismo.

O aumento da excreção gastrintestinal pode ser obtido com o uso de resinas trocadoras de potássio como o Sorcal® administrado por via oral ou retal, como enema de retenção em casos mais urgentes, pois apresenta efeito mais rápido, em torno de 2 horas. No entanto, o uso freqüente por essa via pode resultar em perfuração do cólon e deve ser evitado na suspeita de colite. O uso por via oral também é efetivo quando diluído em manitol.

ADEQUAÇÃO DA PRESCRIÇÃO DE FÁRMACOS NA IRA

O metabolismo e a excreção de diversas drogas e de muitos dos seus metabolitos ativos dependem da função renal preservada. O acúmulo e a potencial toxicidade de algumas drogas podem ocorrer rapidamente se a dosagem não for corrigida conforme o ritmo de filtração glomerular. Dessa forma, parece lógico que devemos utilizar a mensuração do ritmo de filtração glomerular para corrigir a posologia das drogas. No entanto, devemos lembrar que outras variáveis farmacológicas devem ser consideradas nos pacientes com IRA, como absorção, volume de distribuição e grau de ligação protéica. Apesar de as reduções do RFG poderem ser calculadas e dessa forma as dosagens teoricamente ajustadas, o RFG é somente um fator a ser considerado e, portanto, a mensuração do nível sérico da droga e a correção da dose baseada nesse parâmetro mais fidedigno devem ser realizadas sempre que possível (como, por exemplo, a vancocinemia).

Outro aspecto importante no manejo do paciente com IRA que merece consideração é a nutrição. O hipercatabolismo resultante das alterações metabólicas, somado à restrição protéica, muitas vezes usada para evitar o aumento do nível sérico de uréia e a piora da acidose metabólica, resultam em alta taxa de desnutrição no paciente com IRA e redução na produção de proteínas, o que interfere na cinética de várias drogas. A desnutrição resulta também em piora da capacidade de recuperação da função renal e sistêmica, piorando o prognóstico geral do paciente.

Para melhorar essa situação, atualmente, podemos oferecer diálise mais eficiente e com menos riscos para o paciente e, dessa forma, o início mais precoce da diálise em um paciente com IRA pode permitir a adequação da oferta calórica e protéica. A oferta calórica e protéica deve ser suficiente para sobrepor o aumento do catabolismo protéico e as demandas metabólicas, e a oferta de diálise deve adequar-se a essas necessidades.

CONSIDERAÇÕES FINAIS

As evidências quanto às conseqüências metabólicas e imunológicas da IRA, contribuindo para a disfunção de múltiplos órgãos, são cada vez mais contundentes. A síndrome urêmica sabidamente está relacionada à diminuição da atividade oxidativa do neutrófilo e à redução da capacidade da fagocitose por células linfomononucleares, entre outras alterações da imunidade humoral. Essas alterações ajudam a compreender a alta mortalidade dos pacientes com IRA em UTI relacionada à sepse e à insuficiência de múltiplos órgãos e sistemas (IMOS). Além disso, a comunicação entre os órgãos, chamada de *cross-talk*, resulta em potencial aumento de insuficiência respiratória, cardíaca e hepática secundária ao processo inflamatório inicial, o desenvolvimento da IRA. O reconhecimento e o manejo, em tempo apropriado, desses efeitos podem resultar em benefícios a curto e longo prazo.

A classificação de RIFLE (acrônimo indicando risco, lesão, falência, perda de função e doença renal terminal), proposta pelo *Acute Dialysis Quality Initiative* (ADQI), permitiu a associação entre o grau de lesão e a evolução dos pacientes. IRA é classificada em risco, lesão e falência de acordo com a elevação dos níveis de creatinina e o volume de diurese. Vários estudos já validaram essa classificação em diversas situações clínicas e observaram que mesmo os pacientes classificados como de risco apresentam maior mortalidade e maior tempo de internação na UTI e hospitalar.

Vários outros estudos recentes também demonstraram a relevância de pequenas alterações na função renal para desfechos, como tempo de permanência hospitalar e mortalidade. Dessa forma, quando nos deparamos na prática clínica hospitalar com pacientes apresentando pequenas alterações da função renal, devemos ter consciência que mesmo essas pequenas alterações do nível sérico da creatinina vão ter importantes implicações na evolução do paciente. Com isso, todas as medidas possíveis para melhorar o fluxo sangüíneo renal e evitar a piora da função renal devem ser adequadamente valorizadas.

BIBLIOGRAFIA

1. CHERTOW GM, BURDICK E, HONOUR M, et al: Acute kidney injury, mortality, length of stay, and costs in hospitalized patients. *J Am Soc Nephrol* 16:3365-3370, 2005.
2. KULKARNI S, JAYACHANDRAN M, DAVIES A, et al: Non-dilated obstructed pelvicalyceal system. *Int J Clin Pract* 59:992-994, 2005.
3. MacDOWALL P, KALRA PA, O'DONOGHUE DJ, et al: Risk of morbidity from renovascular disease in elderly patients with congestive cardiac failure. *Lancet* 352:13-16, 1998.
4. ABUELO JG: Normotensive ischemic acute renal failure. *N Engl J Med* 357:797-805, 2007.
5. GATTINONI L, BRAZZI L, PELOSI P, et al: A trial of goal-oriented hemodynamic therapy in critically ill patients. SvO_2 Collaborative Group. *N Engl J Med* 333:1025-1032, 1995.

6. RIVERS E, NGUYEN B, HAVSTAD S, et al: Early goal-directed therapy in the treatment of severe sepsis and septic shock. *N Engl J Med* 345:1368-1377, 2001.

7. HO KM, SHERIDAN DJ: Meta-analysis of furosemide to prevent or treat acute renal failure. *BMJ* 333:420, 2006.

8. CANTAROVICH F, RANGOONWALA B, LORENZ H, et al: High-dose furosemide for established ARF: a prospective, randomized, double-blind, placebo-controlled, multicenter trial. *Am J Kidney Dis* 44:402-409, 2004.

9. UCHINO S, DOIG GS, BELLOMO R, et al: Diuretics and mortality in acute renal failure. Beginning and Ending Supportive Therapy for the Kidney (B.E.S.T. Kidney) Investigators. *Crit Care Med* 32:1669-1677, 2004.

10. SWARD K, VALSSON F, ODENCRANTS P, et al: Recombinant human atrial natriuretic peptide in ischemic acute renal failure: a randomized placebo-controlled trial. *Crit Care Med* 32:1310-1315, 2004.

11. BRIGUORI C, AIROLDI F, DÁNDREA D, et al: Renal Insufficiency Following Contrast Media Administration Trial (REMEDIAL): a randomized comparison of 3 preventive strategies. *Circulation* 115:1211-1217, 2007.

12. MARENZI G, ASSANELLI E, MARANA I, et al: N-acetylcysteine and contrast-induced nephropathy in primary angioplasty. *N Engl J Med* 354:2773-2782, 2006.

13. Van Den BERGHE G, WOUTERS P, WEEKERS F, et al: Intensive insulin therapy in the critically ill patients. *N Engl J Med* 345:1359-1367, 2001.

14. BELLOMO R, RONCO C, KELLUM JA, et al: Acute renal failure – definition, outcome measures, animal models, fluid therapy and information technology needs: the Second International Consensus Conference of the Acute Dialysis Quality Initiative (ADQI) Group. *Crit Care* 8:R204-R212, 2004.

8
Insuficiência Renal Aguda em Situações Específicas

Rodrigo Azevedo de Oliveira
Giordano Floripe Ginani

INTRODUÇÃO

A Medicina avançou muito nos últimos anos, tanto na área terapêutica quanto na do diagnóstico. Assim, a sobrevida da população geral vem aumentando, bem como daqueles indivíduos com co-morbidades importantes. Isto vem modificando o perfil do paciente das unidades de emergência e de terapia intensiva.

No campo da nefrologia, isso é mais evidente com relação à insuficiência renal aguda (IRA). Epidemiologicamente, o perfil do paciente com IRA mudou. Já não são freqüentes, como no passado, as mulheres com necrose cortical bilateral após o parto ou a IRA decorrente de reações transfusionais levando à perda aguda da função renal. Alguns conceitos também mudaram: antes se dizia que o indivíduo com IRA morria "com IRA e não dela"; hoje sabemos que a IRA *per se* é causa de óbito.

Atualmente, observamos pacientes cada vez mais idosos, com co-morbidades como insuficiência cardíaca, hipertensão arterial sistêmica (HAS), *diabetes mellitus* e suas complicações, insuficiência vascular, neoplasias e insuficiência renal crônica (IRC), que estão criticamente enfermos por outra condição (por exemplo, a sepse) e que no decorrer da sua internação evoluem com disfunção renal.

Neste capítulo abordaremos o manejo clínico da IRA em situações específicas, relativamente freqüentes em uma unidade de emergência, como a insuficiência cardíaca e a cirrose hepática. Outras condições que merecem destaque, pois também são vistas na unidade de emergência, são: a rabdomiólise, a nefropatia por contraste e as glomerulopatias rapidamente progressivas.

INSUFICIÊNCIA CARDÍACA

A insuficiência cardíaca é uma condição que compromete todo o sistema cardiovascular, podendo, didaticamente, levar às seguintes síndromes: a) baixo débito cardíaco e déficit perfusional (insuficiência cardíaca sistólica); b) aumento da pressão venosa sistêmica (insuficiência cardíaca diastólica); ou c) ambos (insuficiência cardíaca congestiva). Todas essas situações podem comprometer a função renal, tanto direta quanto secundariamente a seu tratamento.

A IRA no contexto de insuficiência cardíaca é de difícil abordagem, pois do ponto de vista etiológico, pode ser sua causa (por exemplo, paciente com hipertensão arterial maligna que evolui com insuficiência cardíaca/edema agudo de pulmão) ou conseqüência (por exemplo, paciente com infarto agudo do miocárdio que apresenta baixo débito cardíaco e IRA pré-renal). O tratamento é algo ainda mais árduo, pois o uso de vasodilatadores, para diminuir a pressão diastólica ventricular, e de diuréticos, tentando reduzir o volume intravascular (que muitas vezes já está reduzido), promove queda da pressão arterial média (PAM) e do volume sistólico efetivo, podendo levar a uma menor perfusão visceral e piora da função renal.

Devido a essas inúmeras outras dificuldades terapêuticas, em 2004 um grupo de estudo americano vinculado ao *National Heart Lung Blood Institute* (NHLBI) dimensionou nosso atual conhecimento e definiu metas de estudo nessa área.

A síndrome cardiorrenal, como foi definida, existe não apenas no plano mecanicista de "uma bomba e um filtro". Existem vias de comunicação entre os dois órgãos mediadas por óxido nítrico, radicais peróxido, mediadores inflamatórios sistêmicos, sistema renina-angiotensina-aldosterona (SRAA), sistema nervoso autônomo simpático, prostaglandinas, endotelina, vasopressina, peptídeo natriurético e diversas citocinas.

Dada sua complexidade, essa síndrome tem sido alvo freqüente de discussão na comunidade científica. A forma mais ampla e correta de defini-la é como "uma alteração fisiopatológica do coração e do rim na qual a disfunção aguda ou crônica de um órgão pode induzir disfunção aguda ou crônica no outro". Seguindo essa premissa, essa síndrome pode ser divida em:

- **Tipo I** – síndrome cardiorrenal aguda: piora súbita da função cardíaca levando à IRA (por exemplo, infarto agudo do miocárdio com choque cardiogênico e IRA pré-renal).
- **Tipo II** – síndrome cardiorrenal crônica: anormalidades crônicas na função cardíaca levando à doença renal progressiva (por exemplo, paciente com fração de ejeção muito baixa que leva inicialmente à IRA pré-renal, mas com posterior cronificação da doença renal).
- **Tipo III** – síndrome renocardíaca aguda: IRA levando à insuficiência cardíaca aguda (por exemplo, glomerulonefrite difusa aguda – GNDA, com hipervolemia e HAS levando a edema agudo de pulmão).
- **Tipo IV** – síndrome renocardíaca crônica: IRC levando a alterações cardíacas crônicas e irreversíveis (hipertrofia ventricular, piora da aterosclerose e aumento de isquemia e aumento do déficit de relaxamento).
- **Tipo V** – síndrome cardiorrenal secundária: disfunção cardíaca e renal secundária a doença sistêmica (por exemplo, *diabetes mellitus*, HAS e lúpus eritematoso sistêmico).

No âmbito deste capítulo discutiremos o tipo I dessa síndrome, no qual temos um rim normal sofrendo com as alterações metabólicas, humorais e hemodinâmicas da insuficiência cardíaca, além dos aspectos de tratamento dessa condição.

O paciente com insuficiência cardíaca que procura a unidade de emergência deve ter sua história clínica colhida com prontidão, ser examinado de forma direcionada, para que se possa proceder rapidamente à estabilização hemodinâmica. De acordo com os dados clínicos, e confirmado o diagnóstico de insuficiência cardíaca, classificam-se genericamente os indivíduos em quatro grupos:

1. "Quente e seco": bem perfundido e sem congestão pulmonar.
2. "Quente e úmido": bem perfundido, mas congesto.
3. "Frio e seco": mal perfundido, mas sem congestão.
4. "Frio e úmido": mal perfundido e congesto.

Os pacientes bem perfundidos são aqueles que receberão as maiores doses de inibidores da enzima conversora de angiotensina (IECA), por exemplo, o captopril, com doses progressivas, até 150mg por dia, bloqueadores do receptor da angiotensina II (BRA), por exemplo, o losartano com doses progressivas até 100mg por dia, betabloqueadores (carvedilol), por exemplo, com dose inicial de 3,125mg a cada 12 horas, e diuréticos (furosemida em função do grau de congestão), por exemplo, com dose de 40mg a cada 8 horas.

Devemos titular as doses das drogas em função da tolerância de cada paciente. Hipotensão é um dos efeitos colaterais mais comuns dessas drogas, e a queda da PAM pode levar a sinais de baixo débito em vários locais (desde o óstio das coronárias levando à angina, até o rim ocasionando elevação da creatinina). Esses pacientes devem ter a dosagem de creatinina e potássio séricos diariamente na unidade de emergência, até sua estabilização. Quando a elevação da creatinina sérica excede, em geral, mais que 20% do basal ou o paciente apresenta hipercalemia de difícil manejo, devemos considerar a substituição do IECA por uma associação de vasodilatadores (por exemplo, hidralazina e nitrato).

A elevação da creatinina ocorre pela diminuição da pressão de perfusão glomerular, o que é fisiológico e clinicamente tolerável até certo ponto, pois os benefícios, a longo prazo, são significativos. Eventualmente, elevações agudas e importantes podem estar relacionadas à IRA isquêmica com normotensão (por exemplo, estenose de artéria renal unilateral).

Quanto ao carvedilol, devemos ter atenção em pacientes com insuficiência cardíaca classe III ou IV, pois sua introdução pode agravar o quadro, além de que os benefícios dessa droga são vistos a longo prazo. Às vezes, é preferível que essa droga seja iniciada no seguimento ambulatorial desse paciente.

Alguns pacientes, à admissão na unidade de emergência, já demonstram sinais de má perfusão e provavelmente também alteração da função renal. Nessa situação temos que avaliar bem a relação custo-benefício de cada item do tratamento. Para a estabilização da perfusão, geralmente são necessários inotrópicos (por exemplo, a dobutamina, com doses de 5 a 10µg/kg/min) e vasodilatadores por via intravenosa (por exemplo, o nitroprussiato de sódio, em baixas doses de 0,1-0,5µg/kg/min). Algumas vezes, quando a PAM permite, é melhor oferecer vasodilatadores parenterais e ventilação não-invasiva do que tentar "enxugar" o pulmão com diuréticos.

Em casos de choque cardiogênico, com a PAM abaixo de 65 a 60mmHg, não conseguimos empregar a dobutamina e o nitroprussiato de sódio, sendo necessário o emprego de outros fármacos (por exemplo, a dopamina ou a noradrenalina) para a elevação da PAM.

O médico deve atuar rapidamente para reverter essa situação, uma vez que o tempo lesa não apenas os miócitos, mas também os glomérulos e os túbulos renais (podendo levar à necrose tubular aguda).

Com relação ao uso de diuréticos de alça (furosemida), lembramos que sua primeira ação é vasodilatadora, o que causa também queda da PAM, embora isso possa ser corrigido com vasopressores. Doses iniciais de furosemida de 1mg/kg de peso e repetidas até de 6/6h devem ser acompanhadas por controle do peso, diurese, função renal e eletrólitos. Em pacientes congestos, a variação de peso não deve ser maior que 2kg por dia, para evitar contração excessiva do volume intravascular e conseqüente piora da função renal.

Em pacientes com fração de ejeção muito baixa e que apresentam pouca resposta a diuréticos pode ser indicada terapia renal substitutiva, mesmo com *clearance* de creatinina > 15mL/min, quer por hemodiálise, quer por diálise peritoneal. Nesses casos, é sempre importante o acompanhamento do caso em conjunto com o nefrologista.

Todo o tratamento é definido com base na apresentação clínico-laboratorial do paciente, por isso esse deve ser reavaliado continuamente e, se durante o tratamento detectar-se que ele está evoluindo com sinais de má perfusão (obnubilação, redução da diurese, frieza de extremidades com lentificação da perfusão, taquicardia), além de queda na saturação venosa de oxigênio ou aumento do lactato sérico, podemos estar diante de um quadro de choque cardiogênico.

É importante lembrar que a monitorização do paciente permite fazer o ajuste fino das doses das medicações. Portanto, em casos graves é fundamental o controle de diurese por sonda vesical de demora, acesso venoso central (para medidas da saturação venosa central de oxigênio e injeção das drogas inotrópicas), pressão arterial invasiva em artéria radial ou outra artéria (para controle da pressão arterial média) e eventualmente o uso do cateter de Swan-Ganz, que habitualmente é implantado em ambiente de terapia intensiva.

CIRROSE HEPÁTICA

A cirrose hepática é uma condição na qual existe tendência a vasodilatação, retenção hidrossalina e hipotensão. Esses pacientes habitualmente ainda cursam com hipertensão portal e sangramentos digestivos recorrentes, algumas vezes com instabilidade hemodinâmica. A encefalopatia hepática pode ocorrer e levar à diminuição da ingestão hídrica e alimentar. Dada a desnutrição, esses pacientes estão sujeitos a mais infecções e uso de antibióticos, alguns com potencial nefrotóxico. O paciente com cirrose que procura a unidade de emergência pode desenvolver várias formas de lesão renal, as quais estão decritas a seguir.

IRA pré-renal por contração do volume intravascular – abuso de diuréticos, seqüestro de fluidos no terceiro espaço (ascite), síndrome compartimental abdominal (em caso de ascite volumosa) ou hemorragia digestiva alta (HDA). Geralmente, na IRA pré-renal por HDA notamos uma dissociação ainda maior na relação uréia:creatinina devido à absorção de compostos nitrogenados provenientes da digestão do sangue pelo trato gastrintestinal.

IRA renal por necrose tubular aguda – como conseqüência do prolongamento dos quadros pré-renais (citados acima), ou devido a sepse, nefrotoxicidade por drogas ou instabilidade hemodinâmica por outras causas.

IRA renal por glomerulonefrite – relacionada à hepatite viral, por exemplo a glomerulonefrite membranoproliferativa ligada ao vírus C, nefropatia por IgA, ou por depósito de imunocomplexos (glpomerulonefrite fibrilar e/ou imunotactóide).

Esse cortejo de problemas *per se* justificaria IRA nesse grupo de indivíduos, mas existe uma outra condição grave que pode acometer esses pacientes: a síndrome hepatorrenal, uma IRA de natureza funcional. Essa doença é a causa de 8% das IRAs em pacientes com cirrose hepática.

A síndrome hepatorrenal ocorre em fase avançada da cirrose hepática com hipertensão portal e caracteriza-se por alteração hemodinâmica intra-renal, com intensa vasoconstrição local, mas sem alteração estrutural à microscopia óptica. Existem teorias que tentam correlacionar isso com o *shunt* portal, mas isso foge ao escopo deste capítulo. Clínica e laboratorialmente, é uma IRA que não é revertida após a expansão volêmica (1 a 1,5 litro de solução fisiológica a 0,9%, além da suspensão de diuréticos). A fração de excreção urinária de sódio e uréia em geral são baixas, e não há proteinúria, hematúria ou leucocitúria (sedimento urinário limpo). Como critérios diagnósticos, ainda são necessários estabilidade hemodinâmica, ausência de sepse e que o paciente não esteja em uso de drogas nefrotóxicas. A ultra-sonografia renal é normal. Esses critérios foram definidos pelo *International Ascites Club* em 1996.

Os pacientes com síndrome hepatorrenal são classificados em dois tipos: classe 1 ou progressão rápida e classe 2 ou lenta e progressiva. A primeira costuma evoluir em até duas semanas para urgências dialíticas ou óbito, caracteriza-se por elevação contínua da creatinina, atingindo valor acima de 1,5mg/dL em menos de duas semanas, enquanto a segunda persiste com piora lenta e progressiva da função renal por semanas.

O tratamento definitivo dessa condição é o transplante ortotópico de fígado, que envolve planejamento prévio mínimo. Para os pacientes que têm perspectivas de transplante a curto ou médio prazo, em geral são realizados tratamentos que visam aumentar a sobrevida do paciente até o transplante ("ponte" até o transplante), como as terapias renais substitutivas e os medicamentos vasoconstritores com albumina.

Algumas opções de terapia renal substitutiva são: 1. *molecular adsorbent recirculation system* (MARS), que consiste em uma modalidade de hemodiálise com albumina e filtro de carvão (adsorvente), além da membrana dialisadora, que também servem como um suporte artificial para a função hepática, reduzindo simultaneamente os níveis de bilirrubinas, creatinina, uréia e parâmetros colestáticos. É um procedimento caro, necessita de mão-de-obra altamente treinada, além de ser disponível em poucos centros no país; 2. *sustained low-efficiency dialysis* (SLED), método hemodialítico útil por induzir desequilíbrios hidroeletrolíticos menos intensos. Não necessita de grande estrutura hospitalar, bastando uma unidade de hemodiálise e equipe treinada; 3. hemodiálise clássica; ou 4. diálise peritoneal.

À parte das terapias renais substitutivas, o uso de vasopressor esplâncnico (a terlipressina, em doses progressivas até 1 a 2mg a cada 6 horas), associada a colóide por via intravenosa (albumina humana a 20%, em geral dois frascos a cada 8 horas), pode reverter os quadros de IRA.

RABDOMIÓLISE

Rabdomiólise é uma condição na qual a lesão muscular, por diversas causas, leva à liberação de substâncias intracelulares na circulação, notadamente mioglobina, ácido úrico e substâncias vasoconstritoras, com conseqüente ação dessas em outros tecidos, como, por exemplo, o renal.

A mioglobina, devido a sua porção heme, causa efeito citopático direto sobre as células tubulares renais, bem como obstrui os túbulos formando cilindros. O ácido úrico também pode contribuir para a obstrução dos túbulos. A desregulação da microcirculação renal leva a um predomínio de vasoconstritores sobre os vasodilatadores, com conseqüente isquemia renal.

A rabdomiólise ocorre em vários cenários de agressão muscular, desde aqueles mais particularizados como o de pacientes que possuem doenças enzimáticas dos miócitos, até as catástrofes como terremotos onde ocorre grande número de vítimas com leões musculares graves. A lesão muscular pode ocorrer por diversos fatores, entre eles:

- Doenças metabólicas.
- Lesão direta (traumatismo, queimaduras, esforço intenso, eletricidade, imobilização prolongada durante cirurgias).
- Isquemia (quanto maior a área de isquemia maior a rabdomiólise).
- Drogas (álcool, estatinas, fibratos, antivirais, corticóides, ciclosporina, cocaína e *ecstasy*).
- Toxinas (acidentes ofídicos).
- Distúrbios metabólicos (por exemplo, hipocalemia e hipofosfatemia).
- Hipertermia grave (por exemplo, síndrome neuroléptica maligna).
- Infecções (virais ou bacterianas, direta ou indiretamente).
- Doenças endócrinas (por exemplo, hipotireoidismo, cetoacidose diabética, feocromocitoma) e auto-imunes (por exemplo, polimiosite, dermatopolimiosite e lúpus).

O quadro clínico pode ser bem específico, com o paciente politraumatizado, ou inespecífico, com o paciente oligossintomático, com dores musculares mal localizadas e diminuição da diurese. Ao exame físico, deve-se tentar observar a lesão muscular quando houver, observar sinais de isquemia nos membros (como cianose, diminuição dos pulsos) ou buscar indícios de agressão renal como alteração da coloração urinária (escurecida) e redução do ritmo de diurese.

Os exames complementares podem mostrar: elevação de mioglobina e creatinofosfoquinase (CPK), ácido úrico e fósforo. Secundariamente, ocorrerá hipocalcemia em conseqüência da hiperfosfatemia, geralmente assintomática. A creatinina apresenta elevação brusca pela conversão não-enzimática da creatina muscular em creatinina, depois, com o catabolismo protéico, ocorre elevação da uréia. A urina tipo I mostra-se escurecida, com grupo heme livre e sem hematúria (é importante na diferenciação de hemoglobinúria).

Para tentar evitar as complicações da rabdomiólise, a expansão volêmica é a primeira medida, além da neutralização do fator desencadeante da rabdomiólise. No caso de acidentes, a hidratação parenteral deve ser iniciada ainda no local, com cristalóides (solução fisiológica a 0,9%, de 10 a 15mL/kg/h ou 500-1.000mL/h) mesmo se o indivíduo estiver preso ao cenário (por exemplo, ferragens ou escombros). Recomenda-se que o paciente apresente diurese de 200 a 300mL por hora.

Em pacientes com bom ritmo de diurese, podemos deixar o pH urinário acima de 6,5, reduzindo assim o depósito de cilindros nos túbulos renais. Isso pode ser atingido adicionando bicarbonato de sódio a 8,4% à solução infundida (atenção às disnatremias, pois cada mL de bicarbonato de sódio a 8,4% possui 1mEq de sódio).

Nos pacientes com volemia adequada, não-oligúricos, também pode ser associado manitol para garantir um bom ritmo de volume urinário, embora não existam muitas evidências para essa conduta.

Essas medidas devem ser mantidas até que não haja mais indícios de radomiólise (usualmente no terceiro dia, desde que não haja mais agressão sustentada). Essa infusão vigorosa de líquidos pode levar a edema, e a área de lesão muscular pode fazer grandes seqüestros de volume. Atenção à possibilidade do desenvolvimento de síndrome compartimental, o que pode causar uma nova lesão muscular.

Pela predisposição à IRA que esses indivíduos apresentam, a monitorização por meio do exame físico seriado, exames bioquímicos diários (eletrólitos, CPK, gasometria e função renal), controle da diurese e peso, pressão venosa central (PVC) e balanço hídrico é essencial.

Uma parcela significativa desses pacientes necessita de terapia renal substitutiva. Hemodiálise ou diálise peritoneal são úteis como suporte, até a melhora da função renal, mas são essenciais no paciente oligúrico/anúrico e com distúrbios metabólicos graves.

A escolha do método será relacionada à disposição do serviço. A hemodiálise é a modalidade preferível. As vantagens da hemodiálise são: a) a via de acesso é venosa (por exemplo, cateter duplo-lúmen em veia jugular interna direita); b) uma máquina atende diversos pacientes e existe a possibilidade de realização dessa em diversos setores do hospital. A desvantagem principal da hemodiálise clássica é sua realização em pacientes instáveis. A duração da necessidade de terapia renal substitutiva é variável, mas a média é de duas semanas.

GLOMERULONEFRITE RAPIDAMENTE PROGRESSIVA

Como este livro é destinado aos médicos clínicos que atuam em unidades de emergência, procuraremos, de forma sucinta, explicitar algumas noções básicas e condutas práticas a respeito das glomerulonefrites rapidamente progressivas (GNRP). Trata-se de um tema extremamente desafiador para o médico que atua no pronto-socorro, uma vez que o prognóstico do paciente dependerá sobremaneira de uma intervenção precoce e, na grande maioria das vezes, a biópsia renal e os marcadores imunológicos não estarão disponíveis de imediato.

Por definição, a GNRP, também conhecida por glomerulonefrite crescêntica, é uma síndrome clínica em que há perda de função renal em curto período de tempo (dias a semanas), associada a indícios de comprometimento glomerular (evidenciados ao exame de urina).

O termo "crescente" refere-se à característica histológica observada nos glomérulos desses pacientes. Há proliferação celular extracapilar (no interior da cápsula de Bowman) que lembra o formato de uma lua em fase crescente. O número de glomérulos acometidos, assim como o formato e a constituição das crescentes, é determinante da gravidade da doença. As crescentes circunferenciais indicam pior prognóstico em relação às semilunares. Da mesma forma, as crescentes celulares indicam evolução mais favorável quando comparadas às fibrocelulares ou fibrosas. A formação das crescentes se dá por ruptura dos capilares glomerulares, com extravasamento de conteúdo plasmático para o interior da cápsula de Bowman. A ação de citocinas pró-inflamatórias, macrófagos e fibrinogênio é fundamental para o processo.

Independente da etiologia, as GNRP apresentam características clínico-laboratoriais semelhantes. A perda de função renal está presente em praticamente todos os casos e os indícios de lesão glomerular (hematúria dismórfica, leucocitúria estéril, cilindros hemáticos e proteinúria) são evidentes ao exame de urina. A proteinúria não costuma atingir níveis nefróticos; oligúria, edema e hipertensão podem ocorrer. Se não tratadas precocemente, evoluem para insuficiência renal crônica (IRC) terminal na maioria dos casos. Sintomas como fadiga, mononeurite, dor abdominal e hiporexia habitualmente precedem o diagnóstico. À ultra-sonografia, os rins não costumam mostrar alterações.

Didaticamente, podemos dividir as glomerulonefrites crescênticas em três grupos: a) antimembrana basal glomerular; b) por imunocomplexos; e c) pauciimune.

No primeiro grupo está a doença por anticorpo antimembrana basal glomerular. Quando há comprometimento pulmonar simultâneo (por presença de anticorpos na parede dos capilares pulmonares), podemos chamar de síndrome de Goodpasture. Seu diagnóstico pode ser dado pelo achado de anticorpos circulantes e pela biópsia renal, que apresenta um padrão linear à imunofluorescência. Vale ressaltar que alguns desses pacientes que apresentam glomerulonefrite crescêntica evoluem oligoanúricos e apresentam edema agudo de pulmão. Nesses casos, a presença de secreção rósea em vias aéreas pode confundir com hemorragia alveolar.

No segundo grupo estão as doenças que levam a depósitos de imunocomplexos nos glomérulos. Destacam-se o lúpus eritematoso sistêmico (LES), a nefropatia por IgA, a crioglobulinemia e as glomerulonefrites pós-estreptocócicas e pós-infecciosas. Os casos idiopáticos são mais raros nos dias de hoje.

Por fim, no terceiro grupo estão as doenças pauciimunes. Nelas, o depósito de imunocomplexos é mínimo ou ausente. O comprometimento pode ser restrito aos rins ou manifestar-se sistemicamente. A granulomatose de Wegener e a poliangeíte microscópica fazem parte desse grupo. A dosagem sérica do anticorpo anticitoplasma neutrofílico (ANCA) costuma ser positiva em cerca de 80% dos casos. Tal exame é um marcador de vasculite de pequenos vasos.

O prognóstico é bastante variável, de acordo com a etiologia. A glomerulonefrite pós-estreptocócica costuma evoluir bem, mesmo sem tratamento. Já a doença por anticorpo antimembrana basal costuma ter um prognóstico ruim.

Para se chegar a um diagnóstico definitivo, a biópsia renal e alguns marcadores imunológicos (fator antinúcleo – FAN, anti-DNA, complemento sérico e frações, ANCA, dosagem de crioglobulinas e anticorpo antimembrana basal) são fundamentais. Alguns deles podem ser solicitados quando a biópsia for sugestiva de alguma condição específica (por exemplo, anticorpo antimembrana basal).

As unidades de emergência geralmente não dispõem de muitos desses exames, nem de biópsia renal de imediato. Por isso, é necessário que algumas condutas práticas sejam adotadas para se tentar evitar a perda definitiva da função renal desses pacientes.

Uma anamnese e um exame físico (incluindo fundo de olho) direcionados à procura de pistas que sugiram o diagnóstico (eritema malar, artrite, serosite, febre baixa, mononeurite e vasculite cutânea) são fundamentais. Ter acesso à função renal prévia, além da dosagem seriada da creatinina sérica, ajuda a definir se o paciente está apresentando IRA de rápida evolução. Na maioria dos casos, a ultrasonografia renal é normal ou com poucas alterações. A análise do sedimento urinário é de grande importância, e a presença de hematúria e principalmente cilindros hemáticos ajudam na suspeita diagnóstica.

As provas de atividade inflamatória (por exemplo, velocidade de hemossedimentação e proteína C-reativa) são disponíveis em unidades de emergência e costumam estar elevadas. Com exceção das glomerulonefrites pós-estreptocócicas e pós-infecciosas, em todos os demais casos o tratamento consiste na imunossupressão com corticosteróides e drogas citostáticas (por exemplo, ciclofosfamida). Quando há comprometimento pulmonar associado, com hemorragia alveolar, a plasmaférese deve ser instituída.

Antes de imunossuprimir um paciente com elevado grau de suspeita de apresentar GNRP, sugerimos que sempre sejam colhidas hemocultura e urocultura, além da realização de radiografia de tórax. Diante da menor suspeita de infecção, devemos iniciar antibioticoterapia dirigida para o foco infeccioso suspeito. O tratamento empírico para estrongiloidíase deve ser instituído (tiabendazol 25mg/kg de 12/12 horas por três dias ou ivermectina 200µg/kg, uma vez por dia, por dois dias – dose máxima 15mg por dia), uma vez que a incidência dessa parasitose não é pequena em nossa população e há casos fatais de estrongiloidíase disseminada após imunossupressão.

Tomadas todas essas precauções, devemos prescrever a pulsoterapia com metilprednisolona (10 a 20mg/kg/dia, dose máxima de 1g por dia, diluídos em 500mL de solução fisiológica a 0,9%) por três dias consecutivos, seguida de manutenção com prednisona (1mg/kg/dia). O controle pressórico e o glicêmico devem ser instituídos, assim como o uso de protetores gástricos (por exemplo, omeprazol ou ranitidina). Enquanto isso, devemos solicitar a avaliação de um nefrologista e providenciar a biópsia renal e a dosagem dos marcadores imunológicos acima citados. Caso não seja possível, a transferência do paciente para um serviço especializado deve ser realizada. Vale ressaltar que essa conduta não atrapalha o resultado do exame histopatológico da biópsia renal.

Para cada doença existe um esquema imunossupressor específico, com duração e doses diferentes. Foge ao escopo deste capítulo entrar em detalhes sobre o tratamento de manutenção.

NEFROTOXICIDADE POR USO DE CONTRASTES

Com o progresso da medicina atual, a utilização de estratégias diagnósticas e terapêuticas mais acuradas e invasivas tem sido cada vez mais freqüente. O efeito adverso pago por essas inovações são a ocorrência de alguns eventos indesejáveis relacionados a tais procedimentos. Dentre eles destaca-se a nefropatia induzida pelo uso de contrastes radiológicos. Trata-se de IRA habitualmente reversível, de início precoce após a infusão do radiocontraste.

Sua patogênese ainda não está completamente elucidada. As duas principais teorias sugerem um efeito citotóxico direto e/ou hipoxemia da medula renal secundária à vasoconstrição.

Clinicamente, manifesta-se como IRA não-oligúrica, iniciada 12 a 24 horas após a infusão do contraste, habitualmente com caráter reversível. No entanto, alguns pacientes (sobretudo diabéticos com função renal alterada de base) podem evoluir com piora de função permanente. O pico da insuficiência renal ocorre por volta do segundo dia e a recuperação costuma iniciar nos primeiros cinco dias.

Dentre os fatores de risco destacam-se insuficiência renal prévia, mieloma múltiplo, volume e tipo de contraste infundido (Tabela 8.1), *diabetes mellitus*, disfunção renal prévia, procedimentos coronarianos percutâneos, insuficiência cardíaca e hipovolemia.

Tabela 8.1 – Tipos de contraste radiológicos.

Contraste	Osmolalidade	Tipo	Toxicidade
Primeira geração (hiperosmolar)	1.400-1.800	Iônico	Alta
Segunda geração (hiposmolar)	500-850	Não-iônico	Baixa
Terceira geração (isosmolar)	290	Não-iônico	Baixa

Obs.: Ainda não há dados suficientes na literatura para demonstrar grande superioridade do contraste de terceira geração em relação ao de segunda. Por questão de custo, este último é o mais utilizado.

Como não existe tratamento específico, a profilaxia é fundamental. Sugere-se que os pacientes de risco sejam submetidos a exames contrastados apenas em situações imprescindíveis, utilizando o menor volume de contraste possível. Nesses casos, a hidratação por via intravenosa, o uso de bicarbonato de sódio, a N-acetilcisteína e a suspensão de medicações que interfiram na auto-regulação renal (IECA, BRA e antiinflamatórios não-hormonais, por exemplo) devem ser realizados.

Algumas publicações tentam determinar qual a melhor modalidade de hidratação na prevenção da nefropatia por contraste. Sem dúvida, a infusão por via intravenosa supera a hidratação por via oral, assim como a hidratação com solução fisiológica a 0,9% supera a solução hipotônica a 0,45%. A solução isotônica com bicarbonato de sódio parece ser melhor que a solução salina isotônica isoladamente. Dessa forma, sugerimos a utilização desta última com o seguinte esquema: bicarbonato de sódio a 8,4% 150mL + soro glicosado a 5% 850mL. A infusão deve ser iniciada 1 hora antes do procedimento, em velocidade de 3mL/kg/h. Logo após o término do exame, deve-se manter a hidratação por mais 6 horas, em velocidade de 1mL/kg/h.

A N-acetilcisteína tem ação antioxidante e parece ter papel benéfico na profilaxia da nefropatia por contraste. Inúmeras e contraditórias publicações tentam determinar seu real benefício e qual a melhor dose e via de administração a ser utilizada. Por se tratar de uma medicação praticamente isenta de efeitos adversos quando usada por via oral e por ter baixo custo, preconizamos seu uso. A dose de 1.200mg a cada 12 horas no dia que antecede e no dia do procedimento parece ser mais eficaz que a dose anteriormente usada de 600mg. Nos pacientes que estão impossibilitados de utilizar a via oral, pode-se administrar a mesma dose por via intravenosa.

A toxicidade do contraste é dose-dependente. Assim, devemos utilizar a menor quantidade necessária para se conseguir um exame/procedimento adequado. O tipo de contraste também tem sua importância. Os de primeira geração (hiperosmolares) são mais tóxicos que os de segunda (hiposmolares) e terceira (isosmolares). Apesar da terminologia, os contrastes de segunda geração apresentam osmolalidade maior que a sérica. Eles recebem essa denominação por comparação com os de primeira geração (ver Tabela 8.1). Além disso, os agentes iônicos são bem mais tóxicos que os não-iônicos.

Apesar de alguns grupos tentarem demonstrar benefício na realização de hemodiálise ou hemofiltração na prevenção da nefropatia induzida por contraste, os resultados em geral são inconsistentes e com fatores de confusão. Além disso, devemos considerar que o procedimento de diálise é invasivo, necessita de acesso vascular (fístula, prótese ou cateter venoso central) e não está isento de efeitos adversos. Por isso não os recomendamos de rotina.

O importante diagnóstico diferencial da IRA secundária ao uso de contraste é o ateroembolismo renal, que costuma ocorrer após a realização de procedimentos intravasculares (arteriografia ou cateterismo de coronárias) ou de anticoagulação plena. Seu início é variável e um pouco mais tardio (cerca de dias a semanas após o fator desencadeante) e sua evolução mais desfavorável. Os indícios de embolização para outros órgãos (fundo de olho e pele, principalmente) e a presença de eosinofilia, hipocomplementemia e eosinofilúria sugerem seu diagnóstico.

Até há pouco tempo a ressonância magnética (RM) era tida como o exame de escolha para aqueles que não podiam receber contraste iodado. Inclusive os portadores de IRC. Atualmente, no entanto, têm surgido inúmeros casos de fibrose nefrogênica sistêmica (inicialmente denominada dermopatia fibrosante nefrogênica). Trata-se de uma doença relativamente nova (primeiros casos descritos entre 1997 e 2000) e exclusiva de portadores de insuficiência renal. Sua etiopatogenia ainda não está totalmente elucidada, mas o gadolíneo (contraste utilizado na RM) parece ser o principal implicado. Uma publicação isolada tenta relacionar o uso da eritropoetina humana com essa doença, mas não há comprovação. Sua incidência gira em torno de 5% dos pacientes dialíticos que fazem RM. Clinicamente, manifesta-se por espessamento cutâneo, com presença de pápulas, placas ou nódulos. O comprometimento da pele está presente em 100% dos casos e costuma levar à retração e à contratura articulares. Um menor percentual de pacientes evolui com fibrose pulmonar, pleural, miocárdica, pericárdica e da dura-máter. Faz diagnóstico diferencial com esclerodermia e fasceíte eosinofílica. Até o momento ainda não há um tratamento eficaz bem definido. A recuperação da função renal parece, de algum modo, contribuir para a regressão ou estabilização das lesões. Por esse motivo, acredita-se que o transplante renal pode ter um papel benéfico. Fotoquimioterapia, fototerapia com radiação ultravioleta A e plasmaférese têm sido testadas como possíveis modalidades terapêuticas. A prevenção é a melhor conduta.

Dessa forma, nos portadores de IRC com *clearance* de creatinina menor que 30mL/min devemos evitar a RM. Se tal exame for imprescindível e o paciente possuir um acesso vascular para hemodiálise, deve-se iniciar a terapia dialítica imediatamente após, uma vez que o gadolíneo é dialisável. Se possível, deve-se repetir a hemodiálise por dois a três dias consecutivos. Naqueles que não possuem acesso vascular, deve-se pesar o risco/benefício de uma punção venosa central, em detrimento do risco do desenvolvimento de uma doença limitante e potencialmente irreversível. Para os indivíduos com *clearance* de creatinina entre 30 e 60mL/min, não há recomendações bem definidas.

Por fim, acreditamos que o uso do contraste iodado no portador de IRC é menos deletério que o uso do gadolíneo, uma vez que os efeitos adversos do primeiro são, na grande maioria das vezes, transitórios.

BIBLIOGRAFIA

1. LAMEIRE N, VAN BIESEN W, VANHOLDER R: Acute renal failure. *Lancet* 365:417-430, 2005.

2. McCULLOUGH PA: Cardiorenal risk: an important clinical intersection. *Rev Cardiovasc Med* 3:71-76, 2002.

3. RONCO C, HOUSE AA, HAAPIO M: Cardiorenal syndrome: refining the definition of a complex symbiosis gone wrong. *Intensive Care Med* 34:957-962, 2008.

4. OLMOS RD, CORREIA GF: Insuficiência cardíaca e choque cardiogênico no pronto-socorro, in *Emergências Clínicas Baseadas em Evidências*, edited by Velasco IT et al, São Paulo, Atheneu, 2006, pp 217-232.

5. MARIK PE, WOOD K, STARZL TE: The course of type 1 hepato-renal syndrome post liver transplantation. *Nephrol Dial Transplant* 21:478-482, 2006.

6. TESTRO AG, WONGSEELASHOTE S, ANGUS PW, GOW PJ: Long-term outcome of patients treated with terlipressin for types 1 and 2 hepatorenal syndrome. *J Gastroenterol Hepatol* 3 Sep 1-6, 2007.

7. MOREAU R, LEBREC D: Hepatorenal syndrome: definitions and diagnosis. *Aliment Pharmacol Ther* Suppl 3:24-28, 2004.

8. WONG F, BERNARDI M, BALK R, et al: International ascites club. Sepsis in cirrhosis: report on the 7th meeting of the International Ascites Club. *Gut* 54:718-725, 2005.

9. SEVER MS, VANHOLDER R, LAMEIRE N: Management of crush-related injuries after disasters. *N Engl J Med* 354:1052-1063, 2006.

10. BRANDÃO NETO RA, PEREIRA EE: Rabdomiólise, in *Emergências Clínicas Baseadas em Evidências*, edited by Velasco IT et al, São Paulo, Atheneu, 2006, pp 653-660.

11. ALVES MAR: Glomerulonefrite crescêntica, in *Glomerulopatias Patogenia, Clínica e Tratamento*, edited by Barros RT et al, São Paulo, Sarvier, 2006, pp 235-248.

12. APPEL GB, KAPLAN AA: Overview of the classification and treatment of rapidly progressive (crescentic) glomerulonephritis, in Glassock RJ, UpToDate 2008 on line.

13. JENNETTE JC, FALK RJ: Glomerular clinicopathologic syndromes, in *Primer on Kidney Diseases*, edited by Greenberg A, Philadelphia, Elservier, 2005, pp 150-164.

14. TEPEL M: Does prophylactic haemodialysis protect kidney function after angiography? *Nephrol Dial Transplant* 23:1473-1475, 2008.

15. RIHAL CS, TEXTOR SC, GRILL DE: Incidence and prognostic importance of acute renal failure after percutaneous coronary intervention. *Circulation* 105:2259-2264, 2002.

16. HEYMAN SN, ROSEN S, ROSENBERGER C. Renal parenchymal hypoxia, hypoxia adaptation, and the pathogenesis of radiocontrast nephropathy. *Clin J Am Soc Nephrol* 3:288-296, 2008.

17. COWPER SE. Nephrogenic systemic fibrosis: the nosological and conceptual evolution of nephrogenic fibrosing dermopathy. *Am J Kidney Dis* 46:763-765, 2005.

9
Insuficiência Renal Aguda nos Acidentes por Animais Peçonhentos

Irineu Francisco Delfino Silva Massaia

INTRODUÇÃO

A Coordenação Nacional de Controle de Zoonoses e Animais Peçonhentos (CNCZAP) revela que os acidentes por animais peçonhentos constituem a segunda principal causa de intoxicação humana no Brasil, atrás somente dos medicamentos. A maioria dos acidentes é notificada nas Regiões Sudeste e Sul, com incidência maior para os acidentes ofídicos, seguidos por escorpião, aranha, abelha, peixe e taturana (ou tatarana, do Tupi, semelhante ao fogo).

Diversos são os mecanismos de insuficiência renal aguda (IRA) causados por esses agentes, sendo determinantes para o bom prognóstico, o diagnóstico precoce, o tempo de evolução e o início de terapia adequada.

INSUFICIÊNCIA RENAL POR ACIDENTES OFÍDICOS

O Brasil tem rica representação de serpentes, porém somente as famílias Elapidae e Vipiridae têm importância médica, dada a capacidade de produção e inoculação de veneno. Evoluem, invariavelmente, com algum grau de insuficiência renal.

A família Viperidae compreende os gêneros *Bothrops* (jararaca), *Crotalus* (cascavel) e *Lachesis* (surucucu) que são responsáveis pela maioria e mais graves acidentes ofídicos registrados no País. A família Elapidae reúne, no Brasil, as serpentes do gênero *Micrurus* (coral). Os acidentes por jararaca compreendem 90% dos cerca de 20.000 acidentes ofídicos registrados no Brasil anualmente.

FAMÍLIA VIPIRIDAE

Gênero *Bothrops* (jararaca)

O veneno botrópico é constituído em 90% por proteínas (enzimas, toxinas não-enzimáticas, proteínas não-tóxicas), além de carboidratos, lipídios, metais, aminas biogênicas, nucleotídeos e aminoácidos livres. A função desses constituintes visa facilitar a apreensão, a deglutição e evitar a putrefação da presa. Em seres humanos, o veneno botrópico condiciona três atividades principais:

Atividade inflamatória aguda – responsável pelo intenso efeito local do envenenamento, através da ação direta no tecido de enzimas, fosfolipase A_2, esterases, proteases, calicreínas e de lecitinas. Além disso, frações do veneno têm ação indireta tecidual quando mediadores inflamatórios são ativados ou liberados (ácido araquidônico, prostaglandinas, prostaciclinas e leucotrienos). O processo é ainda amplificado pela atividade do fator de necrose tumoral (TNF) e outras citocinas inflamatórias (interleucinas-1 e 6) ativadas por frações do veneno.

Atividade sobre a cogulação – o veneno botrópico ativa intensamente fatores da cascata de coagulação até consumir o fibrinogênio e formar coágulos de fibrina intravascular. Fica induzido, portanto, um estado de hipocoagulabilidade sangüínea, além de hipóxia local pela formação de trombos microvasculares. Freqüentemente, ocorre intensificação do edema local e sofrimento tecidual. Alguns fatores interferem na agregação e aglutinação plaquetárias, podendo também ocorrer trombocitopenia desde as primeiras horas do envenenamento.

Atividade hemorrágica – as hemorraginas, metaloproteinases que contêm zinco, rompem a integridade do endotélio vascular pela degradação de vários componentes da matriz extracelular, como o colágeno tipo 4, a fibronectina e a laminina. Também possuem intensa ação inibindo a agregação plaquetária. Ocorre ataque proteolítico à lâmina basal vascular, amplificando ainda mais os sangramentos.

A **insuficiência renal aguda** é uma complicação sistêmica que atinge 0,5 a 13,8% dos casos e ocorre nas primeiras 24 horas, também caracterizando o acidente como grave. A necrose tubular aguda (NTA), substrato anatomopatológico mais freqüente, ocorre pelo somatório da hipovolemia, da coagulação intravascular disseminada e do acúmulo de microtrombos no glomérulo.

Gênero *Lachesis* (surucucu)

Possui as serpentes de maior comprimento das Américas, habitando exclusivamente a Floresta Amazônica e a Mata Atlântica, o que pode explicar a baixa freqüência de acidentes. O veneno laquético acumula a complexidade do veneno botrópico, com atividade inflamatória aguda semelhante, assim como sobre a coagulação e atividade hemorrágica. Essa característica favorece a confusão nos achados clínicos quando comparado com o acidente botrópico, sobretudo quando o acidentado é de área geográfica compatível com os dois gêneros. Entretanto, o veneno laquético tem atividade da cininogenase, podendo explicar, em parte, algumas alterações clínicas denominadas "neurotóxicas" ou "parassimpaticomiméticas". A **insuficiência renal aguda** é decorrente da hipotensão arterial grave desde os primeiros minutos após o acidente, podendo ser agravada por vômitos, sudorese profusa e bradicardia com choque.

Gênero *Crotalus* (cascavel)

Habita áreas abertas de clima quente e seco, não sendo encontrada na Floresta Amazônica ou na Mata Atlântica. Tem como particularidade um guizo ou chocalho na porção terminal da cauda. O veneno crotálico, também bastante complexo, tem atividades neurotóxica, miotóxica e sobre a coagulação. A ação neurotóxica deve-se ao complexo formado pela crotapotina e pela fosfolipase A_2, denominado **crotoxina**. Essa é uma neurotoxina pré-sináptica que atua nas terminações nervosas motoras inibindo a liberação de acetilcolina com conseqüente bloqueio neuromuscular. A ação miotóxica é atribuída à crotoxina e à crotamina que produzem lesão grave e seletiva de fibras musculares esqueléticas (rabdomiólise). A ação sobre a coagulação deve-se ao componente tipo trombina do veneno, semelhante ao envenenamento botrópico, no qual o fibrinogênio é consumido, prolongando o tempo de coagulação (TC) e estabelecendo a incoagulabilidade sangüínea. Os distúrbios de coagulação são encontrados em 40% dos acidentes crotálicos.

A **insuficiência renal aguda** ocorre por três mecanismos principais: a hipovolemia secundária à lesão endotelial do veneno; a necrose tubular aguda secundária à mioglobinúria maciça da rabdomiólise e à lesão glomerular direta pela ação da crotoxina.

FAMÍLIA ELAPIDAE

Gênero *Micrurus* (coral)

Contém as serpentes peçonhentas que não possuem fosseta loreal, hábitos subterrâneos e comportamento não-agressivo. Têm cabeça arredondada, com anéis corpóreos pretos, brancos, amarelos e/ou vermelhos, além de aparelho de veneno rudimentar. Esta última característica faz com que essa serpente possua uma cinética de injeção do veneno menos eficiente quando comparada aos viperídeos. O simples fato da picada em si não significa que o veneno seja inoculado (*dry bite*), explicando a necessidade de essas serpentes segurarem por mais tempo sua presa para a pega ideal. O veneno elapídico das corais brasileiras tem como principal atividade a neurotóxica. Neurotoxinas pré-sinápticas impedem a liberação de acetilcolina na fenda sináptica da junção neuromuscular de nervos motores de maneira similar à crotoxina do veneno de cascavel. Neurotoxinas também atuam por fixação competitiva nos receptores colinérgicos das membranas pós-sinápticas da junção neuromuscular de nervos motores de maneira similar aos curares.

A **insuficiência renal** é rara, dada à ação específica de o veneno não ser em sítio renal e a dificuldade da sua inoculação.

TRATAMENTO

O contato com os centros de referência de acidentes ofídicos é obrigatório. Todo acidente ofídico deve receber os primeiros socorros e suporte clínico até a decisão da necessidade de soroterapia específica nos casos de real envenenamento.

No Brasil, os soros antipeçonhentos são produzidos por três órgãos: Instituto Butantan (em São Paulo), Fundação Ezequiel Dias (em Minas Gerais) e Instituto Vital Brazil (no Rio de Janeiro). Toda a produção é comprada pelo Ministério da Saúde e distribuída, por meio das Secretarias do Estado da Saúde, para todo o País. Em São Paulo, a relação dos pontos estratégicos para o atendimento está disponível no site www.cve.saude.sp.gov.br. Esse site contém os nomes das Unidades de Saúde com endereços e telefones classificados por cidades.

Em São Paulo, o Hospital Vital Brazil (telefones: (11) 3726-7962/(11) 3726-7222) é o centro de referência para acidentes com animais peçonhentos e pode ser contatado 24 horas por dia. Além disso, o site www.butantan.gov.br contém informações para a população em geral sobre o que fazer em caso de acidentes com animais peçonhentos.

Primeiros socorros

A vítima deve ser mantida em repouso e encaminhada com presteza a locais onde o soro específico possa ser administrado. Recomenda-se lavagem com água e sabão no local da picada. Objetos que possam causar constrição do membro edemaciado (anéis, pulseiras) devem ser prontamente retirados. Nunca realizar torniquete ou garrote do membro acometido, uma vez que não impede a absorção do veneno e cursa com complicações locais graves. Nunca realizar incisões ou sucção no local da picada. Nunca administrar substâncias no local da picada ou oferecer álcool à vítima.

Suporte clínico

São medidas que visam evitar e tratar complicações locais e sistêmicas, tais como:

- hidratação adequada e expansão volêmica; correção dos distúrbios eletrolíticos e acidobásicos;
- suporte de hemoderivados quando indicado (plasma, concentrado de hemácias etc.);
- antibioticoterapia em caso de infecção secundária no local da mordedura, ou em outras complicações infecciosas decorrentes da internação hospitalar;
- anti-histamínicos em caso de prurido e urticária;
- fasciotomia pode ser necessária em casos de síndrome compartimental do membro afetado;
- hemodiálise nos casos que evoluíram para insuficiência renal aguda grave, hipercalemia ou acidose refratárias;
- profilaxia contra o tétano geralmente está indicada;
- suporte ventilatório, monitorização hemodinâmica, nutrição adequada, entre outros procedimentos podem ser necessários.

As principais medidas no tratamento da insuficiência renal aguda por acidente ofídico são: soroterapia específica o mais precoce possível (ideal até 6 horas) e expansão volêmica vigorosa desde os primeiros minutos do atendimento. Medidas gerais para o manejo clínico da IRA freqüentemente são necessárias (ver Capítulo 7).

INSUFICIÊNCIA RENAL POR ACIDENTES POR ABELHAS

Os registros de incidência dos acidentes por abelhas são deficientes, podendo a vítima sofrer uma ou múltiplas picadas e o quadro clínico variar desde reações inflamatórias locais até choque anafilático. Salvo a anafilaxia que pode ocorrer após picada única, o risco de reação tóxica sistêmica só preocupa após múltiplas picadas (dezenas de picadas para crianças e acima de 100 picadas para adultos).

O veneno inoculado constitui-se de misturas complexas de enzimas, peptídeos e aminas biogênicas com rica atividade farmacológica e alergênica:

1. Fosfolipase A_2, destrói fosfolipídios de membrana com lise celular imediata.
2. Hialuronidase, hidrolisa o ácido hialurônico com facilitação da difusão do veneno ("fator propagador").
3. Melitina, principal toxina do veneno que tem ação sinérgica com a fosfolipase A_2, com conseqüente comprometimento da fosforilação oxidativa e da cadeia respiratória de diversos grupos celulares (hemácias, músculo estriado, fibroblastos, hepatócitos, mastócitos e leucócitos).
4. Apamina, neurotoxina cujo efeito em seres humanos é desconhecido.
5. Peptídeo desgranulador de mastócitos, responsável pela intoxicação nas fases iniciais do acidente pela promoção da liberação de histamina, serotonina e derivados do ácido araquidônico. A histamina, quando em níveis elevados, pode ativar a liberação de adrenalina causando intoxicação adrenérgica desde o início do envenenamento. Essa intoxicação histamínica promove hipotensão, taquicardia, cefaléia, náuseas, vômitos, cólicas abdominais e broncoespasmo com eventual evolução para choque e insuficiência respiratória aguda. A rabdomiólise e a hemólise instalam-se, geralmente, nas primeiras horas após o acidente por múltiplas picadas. Cria-se um cenário de hipovolemia, hemoglobinúria e mioglobinúria, além da possível ação nefrotóxica direta do veneno que explicam a insuficiência renal aguda.

TRATAMENTO

Após a picada de abelha, o ferrão e o saco de veneno ficam presos na pele da vítima. Esse aparelho inoculador é envolvido por músculos que mantêm atividade e asseguram a maior injeção do veneno na pele. Como a maior parte do veneno é inoculada em 2 minutos após a picada, está indicada a breve remoção dos ferrões com o cuidado de não comprimir o saco de veneno para não aumentar sua injeção.

As reações tóxicas locais, mais comuns, são tratadas com compressas frias e com analgésicos. As reações locais extensas merecem o uso de anti-histamínicos (preferencialmente) ou antiinflamatórios não-hormonais. Em caso de edema extenso, é recomendado o uso de corticosteróides sistêmicos. Os casos de reações tóxicas sistêmicas merecem atenção especial, sendo o prognóstico ruim nas vítimas que receberam mais de 500 picadas, nos idosos e em crianças.

As principais medidas no tratamento da insuficiência renal aguda por acidente por abelhas consistem na expansão volêmica vigorosa (objetivando um débito urinário > 200mL/hora em casos de rabdomiólise). Entretanto, nos acidentes por múltiplas picadas, sobretudo nos casos com mais de 500 picadas, a insuficiência renal aguda grave quase sempre é regra, sendo a diálise inevitável como terapia renal substitutiva. A imunoterapia com extratos de venenos purificados é eficaz, porém é indicada somente em pacientes com quadros alérgicos mediados por IgE documentados. A indicação é absoluta, independente da idade, em indivíduos com história de reação sistêmica com risco de morte (graus III e IV).

INSUFICIÊNCIA RENAL POR ACIDENTES POR ARANHAS

Existem mais de 36 mil espécies de aranhas distribuídas nos mais diferentes ecossistemas da Terra. A Organização Mundial da Saúde considera apenas quatro gêneros de aranhas cujas espécies causam envenenamento grave no homem: *Latrodectus* (viúva-negra), *Loxosceles* (aranha-marrom), *Phoneutria* (aranha-armadeira) e *Atrax* (não presente no Brasil).

ACIDENTES POR *PHONEUTRIA*

A aranha-armadeira é agressiva, assumindo posição de ataque quando ameaçada (daí o nome "armadeira"), predomina no Sudeste do País, principalmente nos meses de março e abril. O veneno tem frações neurotóxicas que inibem a liberação de glutamato de cálcio, além de outras frações que induzem ao rápido aumento da concentração intracelular de cálcio. Outras frações têm ação no influxo de cálcio intraneuronal e influenciam na cinética da corrente de sódio e potássio do músculo esquelético, podendo causar fibrilações, espasmos musculares, paralisia e asfixia. Os acidentes com *Phoneutria* classificam-se em:

- Leve: 95% dos casos, dor, edema, eritema e sudorese na região da picada.
- Moderado: alterações locais associadas a taquicardia, hipertensão arterial, sudorese, agitação, vômitos e sialorréia.
- Grave: crianças são mais acometidas, vômitos incoercíveis e profusos, priapismo, diarréia, bradicardia, hipotensão, edema agudo de pulmão, arritmias cardíacas e choque.

Tratamento

O tratamento inclui bloqueio anestésico local, sendo a principal abordagem terapêutica, além de calor local. A soroterapia específica é indicada para os pacientes com manifestações sistêmicas (moderada e grave) com adequado suporte clínico em ambiente hospitalar.

ACIDENTES POR *LOXOSCELLES*

A aranha-marrom, não-agressiva, pica quando espremida contra o corpo, predomina nas Regiões Sul e Sudeste e o mecanismo de ação do veneno ainda não está completamente definido. A interação do veneno com os tecidos de contato inicial ativaria o sistema complemento, estimulando a migração e a liberação de proteases pelos polimorfonucleares, além de hialuronidases, lipases, hidrolases, peptidases e colagenases. Ativaria a agregação plaquetária e a liberação de citocinas e quimiocinas que resultariam em edema, isquemia e até necrose. O veneno do *Loxosceles* tem ação direta nefrotóxica, além de hemolítica, causando insuficiência renal aguda. Os acidentes com *Loxosceles* classificam-se em:

Loxoscelismo cutâneo – 87 a 99% dos casos. Começa com picada indolor, aparecimento nas primeiras 6 horas de edema e eritema locais, evolução nas 24 a 36 horas seguintes com áreas equimóticas mescladas com áreas de palidez ("placa marmórea"), cercada de eritema e empastamento doloroso. Após cinco a sete dias, forma-se crosta necrótica sem infecção, desprendendo-se ao longo de duas a três semanas, até deixar uma úlcera. Outras manifestações gerais inespecíficas podem aparecer nos primeiros dias como febre, mal-estar, fraqueza, náuseas, vômitos, exantema morbiliforme ou escarlatiniforme.

Loxoscelismo cutaneovisceral – forma mais grave. Apresenta hemólise intravascular associada à presença de lesão cutânea descrita anteriormente. Os pacientes apresentam anemia, icterícia cutaneomucosa e hemoglobinúria e rabdomiólise em graus variáveis. Esses podem evoluir para insuficiência renal aguda oligúrica ou não-oligúrica, além de coagulação intravascular disseminada.

Tratamento

O tratamento do loxoscelismo ainda é controverso no Brasil. Entretanto, recomenda-se terapia com soro antiloxoscélico ou soro antiaracnídico (contém na composição de imunização veneno de *Loxosceles*) para loxoscelismo cutâneo até 72 horas da picada e para loxoscelismo cutaneovisceral a qualquer momento em que for diagnosticada a hemólise. Além disso, a corticoterapia, a hidratação e o suporte clínico fazem parte do tratamento. Nem todos os pacientes com insuficiência renal aguda necessitam de tratamento dialítico.

ACIDENTES POR *LACTRODECTUS*

A viúva-negra (*Lactrodectus*), semelhante à *Loxosceles*, pica quando espremida; predomina na Região Nordeste do País. Seu veneno tem vários componentes, como o ácido aminobutírico, a hialuronidase, a fosfodiesterase, mas a alfa-latroxina é a fração principal. Essa é potencialmente letal, atuando sobre terminações nervosas locais e no sistema nervoso autônomo, levando à dor intensa e à liberação de neurotransmissores adrenérgicos e colinérgicos. A ação pré-sináptica do veneno altera a permeabilidade de sódio e potássio na junção neuromuscular e caracteriza a síndrome do latrodectismo.

O quadro clínico local é de dor aguda intensa, tipo alfinetada, com evolução para sensação de queimadura em 15 minutos após a picada. Edema, pápula eritematosa, sudorese local e infartamento ganglionar regional podem estar presentes. O quadro sistêmico é rico, mas não inclui insuficiência renal, e o prognóstico é bom. São comuns: parestesias, sudorese, tremores, dor abdominal, dor em membros inferiores, dor articular, hipertensão, ansiedade, agitação, cefaléia e febre.

Tratamento

O tratamento inclui o soro anti-*Lactrodectus* nos casos moderados e graves com internação obrigatória. Nos casos leves, utilizam-se analgésicos, benzodiazepínicos, gluconato de cálcio e clorpromazina.

INSUFICIÊNCIA RENAL POR ACIDENTES POR *LONOMIA*

É crescente a importância dos acidentes com lagartas do gênero *Lonomia*, sobretudo na Região Sul do País (clima temperado com características de subtropical úmido) nas localidades onde matas nativas ou pomares convivem com áreas de construção urbana.

O acidente respeita algumas características epidemiológicas: ocorre no verão, preferencialmente em homens jovens, procedentes da zona rural, quando o indivíduo encosta o corpo (mão, antebraço ou braço) no caule das árvores onde se encontram as lagartas.

Apesar de não totalmente esclarecida, a fisiopatologia do envenenamento baseia-se em intensa ação fibrinolítica e em quadro semelhante ao de coagulação intravascular disseminada, responsáveis pela drástica queda dos níveis de fibrinogênio, plasminogênio e outros fatores de coagulação. Estudos demonstraram, além da atividade proteolítica, que o veneno de *Lonomia* ainda apresenta atividade uroquinase-*like*, calicreína-*like*, fator Xa-*like*, ativador de plasminogênio e degradador de fator XIII.

O quadro clínico local evidencia as cerdas das lagartas com a pele, apresentando dor em queimação, edema, eritema, prurido, parestesias, linfonodomegalia e aparecimento de bolhas. As manifestações clínicas mais comuns são cefaléia, náuseas, tonturas, dor abdominal e artralgia. Diversas são as apresentações hemorrágicas, apesar de nem todos os pacientes apresentarem sangramentos à admissão: gengivorragia, equimoses espontâneas, sangramentos pós-traumáticos, hematúria microscópica, hematúria macroscópica, epistaxe, hematêmese, melena e hemoptise.

A insuficiência renal aguda é a principal complicação da síndrome hemorrágica, presente em cerca de 5% dos casos e com letalidade de 1,6%. O uso adequado de soro antilonômico reduziu a prevalência de IRA para cerca de 2%.

A precocidade no tratamento do acidente é fundamental para o prognóstico. Compõem o tratamento a reposição de hemácias, de fatores de coagulação e a utilização de drogas antifibrinolíticas (ácido aminocapróico), prednisona e soro específico. Entretanto, somente o soro antilonômico é significativo na redução na morbimortalidade do envenenamento.

A insuficiência renal aguda por outros animais peçonhentos (escorpião e animais aquáticos) é raríssima e não relacionada diretamente à ação do veneno ou toxina.

RESUMO

- Os acidentes por animais peçonhentos constituem a segunda principal causa de intoxicação humana no Brasil, atrás somente dos medicamentos.

- No acidente botrópico, a necrose tubular aguda é o substrato anatomopatológico mais freqüente, ocorre pelo somatório da hipovolemia, da coagulação intravascular disseminada e do acúmulo de microtrombos no glomérulo.
- No acidente laquético, a insuficiência renal é decorrente da hipotensão arterial grave desde os primeiros minutos após o acidente, podendo ser agravada pelo quadro de vômitos, sudorese profusa e bradicardia com choque.
- No acidente crotálico, a insuficiência renal ocorre por três mecanismos principais: a hipovolemia secundária à lesão endotelial do veneno; a necrose tubular aguda secundária à mioglobinúria maciça da rabdomiólise e à lesão glomerular direta pela ação da crotoxina.
- No acidente por coral, a insuficiência renal é rara, dada a ação específica de o veneno não ser em sítio renal e a dificuldade de sua inoculação.
- No acidente por abelhas, a insuficiência renal ocorre por múltiplas picadas em razão da tríade rabdomiólise, hemólise e hipovolemia desde as primeiras horas do envenenamento.
- A insuficiência renal por acidentes por aranhas ocorre preferencialmente nas picadas por aranha-marrom (loxoscelismo cutaneovisceral) por ação nefrotóxica direta e atividade hemolítica.
- No acidente por *Lonomia*, a insuficiência renal ocorre como complicação da síndrome hemorrágica.
- A precocidade no tratamento dos acidentes por animais peçonhentos é determinante do prognóstico.

BIBLIOGRAFIA

1. AMARAL CFS, BUCARETCHI F, ARAUJO FAA, et al: *Manual de Diagnóstico e Tratamento dos Acidentes por Animais Peçonhentos*. Brasília, Ministério da Saúde (Fundação Nacional de Saúde), 1998.

2. CARDOSO, JLC, FRANCA FOS, WEN FH, et al: *Acidentes por Animais Peçonhentos no Brasil: Biologia, Clínica e Terapêutica*. Vol 1, São Paulo, Sarvier, 2003.

3. AMARAL CFS, REZENDE NA, SILVA OA, et al: Insuficiência renal aguda secundária a acidentes ofídicos botrópico e crotálico: análise de 63 casos. *Rev Inst Med Trop* São Paulo 28:220-227, 1986.

4. FRANCA FOS, BENVENUTI LA, FAN HW, et al: Severe and fatal mass attacks by killer bees (Africanized honey bees – Apis mellifera scutellata) in Brazil: clinicopathological studies with measurement of serum venom concentrations. *Q J Med* 87:269-282, 1994.

5. FRANCA FO, BARBARO KC, ABDULKADER RC: Rhabdomyolisis in presumed viscero-cutaneous loxoscelism: report of two cases. *Trans R Soc Trop Med Hyg* 96:287-290, 2002.

6. FAN HW, CARDOSO JL, OLMOS RD, et al: Hemorrhagic syndrome and acute renal failure in a pregnant woman after contact with *Lonomia caterpillars*: a case report. *Rev Inst Med Trop São Paulo* 40:119-120, 1998.

7. FAN HW, FRANCA FOS, CARDOSO JLC, MORAES PM: Ocorrência de *Lonomia* sp. causando síndrome hemorrágica no Estado de São Paulo. *Rev Soc Bras Med Trop* 26:151, 1993.

10
Abordagem da Insuficiência Renal Aguda em Pacientes com Síndrome da Imunodeficiência Adquirida

Rodrigo Azevedo de Oliveira
Giordano Floripe Ginani

INTRODUÇÃO

Diante da atual pandemia da síndrome da imunodeficiência adquirida (AIDS) instaurada desde o fim do século passado, é fundamental, nas diversas áreas médicas, saber reconhecer e conduzir as inúmeras formas de manifestações dessa enfermidade que podem surgir nos mais diversos sistemas do organismo.

Sempre que o rim é afetado em um portador do vírus da imunodeficiência humana (HIV), é importante que alguns questionamentos sejam feitos:

- O comprometimento renal está relacionado ao próprio vírus? as medicações em uso? as possíveis infecções oportunistas? ou não há relação com a doença de base?
- O paciente apresenta insuficiência renal aguda (IRA), insuficiência renal crônica (IRC) ou IRC agudizada?

Cada uma destas situações requer um tipo de abordagem pelo médico assistente, embora, freqüentemente, observamos a associação de vários fatores na etiologia da IRA em um paciente com AIDS.

CLASSIFICAÇÃO

Didaticamente podemos classificar o acometimento renal da AIDS conforme quadro 10.1.

INSUFICIÊNCIA RENAL AGUDA

Como em qualquer outro paciente, devemos subdividir a IRA nos portadores do HIV em pré-renal, renal e pós-renal e, na maioria das vezes, interná-los até que sua etiolo-

Quadro 10.1 – Comprometimento renal na AIDS e distúrbios hidroeletrolítico e acidobásico comuns na AIDS.

IRA	IRC/glomerulopatias*	DHE	DAB
Pré-renal	HIVAN	Hiponatremia	Acidose láctica
Desidratação	GNMP	Hipernatremia	Acidose hiperclorêmica
Renal	GN por lesões mínimas	Hipocalemia	Alcalose respiratória
NTA	Nefropatia por IgA	Hipercalemia	Acidose respiratória
NIA	Lúpus-*like*	Hipomagnesemia	
PTT/SHU	GN por imunocomplexo	Hipocalcemia	
Pós-renal	PTT/SHU	Hipercalcemia	
Cristalúria			
Litíase			

IRA = insuficiência renal aguda; IRC = insuficiência renal crônica; DHE = distúrbios hidroeletrolíticos; DAB = distúrbios acidobásicos; NTA = necrose tubular aguda; NIA = nefrite intersticial aguda; PTT = púrpura trombocitopênica trombótica; SHU = síndrome hemolítico-urêmica; HIVAN = nefropatia associada ao HIV; GNMP = glomerulonefrite membranoproliferativa; GN = glomerulonefrite.

*Algumas glomerulopatias podem apresentar-se como IRA (por exemplo, HIVAN, nefropatia por IgA, PTT e SHU).

gia seja determinada e corrigida. Boa parte dos casos reverte com a correção do fator causal e medidas gerais. No entanto, os casos mais graves acabam necessitando de terapia renal substitutiva (ver Capítulo 13).

IRA pré-renal

Por se tratar de pacientes com predisposição a diarréia e vômitos – sejam secundários às infecções oportunistas do trato gastrintestinal ou ao uso de medicações –, os portadores de AIDS são bastante suscetíveis à desidratação e à hipovolemia e, por conseguinte, à IRA pré-renal. Portanto, a expansão volêmica precoce com cristalóides (geralmente, solução fisiológica a 0,9%) e o tratamento do fator causal são fundamentais para a boa evolução desses pacientes.

A criptosporidiose, microsporidiose, micobacteriose atípica e o próprio vírus do HIV podem estar implicados nos quadros diarréicos. Outras vezes, a causa da diarréia é uma disenteria causada por agentes bacterianos, sendo, nessas situações, necessário o uso de antimicrobianos como o ciprofloxacino. O uso de loperamida como terapia sintomática deve ser feito sempre que a etiologia infecciosa for descartada, após exames protoparasitológicos com pesquisa de agentes oportunistas e coprocultura.

IRA renal

Em relação às causas renais propriamente ditas, a sepse e as drogas como aminoglicosídeos e anfotericina, por exemplo, estão implicadas na perda aguda de função renal. Os radiocontrastes, abundantemente empregados na propedêutica armada desses enfermos, também são nefrotóxicos.

Algumas infecções oportunistas podem cursar com acometimento renal e devem ser lembradas. A pneumocistose (*Pneumocystis jirovecii*) pode levar à IRA por infiltração direta dos capilares intertubulares e do glomérulo; a nefrite tubulointersticial secundária ao vírus Epstein-Barr e ao citomegalovírus também é descrita, assim como os abscessos corticais por *Nocardia* e *Cryptococcus*, e a nefrite intersticial granulomatosa por micobactérias (típicas e atípicas).

O tratamento específico dessas várias infecções, bem como o ajuste de dose e a eventual substituição das medicações nefrotóxicas, é fundamental para o manuseio desses pacientes.

IRA pós-renal

Dentre as causas de IRA pós-renal merece destaque a nefropatia induzida por cristais. Ela ocorre por precipitação de algumas substâncias – geralmente ácido úrico ou medicações – no interior dos túbulos. Clinicamente, pode manifestar-se como uma insuficiência renal assintomática ou causar lombalgia, dor abdominal, hematúria e cristalúria. O aciclovir por via intravenosa, o indinavir e as sulfonamidas (principalmente o sulfametoxazol/trimetoprima), freqüentemente usados na prática clínica, são os principais medicamentos implicados. A melhor maneira de prevenção é a hidratação prévia do paciente, com manutenção de um bom volume de diurese (cerca de 100mL/h).

Em relação ao aciclovir, deve-se administrá-lo lentamente (2 a 4 horas) diluído em 500mL de solução glicosada a 5%. O tratamento consiste na retirada dessas drogas, sempre que possível, e na hidratação vigorosa por via intravenosa. Em alguns casos, pode-se tentar "forçar" a diurese com diurético de alça (furosemida), sempre tendo o cuidado de não causar desidratação no paciente. A alcalinização da urina – para solubilizar os cristais através da manutenção de um pH urinário entre 7 e 7,5 – pode ser tentada nos casos de IRA não-oligúrica induzida por precipitação das sulfonamidas.

Tanto o indinavir quanto o nelfinavir podem ser causa de nefrolitíase propriamente dita. Nesses casos, a avaliação urológica pode ser necessária. Lembrar que para o diagnóstico de cálculo causado por indinavir, por meio de tomografia computadorizada, é necessário o emprego de contraste para a visualização, o que pode servir como um outro agravo à função renal.

INSUFICIÊNCIA RENAL CRÔNICA/ COMPROMETIMENTO GLOMERULAR

A nefropatia associada ao HIV (HIVAN) é uma entidade bem descrita desde a década de 1980 e é a principal glomerulopatia observada nesses pacientes. Nos Estados Unidos (EUA), corresponde à terceira causa de insuficiência renal crônica (IRC) em indivíduos de raça negra, entre 20 e 64 anos de idade. No entanto, alguns dados sugerem que sua incidência vem diminuindo após a instituição da atual terapia anti-retroviral agressiva (HAART).

Clinicamente, a HIVAN manifesta-se com síndrome nefrótica (apesar de nem sempre haver edema), normotensão, insuficiência renal progressiva de rápida evolução (geralmente doença terminal em poucos meses, se não tratada) e rins hiperecogênicos e de tamanho aumentado à ultra-sonografia. Hematúria microscópica pode estar presente ou não, e não há alteração de complemento sérico.

Trata-se de uma doença típica de afrodescendentes e é rara entre caucasianos, o que sugere uma predisposição genética. Os indivíduos afetados costumam ter contagem de linfócitos CD4 abaixo de 200 células/mm^3 e carga viral elevada. No entanto, há descrição de alguns casos de HIVAN em AIDS aguda, ainda na fase de soroconversão.

O diagnóstico só pode ser confirmado com a biópsia renal, que revela glomeruloesclerose segmentar e focal (habitualmente forma colapsante), acompanhada de alterações microcísticas tubulares.

Sua patogênese ainda não está totalmente esclarecida, mas a presença de vírus ou proteínas virais nas células epiteliais renais parece ter um papel importante, assim como a predisposição genética e o desequilíbrio no sistema de citocinas.

A chave do tratamento é o esquema HAART, o que pode retardar a progressão da doença e, em alguns raros casos relatados, promover a regressão. O uso dos inibidores da enzima conversora de angiotensina (IECA), associados ou não aos bloqueadores do receptor de angiotensina II, também parece ter um papel importante na evolução desses pacientes. Já a utilização de corticosteróides (droga utilizada na glomeruloesclerose segmentar focal idiopática) é bastante polêmica, uma vez que poderia comprometer ainda mais a imunidade já afetada desses pacientes. Alguns trabalhos, sem muita evidência estatística, têm advogado seu uso em casos selecionados.

Outras glomerulopatias são descritas de forma bem menos freqüente em portadores do HIV. Dentre elas se destacam nefropatia por IgA, glomerulonefrite pós-infecciosa (imunocomplexo), glomerulonefrite lúpus-*like*, glomerulonefrite membranoproliferativa (habitualmente nas co-infecções com o vírus da hepatite C), lesões mínimas e microangiopatia trombótica.

Com a maior sobrevida destes pacientes após a introdução do atual esquema antiviral, outras causas de IRC não relacionadas à AIDS (por exemplo, hipertensão e diabetes) têm surgido com mais freqüência, levando esses pacientes à terapia renal substitutiva.

A terapia dialítica (hemodiálise ou diálise peritoneal) segue recomendações similares às dos demais não-portadores do HIV, excetuando-se as precauções com o manejo dos capilares e linhas que sempre devem ser descartadas.

O transplante renal não está contra-indicado, apesar de sua realização ainda ser rara no Brasil. No exterior, há experiências promissoras nesse sentido.

DISTÚRBIOS HIDROELETROLÍTICOS

Os distúrbios hidroeletrolíticos (ver Capítulo 3) são extremamente comuns nos portadores do HIV, uma vez que eles fazem uso regular de grande quantidade de medicamentos com diferentes efeitos adversos, além de estarem sujeitos a inúmeras infecções oportunistas.

Sódio

A hiponatremia é o DHE mais comum em pacientes com AIDS. Dentre suas causas merecem destaque a síndrome da secreção inapropriada de hormônio antidiurético

(SIADH), relacionada a infecções pulmonares ou neuroinfecções; a insuficiência adrenal, desencadeada por infecções sistêmicas graves ou comprometimento direto das glândulas supra-renais por agentes oportunistas; e a perda renal de sódio, secundária a medicações freqüentemente utilizadas nesses pacientes, como a anfotericina e a pentamidina.

Já a hipernatremia pode ser desencadeada por *diabetes insipidus* nefrogênico (secundário ao uso de anfotericina ou foscarnet, por exemplo) ou qualquer situação em que haja depleção de volume.

Potássio

A acidose, a insuficiência adrenal e a insuficiência renal – independentemente de etiologia – costumam elevar o potássio sérico, como em qualquer outro paciente. Nos portadores do HIV, o uso de trimetoprima e pentamidina é bastante freqüente e pode levar à hipercalemia. Tais medicações têm ação no túbulo renal distal semelhante aos diuréticos poupadores de potássio. Outra causa importante de hipercalemia a ser lembrada nesse grupo de pacientes é a rabdomiólise, diagnosticada por meio de dores musculares, urina escura e creatinofosfoquinase (CPK) elevada.

Os freqüentes episódios diarréicos nos portadores de AIDS costumam levar à hipocalemia, que pode ser agravada pela alcalose metabólica secundária a vômitos e drenagem gástrica por sonda. Algumas medicações anti-retrovirais, como o tenofovir e adefovir, têm sido implicadas em lesões de túbulo proximal, o que desencadeia a síndrome de Fanconi. Outras drogas bastante implicadas na hipopotassemia são o corticóide e a anfotericina.

A manutenção da hipocalemia pode piorar o prognóstico da IRA como já demonstrado em alguns estudos, por isso sempre deve ser corrigida.

Magnésio

A anfotericina e a pentamidina podem gerar hipomagnesemia por lesão tubular renal. Em pacientes etilistas crônicos com AIDS podemos observar quadros graves de hipomagnesemia. Devemos sempre corrigir esse distúrbio, pois a manutenção da hipomagnesemia também pode piorar o prognóstico da IRA, como já demonstrado em alguns estudos.

Cálcio

As doenças granulomatosas (tuberculose, por exemplo) e a infecção disseminada por citomegalovírus podem causar hipercalcemia. Geralmente esses pacientes são manejados com hidratação e diurético de alça, corticóide e eventualmente em hipercalcemias graves com bifosfonados e calcitonina.

Já o uso do foscarnet, pentamidina e didanosina costuma baixar o nível sérico do cálcio. Nem todos os laboratórios dosam o cálcio ionizável, por isso quando dosamos o cálcio total sempre devemos estar atentos a fazer a correção pela albumina, visto que esses pacientes têm freqüentemente hipoalbuminemia. Para cada 1g/dL de albumina abaixo de 4g/dL (valor normal) devemos somar 0,8 mg/dL no resultado da dosagem direta do cálcio total. Assim, um paciente com cálcio total de 8mg/dL, mas com albumina sérica de 3g/dL, após a correção, terá verdadeiramente cálcio sérico de 8,8mg/dL.

DISTÚRBIOS ACIDOBÁSICOS

A acidose láctica tipo A (secundária à hipoperfusão tecidual) costuma estar presente nos casos de sepse ou hipoxemia grave. Já a tipo B (desencadeada por alterações enzimáticas) é bastante rara e pode ocorrer em usuários de algumas medicações antivirais, sobretudo inibidores da transcriptase reversa. Sempre devemos dosar o lactato arterial em pacientes com quadros de sepse na unidade de emergência.

As freqüentes diarréias, secundárias a drogas ou infecções oportunistas, podem levar à acidose hiperclorêmica. Já as infecções pulmonares, inicialmente, desencadeiam taquipnéia e, conseqüentemente, alcalose respiratória. Se não corridas precocemente, podem gerar fadiga muscular e hipoventilação, desencadeando acidose respiratória.

A síndrome de Fanconi (acidose tubular renal proximal com perda de bicarbonato, fósforo, aminoácidos, glicose e potássio na urina) pode ocorrer com o uso de adefovir e tenofovir, conforme citado anteriormente. Eventualmente, o esquema de drogas anti-retrovirais deve ser modificado para a reversão do quadro.

DÚVIDAS FREQÜENTES

Diante do amplo arsenal terapêutico existente atualmente, torna-se inviável memorizar o ajuste de doses dos antimicrobianos de acordo com a função renal do paciente, bem como as modificações posológicas necessárias durante as diversas modalidades dialíticas. Recomendamos, sempre que necessário, consultar guias destinados a esse fim (*The Sanford – Guide to Antimicrobial Therapy* ou Guia de Utilização de Antiinfecciosos e Recomendações para Prevenção de Infecções Hospitalares do Hospital das Clínicas da Faculdade de Medicina da Universidade de São Paulo, por exemplo).

Outra dúvida bastante freqüente diz respeito ao uso dos anti-retrovirais em pacientes internados, sobretudo em ambiente de terapia intensiva, uma vez que sua absorção através do trato gastrintestinal é errática e os efeitos colaterais (renais e não-renais) e interações medicamentosas são inúmeros.

Apesar de não haver evidência abundante, a literatura sugere que naqueles indivíduos que usam o esquema antiviral e que estão com a doença de base controlada (carga viral indetectável e dosagem de CD4 alta) a medicação deve ser mantida. Já aqueles que não têm a doença controlada devem ter suas drogas suspensas. Para os que ainda não iniciaram tratamento específico para o HIV (sejam eles recém-diagnosticados ou não), devem fazê-lo durante a internação hospitalar apenas se o motivo da admissão estiver relacionado à AIDS. Caso contrário, a introdução de tais medicações deve ser feita após a alta hospitalar, em ambiente ambulatorial. O infectologista deve ser consultado sempre que possível em tais situações. O quadro 10.2 sumariza os efeitos colaterais nefrológicos dos principais agentes anti-retrovirais.

Quadro 10.2 – Principais medicamentos com efeitos adversos renais usados na AIDS.

Droga	Efeito adverso renal
Aciclovir	NTA e nefropatia obstrutiva por cristais
Adefovir	Síndrome de Fanconi
Aminoglicosídeos	NTA
Anfotericina	NTA, hipomagnesemia, ATR, hipocalemia e hipercalemia
Cidofovir	Tubulopatia proximal com perda de bicarbonato
Foscarnet	Hipocalcemia, hipercalcemia, hipomagnesemia, hiperfosfatemia, hipofosfatemia e *diabetes insipidus* nefrogênico
Indinavir	Nefropatia obstrutiva por cristais, litíase
Pentamidina	NTA, hipercalemia e hipocalcemia
Rifampicina	NIA
Sulfadiazina	NIA e nefropatia obstrutiva por cristais

NTA = necrose tubular aguda; ATR = acidose tubular renal; NIA = nefrite intersticial aguda.

RESUMO

- Diante da grande complexidade que os portadores de HIV representam e da variedade de manifestações renais, é fundamental, para nós médicos, um raciocínio diagnóstico global, levando em conta as manifestações desencadeadas pelo próprio vírus, assim como pelos agentes oportunistas e medicações utilizadas. O tratamento, na grande maioria das vezes, deve ser dirigido ao fator causal.
- Na unidade de emergência é fundamental a distinção entre IRA, IRC e IRC agudizada, pois nem toda situação requererá internação hospitalar (ver Capítulo 2).
- Em algumas situações no atendimento ao paciente com AIDS são necessários o concurso de diversos especialistas como o infectologista, o nefrologista e eventualmente o urologista, definindo metas de assistência na unidade de emergência e metas de assistência para o seguimento ambulatorial.
- Sempre devemos ser cuidadosos quanto ao emprego de drogas com potencial nefrotóxico, devendo assim evitá-las quando possível (por exemplo, antiinflamatórios não-hormonais, contraste) e, quando seu uso for imprescindível, corrigir a dose de acordo com a função renal atual.

BIBLIOGRAFIA

1. APPEL G: Viral infections and the kidney: HIV, hepatitis B, and hepatitis C. *Cleve Clin J Med* 74:353-360, 2007.

2. DE SILVA TI, POST FA, GRIFFIN MD, DOCKRELL DH: HIV-1 infection and the kidney: an evolving challenge in HIV medicine. *Mayo Clin Proc* 82:1103-1116, 2007.

3. HUANG L, QUARTIN A, JONES D, HAVLIR DV: Intensive care of patients with HIV infection. *N Engl J Med* 355:173-181, 2006.

4. RAO TKS, CHANDER PN: Secondary focal segmental glomerulosclerosis, in *Comprehensive Clinical Nephrology*, edited by Feehally J, Floege J, Johnson R, Elsevier, Philadelphia, 2003, pp 283-294.

5. MONAHAN M, KLOTMAN PE: Kidney disorders associated with HIV infection, in *Primer on Kidney Diseases: National Kidney Foundation*, edited by Greenberg A, Philadelphia, Elsevier-Saunders, 2005, pp 273-278.

6. RÖLING J, SCHMID H, FISCHEREDER M, et al: HIV-associated renal diseases and highly active antiretroviral therapy-induced nephropathy. *Clin Infect Dis* 42:1488-1495, 2006.

7. http://www.uptodateonline.com (accessed January 2008).

11
Insuficiência Renal Aguda Pós-Renal (Obstrutiva)

Patricia Malafronte
Alexandre Danilovic

INTRODUÇÃO

A insuficiência renal aguda (IRA) é caracterizada pelo rápido declínio da função renal (horas a dias) com acúmulo de compostos nitrogenados. A deterioração da função renal idealmente é definida a partir de um patamar prévio, que pode não ser o normal. Geralmente, usamos o ritmo de filtração glomerular ou somente a creatinina sérica para avaliar a função renal, embora outras funções também possam estar afetadas (ver Capítulo 1).

O acúmulo de compostos nitrogenados é o principal marcador da IRA e o mais facilmente determinado em laboratório. Um segundo marcador é a presença de oligúria ou anúria que ocorre em 50 a 70% dos casos.

A incidência de IRA é em torno de 1 a 2% das admissões hospitalares, ocorrendo em até 5% dos pacientes internados e em 5 a 20% dos pacientes na unidade de terapia intensiva. A IRA é um fator de risco independente para pior prognóstico e maior mortalidade.

Como sabemos, as causas de IRA podem ser de origem renal, pré-renal ou pósrenal. Neste capítulo discutiremos a IRA pós-renal (obstrução do trato urinário) no paciente adulto.

OBSTRUÇÃO DO TRATO URINÁRIO

DEFINIÇÃO

A nefropatia obstrutiva é uma desordem renal que se inicia com alterações hidrodinâmicas e hemodinâmicas, levando a alterações celulares em todos os compartimentos renais e, finalmente, atrofia tubular e fibrose intersticial.

A obstrução do trato urinário é causa comum de perda de função renal, que pode ser reversível com o tratamento, podendo ocorrer em uma variedade de circunstâncias clínicas, não só em doenças intrínsecas do trato urinário, mas também em doenças originárias de outros órgãos, como, por exemplo, o câncer de colo uterino.

INCIDÊNCIA E CAUSAS

Nos Estados Unidos, em 1985, ao redor de 166 pacientes por 100.000 habitantes foram internados com o diagnóstico presuntivo de uropatia obstrutiva, e por volta de 387 visitas médicas por 100.000 habitantes foram atribuídas à uropatia obstrutiva. Durante 1985 a 1993, 4.869 pacientes com diagnóstico de nefropatia obstrutiva evoluíram para insuficiência renal crônica estágio 5 e iniciaram terapia renal substitutiva. Desses 4.869 pacientes, 6,9% eram jovens com idade menor que 20 anos, 35,7% apresentavam idade entre 20 e 64 anos e 57,4% deles tinham idade superior a 64 anos.

A incidência de hidronefrose relatada em um estudo retrospectivo de 32.360 necropsias observou a presença de hidronefrose em 3,8% dos casos (3,9% em homens e 3,6% em mulheres). Nesse estudo, a incidência da manifestação clínica de obstrução urinária antes do óbito não foi relatada, mostrando que nesses pacientes a hidronefrose foi um achado incidental de necropsia. Acredita-se que a freqüência de obstrução urinária seja bem maior do que a relatada.

As causas adquiridas de obstrução do trato urinário podem ser intrínsecas (50%) ou extrínsecas (50%). A obstrução intrínseca ocorre devido a tumores, cálculos, coágulos ou necrose de papila renal. Enquanto a obstrução extrínseca decorre principalmente de doenças prostática e ginecológica e tumores colorretal e retroperitoneal. As principais causas adquiridas de obstrução do trato urinário estão listadas no quadro 11.1.

Em adultos, a incidência e as causas de obstrução do trato urinário variam de acordo com a idade e o sexo do paciente. Por exemplo, a nefrolitíase representa a causa mais comum de obstrução intrínseca ureteral em jovens do sexo masculino.

Quadro 11.1 – Principais causas adquiridas de obstrução do trato urinário.

Trato urinário superior
- Cálculo
- Coágulo
- Necrose de papila
- Tumor ureteral
- Tumor extra-urológico
- Iatrogênica: cirurgia ginecológica, vascular, geral e urológica
- Fibrose retroperitoneal
- Síndrome de lise tumoral

Trato urinário inferior
- Coágulo
- Corpo estranho
- Cálculo
- Tumor de bexiga
- Hiperplasia prostática benigna
- Estenose de uretra
- Tumor de próstata

Nos Estados Unidos, 20% da população em algum momento da sua vida apresentará cálculo renal sintomático, com predomínio do sexo masculino sobre o feminino. Os cálculos de oxalato de cálcio são os mais comuns e, quando causam obstrução, essa tende a ser aguda, unilateral e intermitente, sem impacto na função renal a longo prazo. Já quando um cálculo afeta um rim único, a evolução pode cursar com quadro de anúria súbita e IRA. Os cálculos causam obstrução do fluxo urinário ao longo do ureter, principalmente no local de estreitamentos, como a junção ureteropélvica e a junção ureterovesical.

O depósito de cristais dentro dos túbulos renais também leva à obstrução intrínseca do trato urinário. Esses cristais podem ser de ácido úrico ou de drogas que precipitam na urina, como a sulfonamida, o aciclovir, o indinavir, o atazanavir e o ciprofloxacino (ver Capítulo 17). No caso de mieloma múltiplo, a obstrução ocorre pela precipitação da proteína de Bence Jones na pelve renal e túbulos renais.

Outra causa de obstrução intrínseca ureteral é a necrose de papila renal que pode ser secundária a traço ou doença falciforme, abuso de analgésicos, amiloidose, pielonefrite aguda ou *diabetes mellitus.*

Em jovens do sexo feminino, a gestação e a neoplasia pélvica são as principais causas de obstrução urinária extrínseca. Estudos demonstraram que mais de dois terços das mulheres apresentam algum grau de dilatação do sistema coletor no terceiro trimestre da gestação, comumente devido à obstrução ureteral mecânica pela dextroversão uterina e por elevados níveis de progesterona. A grande maioria desses casos é subclínica e resolve-se completamente após o parto. Raramente ocorre obstrução urinária bilateral evoluindo para IRA.

Neoplasia maligna pélvica, especialmente adenocarcinomas de colo uterino, representa a segunda maior causa de uropatia obstrutiva extrínseca em mulheres. O prolapso uterino, doença inflamatótria pélvica, cisto de ovário e massa uterina benigna também podem causar obstrução.

A uropatia obstrutiva ocorre mais freqüentemente em homens com idade superior a 60 anos. A hiperplasia benigna de próstata é a causa mais comum de obstrução urinária extrínseca e cursa com os seguintes sintomas: jato urinário fraco, urgência miccional, dificuldade de iniciar a micção, esvaziamento incompleto da bexiga e noctúria. As neoplasias malignas geniturinárias ocasionalmente podem resultar em obstrução do trato urinário. O câncer de bexiga é a segunda maior causa maligna de obstrução ureteral. O câncer de próstata também pode causar obstrução urinária, por meio da compressão infravesical e invasão de orifício ureteral. Embora tumores uroteliais da pelve renal, ureter e uretra sejam raros, eles também podem levar à obstrução.

ASPECTOS CLÍNICOS E LABORATORIAIS

A obstrução do trato urinário deve ser considerada em todo paciente com insuficiência renal sem causa definida. É de suma importância a história clínica do paciente como tipo e duração dos sintomas, número de infecções urinárias, padrão da ingestão de líquidos e volume urinário, história prévia de calculose, doenças malignas, doenças ginecológicas, síndrome da imunodeficiência adquirida (AIDS), realização de cirurgia recente e uso de drogas.

As manifestações clínicas da obstrução do trato urinário variam de acordo com a causa, local (trato urinário superior ou inferior), gravidade (parcial ou completa), unilateral ou bilateral, duração (aguda ou crônica) da obstrução e a presença de complicações, tais como infecção do trato urinário (ITU).

Na nefropatia obstrutiva unilateral de início súbito, os pacientes podem apresentar sintomas do trato urinário inferior, tais como dificuldade na micção, aumento da freqüência urinária, noctúria, dor em flanco e cólica renal (resultado da distensão abrupta da cápsula renal, do sistema coletor ou da bexiga), com ou sem a presença de massa abdominal. Já em casos de obstrução bilateral ou obstrução de rim único, os pacientes podem cursar com insuficiência renal aguda, particularmente com quadro de anúria ou oligoanúria.

Os pacientes com obstrução parcial do trato urinário evoluem com volume urinário normal ou elevado, devido à lesão tubular (dano na reabsorção de sódio e na concentração urinária), causando sintomas de nictúria ou polaciúria, apesar da redução do ritmo de filtração glomerular. Os defeitos causados pela lesão tubular também incluem acidose metabólica hipercalêmica e hiperclorêmica.

Hematúria macroscópica em paciente com IRA ou insuficiência renal crônica (IRC) deve alertar a possibilidade de nefropatia obstrutiva por tumor, coágulos ou cálculos. Pacientes com evolução lenta e progressiva da obstrução bilateral do trato urinário podem apresentar sintomas de insuficiência renal crônica (IRC), tais como fadiga, anorexia, palidez, sonolência, irritabilidade neuromuscular, náuseas, vômitos, dispnéia e edema periférico.

Raramente há casos de obstrução do trato urinário unilateral que cursa com anúria e IRA, e quando isso acontece é devido ao espasmo ureteral ou vascular mediado pela ativação autonômica do rim não obstruído, porém deve-se também investigar causa anatômica do trato urinário.

Hipertensão arterial pode ocorrer ocasionalmente, dependendo do tipo e da duração da obstrução, o mecanismo permanece incerto; acredita-se que nos casos de obstrução unilateral aguda ocorre ativação do sistema renina-angiotensina com aumento da secreção de renina do lado do rim obstruído, como acontece na estenose de artéria renal. Já nos casos de obstrução bilateral aguda ou obstrução de rim único, a secreção de renina está normal e a hipertensão ocorre devido à hipervolemia secundária à insuficiência renal. Ocasionalmente, os pacientes com nefropatia obstrutiva podem evoluir com policitemia devido ao aumento na síntese e liberação de eritropoetina.

No exame físico primeiramente deve-se avaliar a estado volêmico do paciente. A avaliação abdominal pode detectar a presença de massa em flanco ou região suprapúbica, correspondendo à hidronefrose ou à distensão de bexiga, respectivamente. O exame ginecológico em mulheres e o toque retal são mandatórios para todos os pacientes com suspeita de obstrução urinária. Uma história cuidadosa e bem direcionada e um exame físico completo freqüentemente revelam a causa específica da obstrução urinária.

O exame de urina pode ser normal em pacientes com obstrução do trato urinário mesmo na presença de insuficiência renal grave. Freqüentemente, há presença de hematúria microscópica e leucocitúria, dependendo da causa da obstrução e, ocasionalmente, pode haver hematúria macroscópica. Proteinúria, comumente, está ausente, mas quando presente, geralmente é menor que 1,5g/24h. Cilindros urinários hialinos, granulares e leucocitários podem estar presentes, esse último quando houver a presença de infecção renal. A cultura de urina deve ser realizada em todos os portadores de obstrução do trato urinário, independente da presença ou ausência de piúria, pois a ITU agrava o quadro clínico e mesmo quando a obstrução é unilateral a desobstrução se transforma em prioridade, uma urgência urológica.

O sedimento urinário deve ser avaliado cuidadosamente, pois a presença de cristais de sulfonamidas, cistina ou ácido úrico pode indicar o tipo de cálculo causador da obstrução ureteral ou intra-renal.

Na presença de IRA é difícil interpretar a osmolalidade urinária, a concentração de sódio e a dosagem de creatinina na urina; nesses casos, os índices urinários geralmente são semelhantes aos vistos na necrose tubular aguda, na qual ocorre diminuição da osmolalidade, aumento da concentração de sódio urinário e diminuição da relação creatinina urinária/creatinina plasmática. Na ausência de IRA, os índices urinários são semelhantes aos da IRA pré-renal, com baixa concentração de sódio e alta osmolalidade urinária.

Os eletrólitos séricos podem indicar acidose metabólica hiperclorêmica, devido à lesão do túbulo distal, com diminuição da reabsorção de sódio pela redução da atividade da bomba Na^+-K^+-ATPase. Pode ocorrer também a hipercalemia com acidose metabólica hiperclorêmica (acidose tubular renal distal tipo 4) na nefropatia obstrutiva, porém essa alteração pode estar presente na nefropatia diabética e na nefrite intersticial crônica.

No caso de IRA obstrutiva, a proporção de uréia e da creatinina séricas permanece em torno de 20:1, ao contrário da IRA pré-renal, na qual geralmente é superior a 40:1.

AVALIAÇÃO RADIOLÓGICA

Há uma variedade de exames radiológicos para detectar a obstrução do trato urinário, cada qual apresenta suas vantagens e desvantagens, incluindo a capacidade de identificar o local e a causa da obstrução.

RADIOGRAFIA SIMPLES DE ABDOME

Esse exame faz parte da investigação de obstrução do trato urinário, pois é útil para determinar o tamanho e a forma dos rins e detectar a presença de litíase renal como causa da obstrução.

ULTRA-SONOGRAFIA

Quando há suspeita de obstrução urinária a ultra-sonografia (US) deve ser realizada, pois apresenta alta sensibilidade (90%) e especificidade para o diagnóstico de hidronefrose. Além disso, é um exame não-invasivo, de baixo custo e pode ser repetido freqüentemente mesmo em pacientes com IRA. A US pode determinar o tamanho e a forma dos rins, a presença de dilatação na pelve e nos cálices e demonstrar o afilamento do córtex em casos de hidronefrose grave. A medida do espessamento do parênquima renal é útil como marcador indireto da duração da obstrução. Existem casos de obstrução urinária em que a ultra-sonografia não detecta a hidronefrose nas primeiras 48 horas, ou ainda, quando ela está ausente apesar da obstrução.

Nesse exame, podem ocorrer resultados falso-negativos, como no caso de desidratação, presença de pelve intra-renal, nefrocalcinose, fibrose retroperitoneal e caliectasia por cistos corticais, e resultados falso-positivos podem ser vistos em 8 a 26% dos casos de pelve extra-renal, cistos parapélvicos, refluxo vesicoureteral ou alto fluxo urinário. A US não pode excluir obstrução urinária nos casos de forte suspeita clínica de obstrução em pacientes com alterações agudas da função renal e da diurese sem evidência de hidronefrose ao exame. Combinada à radiografia de abdome simples, a US apresenta sensibilidade de 78% para a identificação de cálculo urinário obstrutivo.

TOMOGRAFIA COMPUTADORIZADA

Esse exame é bastante utilizado principalmente nos casos em que a US e a radiografia simples não identificaram a obstrução. A tomografia computadorizada (TC) tem a vantagem de detectar uma dilatação do sistema urinário sem o uso de contraste. É muito útil em delimitar órgãos pélvicos (bexiga e próstata), bem como demonstrar anormalidades (distensão ou obstrução de bexiga) secundárias ao aumento da próstata. A TC é excelente para determinar as causas intrínsecas, com sensibilidade para litíase ureteral de 100% e extrínsecas de obstrução como fibrose retroperitoneal, linfadenopatia e hematoma. Esse exame também pode detectar doenças extra-urinárias e estabelecer causas de dor não-urogenitais. Todas essas vantagens fazem da TC helicoidal sem contraste o exame de escolha para o paciente com dor aguda em flanco. A TC é superior na resolução e representação dos detalhes em relação à US.

RESSONÂNCIA MAGNÉTICA

Pode ser utilizada para explorar a obstrução do trato urinário, porém é um procedimento mais caro e pode não demonstrar a presença de cálculo renal (sensibilidade de 69%). Esse procedimento deve ser evitado em pacientes portadores de IRC estágio 5 (*clearance* de creatinina < 30mL/min/1,73m^2), pois há relatos de pacientes dialíticos que evoluíram com fibrose sistêmica nefrogênica após o uso do gadolíneo. Ainda é incerto se o gadolíneo é o responsável pela fibrose sistêmica nefrogênica, porém a exposição ao gadolíneo foi documentada em todos os casos dessa doença. Até hoje, todos os casos de fibrose sistêmica nefrogênica ocorreram em pacientes portadores de IRC e a grande maioria já em tratamento dialítico.

UROGRAFIA OU PIELOGRAFIA INTRAVENOSAS

A urografia ou pielografia intravenosas não deve ser utilizada na urgência, pois demanda tempo, necessita de uso de contraste nefrotóxico e apresenta baixa acurácia diagnóstica quando comparada à tomografia computadorizada. Esse exame está indicado nos casos de suspeita de obstrução do trato urinário superior em pacientes com função renal normal, não-alérgicos ao contraste e não-gestantes. Esse exame pode fornecer dados anatômicos e funcionais, particularmente do ureter, e a localização da obstrução. Devido à nefrotoxicidade do material utilizado para contraste, especialmente em pacientes de alto risco como diabéticos e renais crônicos, esse exame tem sido substituído por outros exames complementares como US, TC e ressonância magnética. Porém, devido à alta capacidade de detectar o local da obstrução em uma porção significativa de casos e de descrever a anatomia do trato urinário, ele ainda continua sendo um método útil para o diagnóstico.

RENOGRAFIA ISOTÓPICA E COM DIURÉTICO

Renografia isotópica apresenta 90% de sensibilidade para realizar o diagnóstico de obstrução do trato urinário superior. É também altamente específica, embora a dilatação da pelve renal ou de ureter devido às causas não-obstrutivas possa resultar em diagnóstico falso-positivo. Não tem utilidade na urgência, pois demanda tempo e não faz diagnóstico etiológico. A renografia com diurético é utilizada para diferenciar a dilatação com obstrução e dilatação sem obstrução. Após a infusão do agente radioisótopo, é administrado um diurético de alça (furosemida). No caso de dilatação com obstrução, após a administração do diurético não ocorre excreção urinária.

TRATAMENTO CLÍNICO

O reconhecimento precoce da presença de obstrução urinária é um fator importante, uma vez que o grau de perda de função renal está inversamente relacionado com a duração da obstrução.

A abordagem adequada inicia-se com a monitorização do paciente por meio de controle rigoroso do balanço hídrico, sondagem vesical e controle da diurese, controle dos sinais vitais, sobretudo da pressão arterial, se necessário utilizar medidas intra-arteriais de pressão arterial média e controle de peso, quando possível. Os pacientes com obstrução urinária completa e bilateral encontram-se anúricos, portanto, deve-se restringir volume para evitar as complicações de hipervolemia como edema, hipertensão, insuficiência cardíaca, hiponatremia e edema agudo pulmonar. Já os pacientes com obstrução urinária parcial podem necessitar de reposição volêmica, uma vez que evoluem com diurese normal ou até mesmo aumentada devido à disfunção tubular.

Comumente, os pacientes apresentam acidose metabólica e hipercalemia, e ambas devem ser corrigidas, assim como qualquer outro distúrbio hidroeletrolítico. Para prevenir a hipercalemia, deve-se diminuir a ingestão de potássio, evitar o uso de drogas que interfiram com sua excreção e tratar agressivamente as hipercalemias graves ou sintomáticas por meio de infusão intravenosa de cálcio, soluções polarizantes (glicose e insulina), uso de agonistas β_2, correção da acidose, resinas de troca iônica, e se necessário hemodiálise.

No caso de hipertensão arterial associada à obstrução urinária, está indicado o tratamento medicamentoso. Alguns estudos relatam que após a correção cirúrgica da obstrução unilateral pode ocorrer o controle da pressão arterial.

Todo quadro de ITU com ou sem pielonefrite deve ser tratado nos portadores de obstrução do trato urinário com antibioticoterapia baseada em cultura, mas deve-se iniciar o antibiótico antes mesmo do resultado da cultura, e se preciso mudar posteriormente. Devem ser utilizados antibióticos que apresentam alta concentração no sistema urinário, como, por exemplo, a ceftriaxona. Essa medida é importante porque a maior causa de mortalidade em pacientes com IRA é a sepse.

Sempre antes da manipulação do trato urinário deve ser realizada a profilaxia com a administração de antibiótico parenteral 1 hora antes do procedimento e algumas horas após nos portadores de nefropatia obstrutiva para reduzir a incidência de infecção.

Há casos de IRA obstrutiva em que o tratamento dialítico (hemodiálise, diálise peritoneal e hemofiltração) é emergencial por haver risco iminente para a vida do paciente. Entretanto, a melhor conduta é prevenir a necessidade de diálise de urgência pela prática da indicação precoce de diálise antes do surgimento do quadro de uremia franca e/ou de complicações clínicas, metabólicas e eletrolíticas. As principais indicações dialíticas estão citadas no quadro 11.2 e no quadro 11.3 podemos visualizar um algoritmo para o tratamento clínico da obstrução.

Quadro 11.2 – Principais indicações de diálise.

- Hiperpotassemia: acima de 5,5mEq/L com alterações ao ECG ou maior que 6,5mEq/L, refratária às medidas clínicas
- Hipervolemia: edema periférico, derrames pleural e pericárdico, ascite, hipertensão arterial e insuficiência cardíaca congestiva (ICC)
- Uremia: sistema nervoso central (sonolência, tremores, coma e convulsões), sistema cardiovascular (pericardite e tamponamento pericárdico), pulmões (congestão pulmonar e pleurite), aparelho digestório (náuseas, vômitos e hemorragias digestivas)
- Acidose metabólica grave
- Outras: hipo ou hipernatremia, hipo ou hipercalcemia, hiperuricemia, hipermagnesemia, hemorragias devido a distúrbios plaquetários, ICC refratária, hipotermia e intoxicação exógena

Quadro 11.3 – Algoritmo das condutas clínicas na uropatia obstrutiva.

- Assegurar que o volume intravascular esteja expandido
- Manter a pressão arterial média acima de 80mmHg, hematócrito acima de 30% e oxigenação tecidual adequada
- Evitar hiper-hidratação
- Corrigir hipercalemia e acidose metabólica
- Tratar hipertensão arterial
- Tratar infecções
- Indicar procedimento dialítico, se necessário

MANEJO NA FASE POLIÚRICA

A diurese após a correção da obstrução bilateral do trato urinário requer cuidados especiais, pois pode ocorrer poliúria com importante perda de água, sódio, potássio, bicarbonato, fosfato, cloro e cátions divalentes. A poliúria (> 500 a 1.000mL/hora) é causada por disfunção tubular, diurese osmótica e liberação do fator natriurético. Usualmente, necessita de reposição volêmica com solução fisiológica a 0,45% e reposição de bicarbonato, potássio e outros eletrólitos.

Na fase poliúrica, é fundamental a reposição hidroeletrolítica para evitar novos danos renais ou outras complicações, como arritmia cardíaca por hipocalemia, hipovolemia, hipercalcemia, hipo ou hipernatremia. A diurese após desobstrução freqüentemente é autolimitada, podendo permanecer por dias a semanas, em raros casos permanece por meses. Deve-se tomar cuidado com a reposição de volume, pois em muitos casos sua infusão excessiva pode prolongar a fase poliúrica.

A recuperação da função renal ocorre em 7 a 10 dias após a desobstrução, porém alguns pacientes com IRA grave, mesmo após a desobstrução, podem necessitar de diálise durante algumas semanas até ocorrer a recuperação da função renal.

TRATAMENTO UROLÓGICO

A insuficiência renal por obstrução urinária freqüentemente é uma urgência urológica que necessita de tratamento cirúrgico com derivação. Dessa forma, o urologista deve estar comprometido com o tratamento desde o diagnóstico pelo nefrologista.

Uma vez estabelecido o diagnóstico de obstrução, esse deve ser corrigido o mais rápido possível e o tipo de intervenção dependerá da localização, do grau e da etiologia da obstrução, da presença ou ausência de complicações e doenças concomitantes, bem como da condição geral do paciente.

A primeira derivação ureteral endoscópica utilizando um cateter de silicone foi relatada por Zimskind et al em 1967. Durante as últimas décadas, o cateter de duplo J vem sendo utilizado freqüentemente pelos urologistas. Apesar dos avanços técnicos endourológicos, a passagem de cateter duplo J pode ser desafiante ou mesmo impossível.

Alternativamente, a nefrostomia percutânea pode ser empregada, sendo considerado um método eficiente, porém com o inconveniente de ser uma derivação externa. A escolha entre a colocação de cateter duplo J ou nefrostomia percutânea para desobstrução ureteral urgente é controversa.

A colocação de cateter duplo J não é possível em cerca de 10% dos casos de obstrução ureteral intrínseca e em cerca de 50% nos casos de obstrução extrínseca. O motivo principal para a não inserção do cateter duplo J nos casos de obstrução extrínseca é a não identificação do meato ureteral durante a cistoscopia, que ocorre em pacientes obstruídos por tumores prostáticos ou vesicais. Nesses casos, recomendamos a nefrostomia percutânea como primeira opção.

Apesar de a insuficiência renal de causa pós-renal ser potencialmente reversível, cerca de 50% das causas de obstrução são neoplasias e, dessas, 89% estão em estágio avançado. Nesses pacientes, a sobrevida após a derivação é de 32% em 5,8 meses (1 a 32 meses). A cistostomia percutânea e a sondagem via uretral devem ser tentadas em obstruções localizadas na uretra. Após a reversão da insuficiência renal, os pacientes obstruídos podem ser tratados de modo definitivo.

Algumas causas de obstrução urinária podem ter tratamento clínico. A síndrome de lise tumoral, que ocorre pelo depósito de cristais de urato no sistema coletor após quimioterapia de massas volumosas, como no linfoma de Burkitt ou tumores germinativos, deve ser tratada inicialmente com hidratação agressiva, alcalinização da urina (pH urinário > 7,0) e alopurinol 300mg/dia. A obstrução urinária por cálculos puros de ácido úrico pode ser resolvida também com essas medidas.

O tumor de próstata em estágio localmente avançado também pode causar obstrução ureteral por infiltração do assoalho da bexiga e acometimento dos meatos ureterais. A castração cirúrgica com orquiectomia bilateral ou medicamentosa com ciproterona 150-200mg/dia ou cetoconazol 200mg/dia ou dietiletilbestrol 2-3mg/dia pode ser eficaz. Geralmente, a resposta ao tratamento ocorre após 48 horas. Na falha do tratamento clínico ou quando há infecção associada, a derivação urinária com nefrostomia percutânea deve ser realizada.

O fundamento do tratamento da IRA é manter o paciente metabolicamente estável, sem os problemas da uremia, evitando danos renais adicionais e tentando, enquanto isso, prevenir possíveis complicações infecciosas, cardiovasculares, nutricionais, respiratórias e digestivas, permitindo que haja tempo para a recuperação da função renal. O quadro 11.4 mostra um algoritmo de condutas urológicas na nefropatia obstrutiva.

Quadro 11.4 – Algoritmo da conduta urológica na nefropatia obstrutiva.

Obstrução ureteral
- Cálculo
  Infecção: cateter duplo J
  Sem infecção: ureterolitotripsia
  Cálculo de ácido úrico puro: bicarbonato, hidratação e alopurinol
  Cálculo de indinavir ou atazanavir: trocar inibidor de protease e hidratação
- Tumor extra-urológico
  Cateter duplo J/nefrostomia
- Tumor de bexiga
  Nefrostomia percutânea se má condição clínica
  Ressecção transuretral (RTU) de bexiga se boa condição clínica
- Tumor de próstata
  Castração cirúrgica ou medicamentosa
  Tunelização endoscópica
  Nefrostomia percutânea

Obstrução infravesical
Sonda vesical de demora
Cistostomia
Alfabloqueador (doxazosina 4mg/dia, tansulosina 0,4mg/dia)
Uretrotomia interna
Ressecção transuretral de próstata

RESUMO

- Em todo paciente com insuficiência renal inexplicada com sedimento urinário benigno deve-se suspeitar de obstrução do trato urinário.
- Obstrução unilateral: diurese normal ou aumentada.

- Obstrução bilateral: anúria e IRA.
- Na obstrução freqüentemente ocorrem acidose metabólica hiperclorêmica com hipercalemia.
- Exame diagnóstico de escolha: TC helicoidal sem contraste.
- Cuidado com a poliúria após desobstrução do trato urinário: manter o paciente em balanço hídrico e controlar os níveis séricos de potássio.
- A reversibilidade da IRA pós-renal está inversamente relacionada ao tempo de duração da obstrução.

BIBLIOGRAFIA

1. HOU SH, BUSHINSKY DA, WISH JB, et al: Hospital-acquired renal insufficiency: a prospective study. *Am J Med* 74:243-248, 1983.

2. KLAHR S. Urinary tract obstruction, in *Diseases of the Kidney & Urinary Tract* (8th ed), edited by Schrier RW, Lippincott William & Wilkins, Philadelphia/PA, 2007, pp 689-715.

3. DANILOVIC A, ANTONOPOULOS IM, MESQUITA JL, LUCON AM: Likelihood of retrograde double-J stenting according to ureteral obstructing pathology. *Int Braz J Urol* 31:431-436, 2005.

4. CURHAN GC: Epidemiology of stone disease. *Urol Clin North Am* 34:287-293, 2007.

5. WU DS, STOLLER ML: Indinavir urolithiasis. *Curr Opin Urol* 10:557-561, 2000.

6. CHOPRA N, FINE PL, PRICE B, ATLAS I: Bilateral hydronefrosis from ciprofloxacin induced crystalluria and stone formation. *J Urol* 164:438, 2000.

7. MURAO F: Ultrasonic evaluation of hydronephrosis during pregnancy and puerperium. *Gynecol Obstet Invest* 35:94-98, 1993.

8. BEACH EW: Urologic complications of cancer of uterine cervix. *J Urol* 68:178-189, 1952.

9. MALETZ R, BERMAN D, PEELLE K, BERNARD D: Reflex anuria and uremia from unilateral ureteral obstruction. *Am J Kidney Dis* 22:870-873, 1993.

10. SHOKEIR AA, EL-DIASTY T, EASSA W, et al: Diagnosis of ureteral obstruction in patients with compromised renal function: the role of noninvasive imaging modalities. *J Urol* 171:2303-2306, 2004.

11. RYDAHL C, THOMSEN HS, MARCKMANN P: High prevalence of nephrogenic systemic fibrosis in chronic renal failure patients exposed to gadodiamide, a gadolinium-containing magnetic resonance contrast agent. *Invest Radiol* 43:141-144, 2008.

12. YU L, ABENSUR H, BARROS EJG, et al: Insuficência Renal Aguda: Diretriz da Sociedade Brasileira de Nefrologia. *J Bras Nefrol* 24:37-39, 2002.

13. ZIMSKIND PD, KELTER TR, WILKERSON SL: Clinical use of long-term indwelling silicone rubber ureteral splints inserted cystoscopically. *J Urol* 97: 840-844, 1967.

SEÇÃO 3

Insuficiência Renal Crônica

12

Emergências no Paciente Renal Crônico

Luiz Antonio Miorin

INTRODUÇÃO

A insuficiência renal crônica compreende múltiplos sintomas e alterações metabólicas envolvidos com a perda progressiva da função renal.

Trata-se de doença cada vez mais prevalente no Brasil e no mundo, pois tem como etiologias principais o *diabetes mellitus* e a hipertensão arterial, doenças que acometem grande parte da população. Estima-se que em 2011 teremos no Brasil 111.000 pacientes em tratamento dialítico. Esse número, atualmente, está em torno de 70.000, sendo que 24% tem idade igual ou maior que 65 anos.

É muito comum o paciente com insuficiência renal crônica descompensada procurar o serviço de emergência, sem sequer saber do seu problema, porém outras vezes atendemos a pacientes já em programa de terapia renal substitutiva como a hemodiálise (80-90%) ou a diálise peritoneal.

FORMAS DE APRESENTAÇÃO COMUNS DOS PACIENTES COM INSUFICIÊNCIA RENAL CRÔNICA AOS SERVIÇOS DE EMERGÊNCIA

UREMIA

Podemos ter como quadros mais comuns a **uremia**, caracterizada por sonolência, apatia, hálito urêmico, náuseas e vômitos, taquipnéia, mioclonias, fasciculações, edema e sangramentos, quase sempre associados à diminuição da diurese.

Esses sintomas costumam ser referidos pelos pacientes ainda sem tratamento e melhoram prontamente com a instituição do tratamento dialítico. Vão estar acompanhados de alterações laboratoriais como aumentos de uréia, creatinina e acidose metabólica. No quadro 12.1, encontram-se as formas de apresentação comuns dos pacientes com insuficiência renal crônica aos serviços de emergência.

Quadro 12.1 – Principais formas de apresentação do paciente com insuficiência renal crônica aos serviços de emergência.

Uremia
Crise hipertensiva
Descompensação cardiocirculatória
Distúrbios eletrolíticos
Sangramento
Complicações relativas ao tratamento

CRISE HIPERTENSIVA

Na crise hipertensiva (ver também Capítulo 5), o paciente em geral apresenta-se com cefaléia, náuseas e vômitos e desconforto torácico, podendo ter dor precordial atípica. Se não tratado, pode evoluir para acidente vascular cerebral ou infarto agudo do miocárdio.

Aproximadamente 80% da população de renais crônicos compreende pacientes hipertensos e a maioria não consegue controle adequado, quase sempre por apresentar ganho de peso excessivo entre as sessões de hemodiálise. Nesse caso, a melhor conduta é utilizarmos droga de ação rápida, porém com meia-vida curta, como é o caso do nitroprussiato de sódio, na dose de 1 a 10µg/kg/min, em bomba de infusão. A meia-vida curta permite o manejo seguro do paciente nas emergências hipertensivas. À medida que o paciente melhora, introduziremos medicamentos por via oral, podendo ser associação de betabloqueadores com inibidores da enzima conversora de angiotensina, ou bloqueadores da atividade simpática de ação central, como a clonidina, ou mesmo bloqueadores dos canais de cálcio, dando preferência aos de ação lenta.

Em algumas situações em que o paciente se mostre resistente a essas medidas e não possa ficar sem a infusão do nitroprussiato para o controle da pressão arterial, devemos usar minoxidil na dose de 5 a 10mg a cada 12 horas por via oral (até 40mg/dia), sempre com betabloqueador e restrição hídrica adequada nos pacientes sem diurese; porém, alguns pacientes respondem a doses altas de furosemida como 160 a 240mg/dia, juntamente com diurético tiazídico (hidroclorotiazida 25mg/dia).

A crise hipertensiva no paciente renal crônico dialítico pode ter componente hipervolêmico e, portanto, ser indicação de diálise de urgência. Esse fato é comum em pacientes que não foram submetidos ao tratamento proposto por terem faltado à sessão de diálise, por exemplo, ou por abuso de dieta líquida.

DESCOMPENSAÇÃO CARDIOCIRCULATÓRIA

Esta poderá ou não estar acompanhada de hipertensão arterial sistêmica, em que a dispnéia e a ortopnéia melhorarão com a diminuição da pressão arterial. Nos casos em que o paciente estiver hipotenso, é importante afastar insuficiência coronariana aguda ou tamponamento cardíaco. Ambas as situações provocam insuficiência circulatória por falência de bomba (choque cardiogênico). A pericardite urêmica, que antecede o tamponamento cardíaco, pode ser diagnosticada na fase inicial como dor atípica torácica que melhora com a posição genupeitoral e é acompanhada de atrito pericárdico, além de supradesnivelamento ao eletrocardiograma de concavidade para cima. Não tratada com diálise, evoluirá para o tamponamento, podendo levar o paciente a óbito. Teremos abafamento de bulhas, má perfusão periférica e eletrocardiograma com baixa voltagem. Há grande aumento da área cardíaca.

Essa condição pode ocorrer mesmo no paciente em programa de diálise e não ser precedida de dor torácica, como costuma ocorrer nos pacientes que ainda não iniciaram a diálise. Requer abordagem cirúrgica com drenagem do pericárdio para a melhora do quadro.

A insuficiência coronariana aguda é muito comum no renal crônico, pois esses pacientes apresentam risco cinco a seis vezes maior do que a população geral, devido aos muitos fatores de risco, às vezes, atuando ao mesmo tempo. Há grande prevalência de anemia e hiper-homocisteinemia por diminuição da filtração glomerular. A uremia e o tratamento dialítico são também fatores de risco. O diagnóstico é baseado no quadro clínico, eletrocardiograma e alterações laboratoriais. Há, porém, elevações falsas de troponina e de creatinofosfoquinase (CPK). O melhor é utilizar a troponina seriada, aliada ao quadro clínico, mesmo que seus valores estejam aumentados no início.

DISTÚRBIOS ELETROLÍTICOS

Hiperpotassemia – o íon K costuma elevar-se na insuficiência renal crônica só nos estágios terminais da doença e tem muita importância pelo fato de poder levar a arritmias cardíacas e predisposição para parada cardíaca em assistolia, já que compete com o íon cálcio, que é necessário para a contração miocárdica. A hiperpotassemia vem acompanhada de acidose metabólica, no renal crônico estágio V, em geral com sintomas de uremia (ver acima) também presentes. À medida que aumenta a concentração do íon K, aparecerão alterações eletrocardiográficas típicas: depresssão da onda P, alargamento do QRS e onda T apiculada. Essas alterações respondem prontamente com a infusão de gluconato de cácio a 10% por via intravenosa, com efeito transitório, em torno de 20 a 30 minutos. O passo seguinte é corrigir a acidose metabólica que vai facilitar a entrada de K nas células. Em seguida, a infusão de glicose com insulina na proporção de 1 unidade de insulina para cada 10g de glicose, solução que pode correr cada 4 horas, respeitando o volume que o paciente possa receber. Resinas trocadoras de íons, como o poliestirenossulfonato de cálcio, que faz troca de Ca^{++} por K^+ no trato digestório, poderão também ser utilizadas por via oral nos pacientes com possibilidade de deglutição ou por meio de *clister* naqueles em que a via oral for impossível. A inalação com beta-adrenérgicos também tem efeito na diminuição do potássio sérico. Mesmo com todas essas medidas, a hemodiálise é a maneira mais eficaz de controlar a hiperpotassemia, e deverá ser indicada nos casos com alteração eletrocardiográfica apesar de as medidas anteriores já terem sido tomadas, principalmente nos pacientes sem diurese. Nos pacientes com diurese, o uso da furosemida, 40-60mg por via intravenosa, pode auxiliar na redução dos níveis de potássio.

A hemodiálise é preferida em relação à diálise peritoneal para controlar a hiperpotassemia (Quadro 12.2).

Outras alterações eletrolíticas podem ser encontradas, como hipo ou hipernatremia, hipo ou hipercalcemia, hiperfosfatemia e hipermagnesemia. Essas condições são mais bem controladas com diálise, principalmente nos pacientes sem diurese. É necessário rever os medicamentos em uso.

Quadro 12.2 – Procedimentos no controle da hiperpotassemia na emergência.

Gluconato de cálcio a 10% por via intravenosa
Correção da acidose metabólica
Solução de glicose e insulina
Resinas trocadoras de íons
Inalação com beta-adrenérgicos
Diuréticos de alça (furosemida)
Hemodiálise

SANGRAMENTO

Em geral, o paciente renal crônico caracteriza-se por apresentar tempo de sangramento alongado secundário à disfunção das plaquetas, com o restante dos exames de coagulação normais. Na vigência de sangramento, o paciente deverá ser avaliado primeiro em relação ao uso prévio de heparina, por exemplo, na última sessão de hemodiálise. A heparina pode ser neutralizada com o uso de solução de protamina em volume igual a cinco vezes o volume infundido de heparina (1mL de protamina neutraliza 1.000 unidades de heparina). Afastada essa possibilidade, ou se o paciente não estiver em programa de diálise e apresente sangramento, devemos: a) corrigir o hematócrito com transfusão; b) usar 7 a 10 unidades de plaquetas em infusão rápida; c) usar acetato de desmopressina (DDAVP) por via intranasal, 10µg (0,1mL) duas vezes ao dia; c) fazer tratamento dialítico. O uso do DDAVP faz aumentar a liberação endotelial do fator VIII. O paciente renal crônico apresenta diminuição numérica das plaquetas, o que não indica reposição caso não haja sangramentos. A vitamina C e os estrogênios aumentam a agregação plaquetária.

COMPLICAÇÕES RELATIVAS AO TRATAMENTO

Relacionadas aos cateteres de permanência para hemodiálise – cateteres utilizados como via de acesso para hemodiálise estão implantados em veia profunda e podem ser a causa de infecções ou de tromboses. Esses cateteres podem ser temporários para uso em uma a duas semanas, ou de permanência longa, quando são implantados com túnel no subcutâneo.

As infecções podem ocorrer no local de saída, que apresenta secreção purulenta ou hiperemia importante, ou como resultado de colonização do cateter (biofilme). Em geral, o paciente apresenta-se com febre que tem relação temporal com a manipulação do cateter durante a hemodiálise ou depois da sessão. Os cateteres nessas condições deverão ser trocados de preferência na mesma unidade do tratamento do paciente, em que deve haver anotações sobre culturas e tempo de permanência.

O paciente sem condições clínicas de ser orientado nesse sentido deverá receber tratamento com antibioticoterapia e remoção do cateter. É prudente lembrar que a sepse no renal crônico sem diurese pode necessitar de infusão de líquido com cautela para evitar descompensação cardiocirculatória aguda.

Esses pacientes cronicamente infectados podem evoluir com endocardite bacteriana como complicação de uso de múltiplos cateteres em veia profunda.

Relacionadas à fístula arteriovenosa – essa também pode ser sítio de infecção, sangramentos ou de tromboses. As infecções em geral têm relação com os locais da punção e podem ser facilmente detectadas ao exame clínico. A ocorrência de infecção nas fístulas é 10 vezes menor do que nos cateteres.

A trombose, quando total, acarretará ausência de fluxo e impossibilitará o uso da fístula. Em geral, nesses casos não há necessidade de intervenções de urgência, por ser a trombose total a causa de poucos sintomas. Devido à comunicação arteriovenosa, os sangramentos podem ser importantes, quer por traumatismo, quer pelos locais da punção.

O tratamento imediato é por compressão do local do sangramento e, eventualmente, intervenção vascular. Os aneurismas, freqüentemente presentes nas fístulas, podem ser causa importante de sangramento.

Outra via de acesso para hemodiálise é o enxerto vascular conectando artéria e veia. Esse tem durabilidade menor que o das fístulas e pode também ser fator de sangramentos, tromboses e infecções. Um enxerto com infecção tem que ser retirado para o controle dessa.

Relacionadas ao cateter de diálise peritoneal – a queixa do paciente nesse caso poderá ser o mau ou o não funcionamento do cateter, que poderá estar deslocado ou obstruído. O diagnóstico requer estudo contrastado realizado em local em que haja protocolo bem definido para evitar contaminação. O achado de cateter peritoneal deslocado de sua posição normal, que é a fossa ilíaca esquerda, pode melhorar com o uso de laxativos. Pode haver também vazamentos pelo orifício de saída e, nesse caso, a diálise peritoneal deverá ser interrompida, pelo menos temporariamente. As infecções de orifício de saída e de túnel podem evoluir para peritonite.

Peritonite – é a complicação mais freqüente em diálise peritoneal. Em geral, o paciente apresenta os sintomas de dor abdominal, febre e líquido turvo à drenagem. A confirmação é por análise citológica, em que teremos mais que 100 células por mL de líquido, com predomínio de neutrófilos em pelo menos 87% dos casos, e a cultura positiva em geral por *Staphylococcus aureus* ou *epidermidis*, sendo que vem aumentando a prevalência de gram-negativos. O melhor é tratarmos o paciente com 1g de vancomicina a cada cinco dias por via intravenosa até o resultado da cultura. Às vezes, é necessário aumentar o número de trocas da diálise peritoneal. Nos pacientes que se apresentam com sinais de sepse, serão necessários internação e uso de antibiótico nas bolsas de diálise (cefalotina 250mg em cada troca) e ceftazidima 2g por via intravenosa por dia. Os esquemas devem ser adaptados com base nas culturas e na evolução clínica. Quando não ocorre melhora em dois a cinco dias, a retirada do cateter poderá resolver o quadro de maneira adequada.

BIBLIOGRAFIA

1. www.abcdt.org.br.
2. www.sbn.org.br.
3. ZATZ R, ROMÃO JE Jr , NORONHA IL: Nephrology in Latin America, with special emphasis on Brazil. *Kidney Int Suppl* 83:S131-134, 2003.
4. XUE JL, FRAZIER ET, HERZOG CA, COLLINS AJ: Association of heart disease with diabetes and hypertension in patients with ESRD. *Am J Kidney Dis* 45:316-323, 2005.
5. GUTTORMSEN AB, UELAND PM, SVARSTAD E, REFSUM H: Kinetic basis of hyperhomocysteinemia in patients with chronic renal failure. *Kidney Int* 52:495-502, 1997.
6. McCULLOUGH PA, SANDBERG KR, DUMLER F, YANEZ JE: Determinants of coronary vascular calcification in patients with chronic kidney disease and end-stage renal disease: a systematic review. *J Nephrol* 17:205-215, 2004.
7. KANDERIAN AS, FRANCIS GS: Cardiac troponins and chronic kidney disease. *Kidney Int* 69:1112-1114, 2006.
8. JABER BL: Bacterial infections in hemodialysis patients: pathogenesis and prevention. *Kidney Int* 67:2508-2519, 2005.
9. TAYLOR G, GRAVEL D, JOHNSTON L, et al: Incidence of bloodstream infection in multicenter inception cohorts of hemodialysis patients. *Am J Infect Control* 32:155-160, 2004.

Seção 4

Métodos Dialíticos

13
Tratamento Dialítico da Insuficiência Renal Aguda

Rosilene Motta Elias

INTRODUÇÃO

A incidência de insuficiência renal aguda (IRA) em hospitais é de 3 a 5%. Em terapia intensiva é ainda mais freqüente, podendo chegar a 30%, dependendo da definição de IRA utilizada. A IRA é uma situação que aumenta consideravelmente a mortalidade. Faz habitualmente parte de uma falência multiorgânica com peso bastante expressivo nos índices de gravidade das unidades de terapia intensiva (UTIs), sendo, portanto, um fator de risco independente de mortalidade.

Como a definição de IRA é diferente entre os estudos, há uma dificuldade no entendimento da sua epidemiologia. Mesmo em estudos homogêneos, como, por exemplo, IRA dialítica entre pacientes em UTI, a mortalidade varia de 44 a 79%. Acredita-se que a incidência de IRA seja maior na atualidade devido ao aumento da idade dos pacientes hospitalizados e do número de co-morbidades, além do aumento de fatores de risco como a própria doença renal crônica, o diabetes e uso de contrastes radiológicos.

Atualmente, tem-se utilizado a classificação de RIFLE (*risk of renal dysfunction, injury to the kidney, failure of kidney function, loss of kidney function, and end stage renal disease*) para estratificar a IRA em gravidade e diferentes evoluções, dependendo do grau de perda de função renal. O tratamento e a abordagem do paciente com IRA dependem da gravidade e inclui otimização do estado hemodinâmico, evitar agressões adicionais, otimizar a nutrição (ver Capítulo 7) e, quando necessário, realizar alguma terapia renal substitutiva. A necessidade de algum método dialítico é de cerca de 50%.

A evolução dos pacientes com IRA vem melhorando nos anos mais recentes, em grande parte devido a um melhor cuidado intensivo, com ressuscitação volêmica vigorosa, atenção à correção de distúrbios hidroeletrolíticos e melhora da monitorização e do tratamento da instabilidade hemodinâmica. Porém, a mortalidade permanece alta, principalmente nos casos de IRA com indicação de diálise.

A técnica de diálise a ser utilizada ainda permanece controversa. Muitos estudos que se propuseram a definir o melhor método de diálise para pacientes com IRA foram feitos baseados em comparações históricas de períodos diferentes. A técnica dialítica para o tratamento da IRA tem que levar em consideração o estado hemodinâmico dos pacientes. O melhor método dialítico apropriado para os pacientes hemodinamicamente instáveis é ainda bastante controverso.

CONCEITOS BÁSICOS EM DIÁLISE

A diálise é principalmente baseada em difusão, na qual ocorre passagem de soluto do meio mais concentrado para o menos concentrado através de membrana semipermeável. A difusão depende, além do peso molecular do soluto em questão, das propriedades da membrana, do fluxo do dialisato ("banho" de diálise) e do fluxo de sangue. Em uma hemodiálise convencional, o fluxo de dialisato utilizado é 500mL/min e o fluxo de sangue entre 300 e 350mL/min.

A própria máquina de diálise realiza o preparo do banho de diálise, misturando a água com uma solução concentrada de bicarbonato e outra de eletrólitos. A água a ser utilizada pelas máquinas de diálise deve ser tratada previamente, sendo o ideal o uso de osmose reversa para esse fim. Algumas máquinas utilizadas na atualidade não necessitam de água tratada encanada até o ambiente da UTI ou de uma unidade de emergência, sendo os banhos preparados em uma sala comum, pela própria máquina (exemplo: *Genius*). Este último equipamento é bastante útil para uso em hospitais sem água tratada para diálise distribuída para os diversos locais e UTIs. De qualquer forma, tomamos como princípio as exigências feitas em relação ao tratamento de água para pacientes renais crônicos. Não existe nenhuma legislação vigente normatizando o tratamento de água para pacientes com IRA.

Em contraste à hemodiálise, a hemofiltração é baseada principalmente em convecção, na qual ocorre perda de solutos através de membrana semipermeável, pelo arraste provocado pela pressão hidráulica. Nesse processo, a quantidade de solutos filtrada em determinado tempo depende do ritmo de filtração. O volume de ultrafiltrado é continuamente reposto por soluções de reposição preparadas para esse fim.

Um circuito de diálise é o sistema de circulação extracorpórea, composto por uma linha arterial e uma venosa, um filtro ou capilar (membrana dialisadora) e um cateter de duplo-lúmen inserido em veia calibrosa. Uma bomba-rolete é utilizada para impulsionar o sangue, tratando-se de acesso venovenoso (o que é dispensado em acesso arteriovenoso). Adicionalmente, utilizam-se linhas de diálise arterial e venosa, soluções de diálise e soluções de reposição em caso de hemofiltração, bombas de infusão e uma equipe de enfermagem especializada.

No caso de máquinas disponíveis no mercado para procedimentos contínuos, a bomba-rolete isolada não é necessária. Independente de como o circuito é montado, é imprescindível que haja mecanismos de segurança como o detector de bolhas. Este já vem embutido em máquinas industrializadas ou precisa ser colocado à parte, para se evitar uma complicação séria, a embolia aérea.

Alguns conceitos difundidos em diálise são:

Eficiência – representa o conceito de *clearance* (K), isto é, o volume sangüíneo clareado (depurado) de um dado soluto em determinado tempo. K não reflete a taxa total da remoção do soluto (transferência maciça), mas seu valor normalizado pela concentração no soro. Mesmo quando o K permanece estável, a taxa da remoção variará se os níveis do sangue da molécula de referência mudarem. K depende do tamanho molecular do soluto, da modalidade do transporte (difusão ou convecção) e das características operacionais (taxa de fluxo do sangue, taxa de fluxo do dialisato, taxa de ultrafiltração, tipo do dialisador e tamanho). K é tipicamente mais elevado em modalidades intermitentes de hemodiálise do que na terapia renal contínua e na diálise estendida diária de baixa eficiência (SLED). Isso não surpreende, porque K representa somente a eficiência instantânea do sistema.

Intensidade – produto do *clearance versus* tempo (Kt). É mais usado que K para comparar vários métodos de diálise. Adicionalmente, pode incluir a freqüência em dias por semana. Com isso, podemos comparar esquemas de tratamento diferentes como diários, contínuos, intermitentes, dias alternados etc.

Eficácia – representa a remoção efetiva de solutos. Pode ser descrita como um *clearance* fracional (Kt/V, onde V é o volume de distribuição da molécula no organismo). Kt/V é um reconhecido marcador de adequação de diálise para solutos pequenos e está associado à sobrevida entre pacientes renais crônicos em hemodiálise. A uréia é tipicamente usada como um marcador de doença renal crônica e o Kt/V ($V_{uréia}$) recomendado é maior que 1,2 para pacientes cronicamente em hemodiálise três vezes por semana.

Com base nestes conceitos, podemos diferenciar os diversos tipos de terapia renal substitutiva, empregados no tratamento da IRA:
- Métodos convencionais: hemodiálise intermitente, diálise peritoneal.
- Métodos hemodialíticos contínuos: hemofiltração, hemodiafiltração, ultrafiltração.
- Métodos híbridos: SLED – *sustained low-efficiency dialysis* ou diálise sustentada de baixa eficiência.

MÉTODOS DE DIÁLISE

MÉTODOS CONVENCIONAIS

Hemodiálise intermitente – usada desde 1960 para o tratamento de IRA. Possui algumas limitações, principalmente em relação à estabilidade hemodinâmica do paciente, podendo não ser um método seguro em muitas ocasiões, como o uso concomitante de altas doses de drogas vasoativas e necessidade de grande retirada de volume. A hemodiálise intermitente poderia converter uma IRA não-oligúrica em oligúrica, de acordo com as observações, devido à vulnerabilidade dos rins, pela perda da auto-regulação, em IRAs isquêmicas. Conseqüências hemodinâmicas adversas da diálise podem piorar a lesão renal.

Diálise peritoneal – recentemente, vem sendo cada vez menos utilizada, provavelmente pelas condições de maior gravidade do paciente com IRA em UTI. A presença de coagulopatias e plaquetopenia, freqüentemente observadas em pacientes graves, seja pela sepse, ou pela presença de co-morbidades ou mesmo pelo efeito adverso de algumas medicações, inviabilizam o uso desse método de diálise. Além disso, em pacientes hipervolêmicos, porém sem suporte ventilatório, o emprego da diálise peritoneal pode levar à congestão pulmonar, precipitando o aparecimento de insuficiência respiratória aguda. Apesar dessas ressalvas, vale lembrar que, para pacientes sem contra-indicações, pode ser um método eficaz mesmo para pacientes com instabilidade hemodinâmica, por se tratar de diálise contínua. Ainda é o método de diálise mais amplamente utilizado mundialmente pela facilidade da técnica e por seu baixo custo. É necessário um cateter peritoneal, que pode ser passado à beira do leito. O cateter pode ser do tipo rígido ou siliconado com *cuff*. Este último é mais recomendado, principalmente porque não precisa ser retirado após o procedimento, permitindo maior conforto para o paciente, menor risco de um novo procedimento, além de menor risco de infecção.

Atualmente, dispomos de sistemas com menor risco de infecção, considerados "fechados", evitando a necessidade de manipulações diretas no cateter e conexões dos banhos, o que impede a contaminação. É um método seguro e prático. Já são disponíveis no mercado máquinas que realizam diálise peritoneal automaticamente, as cicladoras (Fig. 13.1). A diálise é feita por difusão e convecção (sendo o banho rico em glicose para esses propósitos). Não se justifica nenhuma solução de reposição, nem se utiliza membrana sintética de diálise, uma vez que o próprio peritônio é que funciona como membrana dialisadora.

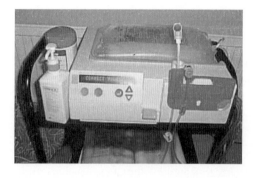

Figura 13.1 – Máquina de diálise peritoneal (cicladora).

MÉTODOS CONTÍNUOS

Hemodiálise contínua – primeiramente descrita para pacientes críticos em 1977. Desde esta data, diferentes avanços tecnológicos foram observados. Alguns estudos sugerem que esta técnica é melhor do que a hemodiálise intermitente em termos de evolução do paciente com IRA. As técnicas dialíticas contínuas são as mais freqüentemente utilizadas pelos intensivistas, em especial quando coexiste o uso de drogas vasoativas. De acordo com o acesso vascular utilizado, podem ser classificadas em arteriovenosas (em desuso) ou vevovenosas. Estes últimos necessitam de uma bomba-rolete para impulsionar o sangue no circuito extracorpóreo, ficando a depuração dependente do fluxo de sangue e do fluxo do dialisato. O acesso vascular utilizado quase sempre em pacientes com IRA é um cateter duplo-lúmen implantado em veia jugular, subclávia ou mesmo em veia femoral, principalmente para pacientes com coagulopatias. O cateter pode ser implantado por um intensivista experiente ou pelo nefrologista. O exemplo de cateter duplo-lúmen em veia jugular está representado na figura 13.2. Todos os cuidados de assepsia devem ser seguidos na manipulação de um acesso venoso para

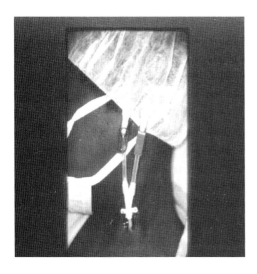

Figura 13.2 – Cateter duplo-lúmen em veia jugular esquerda.

hemodiálise. A equipe de enfermagem deve ser especializada ou treinada previamente ao procedimento, para que seja apta a realizar manobras urgentes em caso de desconexão de alguma linha do sistema, entrada inadvertida de ar ou pinçamento de algum ponto do sistema que coloque o paciente em risco.

Alguns exemplos e peculiaridades dos métodos contínuos estão descritos a seguir.

CVVHD (hemodiálise venovenosa contínua) – também conhecida como "hemolenta". É o método contínuo mais utilizado em UTI devido à praticidade do equipamento necessário. Utilizam-se membranas de baixo poder hidráulico. Não é necessário solução de reposição. Basicamente, é realizada com bomba-rolete e, por segurança, detector de bolhas.

CVVH (hemofiltração venovenosa contínua) – utiliza-se de um filtro de alta permeabilidade e é necessária uma solução de reposição de fluidos. A retirada de solutos ocorre por convecção. Altas taxas de ultrafiltração levam à perda de bicarbonato endógeno. Portanto, deve-se adicionar esse tampão à solução de reposição. A persistência de acidose é um sinal de mau prognóstico.

CVVHDF (hemodiafiltração venovenosa contínua) – acrescenta-se ao circuito de CVVH o banho de diálise. A remoção de solutos se dá por convecção e difusão. É um método com maior eficiência, porém tecnicamente mais complicado, dependendo de profissionais treinados e solução de reposição criteriosa.

SCUF (ultrafiltração lenta contínua) – nesse método não há necessidade de passagem de banho de diálise ou solução de reposição. O mecanismo de diálise envolvido é, portanto, somente a convecção. É utilizado para pacientes com maior ou necessidade exclusiva de retirada de volume. O volume de ultrafiltrado deve ser controlado para se evitar hipotensão arterial.

MÉTODOS HÍBRIDOS

São técnicas dialíticas intermitentes adaptadas que oferecem vantagens potenciais relativamente às terapias contínuas. Essas são também denominadas de diálise diária prolongada (*daily extended dyalisis*), diálise diária sustentada de baixa eficiência (*sustained low-efficiency daily dialysis*) ou diálise diária de baixa eficácia (*slow low efficiency dialysis*, SLED). Essas técnicas foram iniciadas em julho de 1998 na Universidade do Arkansas (*University of Arkansas for Medical Sciences, Little Rock, AR*) utilizando um monitor de diálise convencional Fresenius 2008H em tratamentos dialíticos noturnos com 12 horas de duração.

Relativamente às técnicas dialíticas intermitentes convencionais, as principais diferenças residem na duração do tratamento (superior a 6 horas), na velocidade da bomba de sangue (inferior a 200mL/min) e na velocidade da bomba do dialisante (no limite inferior possível, de acordo com o tipo de monitor disponível, em torno de 100 a 300mL/min). Esse método é realizado com máquinas de hemodiálise de proporção, convencionais, com membrana de baixa permeabilidade. Portanto, é um método bastante prático, com menor custo se comparado aos demais métodos contínuos. O quadro 13.1 ilustra os diferentes métodos hemodialíticos.

Quadro 13.1 – Características operacionais dos métodos hemodialíticos contínuos.

Método	Acesso vascular	Membrana (permeabilidade)	Dialisato	Reposição	*Clearance*
HDI	Venovenoso	Baixa	Sim	Não	Difusional
CAVH	Arteriovenoso	Alta	Não	Sim	Convectivo
CVVH	Venovenoso	Alta	Não	Sim	Convectivo
SCUF	Arteriovenoso/ venovenoso	Alta	Não	Não	Convectivo
CAVHDF	Arteriovenoso	Alta	Sim	Sim	Convectivo e difusional
CVVHDF	Venovenoso	Alta	Sim	Sim	Convectivo e difusional
CAVHD	Arteriovenoso	Baixa	Sim	Não	Difusional
CVVHD	Venovenoso	Baixa	Sim	Não	Difusional
SLED	Venovenoso	Alta	Sim	Não	Difusional

HDI = hemodiálise intermitente.

COMPARANDO MÉTODOS INTERMITENTES E CONTÍNUOS PARA O TRATAMENTO DE IRA

Vimos que existem duas opções clássicas de terapia dialítica para pacientes com IRA: métodos intermitentes, relativamente curtos (3 a 4 horas) realizados todos os dias ou em dias alternados e métodos contínuos, realizados teoricamente, sem interrupção. Um resumo destas principais diferenças está citado no quadro 13.2.

Na decisão de qual o melhor método, deve-se levar em conta a simplicidade, o trabalho dispensado para sua realização, o custo e a taxa de complicações. Para pacientes instáveis hemodinamicamente, por diversas razões, o método contínuo é o de escolha.

Quadro 13.2 – Características dos métodos intermitentes e contínuos.

Intermitente	Contínuo
Principalmente difusivo	Principalmente convectivo
Membrana de baixo fluxo	Membrana de alto fluxo
Alto fluxo de dialisato	Baixo fluxo de dialisato
Custo relativamente baixo	Alto custo
Produção das soluções pela própria máquina	Soluções industriais ou preparadas pela enfermagem
Poucas horas/dia	Em teoria, continuamente
Pouco trabalhosa	Trabalhosa

As vantagens teóricas dos métodos contínuos são:

Estabilidade hemodinâmica – estudos retrospectivos demonstraram que a média de pressão arterial foi menor 1 hora após o início de hemodiálise intermitente, comparada com a diálise contínua. Em análise prospectiva, observou-se menor índice cardíaco em hemodiálise intermitente, comparada com o método contínuo, mas já sem diferença na pressão arterial média. Portanto, devido ao desenho desses estudos, a vantagem da diálise contínua é relativa, não absoluta. Mesmo com métodos contínuos, a hipotensão pode ocorrer se a retirada de volume for mais rápida do que a velocidade de restituição de fluidos. A hipotensão e a maior necessidade de drogas vasoativas durante os procedimentos intermitentes tendem a retornar aos valores iniciais pouco após o término desses.

Recuperação da função renal – a estabilidade hemodinâmica está relacionada à recuperação da função renal. Pacientes com IRA têm sua capacidade de auto-regulação renal comprometida, ficando mais suscetíveis a eventos de queda de pressão arterial. Portanto, a diminuição de episódios de hipotensão deve ter um efeito na recuperação renal após a IRA. Em estudo retrospectivo, não se conseguiu demonstrar este efeito, sendo o tempo de recuperação da IRA semelhante entre os pacientes com hemodiálise intermitente e método contínuo.

Correção de acidose metabólica – a acidose metabólica é uma complicação freqüente entre pacientes com IRA. Alguns estudos mostram que pacientes em terapias contínuas por volta do terceiro dia de tratamento apresentam maior excesso de base. Outros estudos não conseguiram comprovar esse achado. Deve-se considerar que muitas vezes o tampão utilizado em diálises contínuas é o lactato, o que pode estar contribuindo para uma acidose láctica. Entretanto, em estudo comparando bicarbonato, acetato e lactato como tampões, o equilíbrio acidobásico foi semelhante.

Biocompatibilidade – muitas membranas dialisadoras usadas para terapias contínuas são sintéticas, com possibilidade de ativação de leucócitos e sistema complemento. Para hemodiálise intermitente ambas as membranas são utilizadas (sintéticas e de celulose). Entre as membranas sintéticas, a de polimetilmetacrilato é provavelmente a mais forte indutora de ativação de complemento. Alguns estudos sugerem pior evolução dos pacientes que utilizaram membrana de celulose. Nenhuma evidência é forte suficientemente para se apontar diferença na evolução dos pacientes, em termos de sobrevida, de acordo com o tipo de membrana utilizada.

Correção de desnutrição – devido à alta taxa de ultrafiltração associada com diálise contínua, importantes valores calóricos devem ser repostos para o paciente. Membranas de alto fluxo estão associadas com maior perda de nutrientes.

Remoção de citocinas – uma das vantagens mais freqüentemente mencionadas da diálise contínua é a capacidade de remoção, por adsorção ao filtro, de citocinas que desempenham um papel inflamatório na sepse.

Remoção de solutos – métodos contínuos oferecem uma remoção mais adequada de solutos. Níveis mais baixos de uréia são difíceis de ser alcançados mesmo com hemodiálise intermitente diária em pacientes com mais de 80kg.

Melhor evolução do paciente – ainda não completamente comprovada em grandes estudos randomizados. Estudos que corrigiram o risco de mortalidade de acordo com o número de co-morbidades não demonstraram benefícios dos métodos contínuos sobre os intermitentes. Grandes estudos são limitados, pois muitos médicos são relutantes na prática em realizar métodos contínuos em pacientes com grande risco de sangramento ou métodos intermitentes em pacientes instáveis hemodinamicamente.

As desvantagens dos métodos contínuos estão relacionadas à necessidade de anticoagulação do sistema e de imobilização do paciente, o que dificulta a realização de procedimentos diagnósticos e terapêuticos invasivos. Por fim, métodos contínuos têm maior custo do que a hemodiálise intermitente e dependem de maior trabalho de enfermagem especializada para monitorização do procedimento e para o preparo de soluções de reposição.

SLED – *SUSTAINED LOW-EFFICIENCY DIALYSIS*

As principais vantagens relacionadas aos métodos contínuos como estabilidade hemodinâmica, correção da hipervolemia e remoção de solutos com mínimo desequilíbrio podem ser obtidas com esse tipo de diálise híbrido. Seu custo é menor do que o de métodos contínuos, tem baixa necessidade de anticoagulação, maior facilidade de locomoção do paciente e maior probabilidade de a dose de diálise oferecida ser semelhante à prescrita. Estudos preliminares com esse método são promissores, mas ainda devemos aguardar melhor definição na literatura. Estudo randomizado e controlado recente comparando SLED com filtração e CVVH mostrou similar controle de uréia, creatinina e eletrólitos ao final de três dias de tratamento. A acidose foi mais bem controlada neste estudo com CVVH.

Vários estudos têm sido publicados na tentativa de definir o melhor método de terapia renal substitutiva em relação à mortalidade. Apesar desses esforços, esse tema ainda permanece controverso, uma vez que o desenho dos estudos não permite um grande poder estatístico, além de serem usadas comparações históricas de mortalidade em IRA dialítica, com perfis de pacientes diferentes.

Outro problema é que há tendência em se dialisar pacientes mais graves (com piores escores prognósticos em UTI – APACHE, SAPS etc.) com métodos contínuos. Estudo multicêntrico francês mostrou menor sobrevida associada com oligúria e SAPS

II à admissão, além de número de dias da internação até a IRA, disfunção cardíaca e IRA do tipo isquêmico. Nesse mesmo estudo, publicado em 2002 no *Intensive Care Medicine,* não foi possível definir o melhor método de diálise, em termos de sobrevida. Uma coorte prospectiva recente publicada na mesma revista médica também não conseguiu mostrar superioridade de um método sobre outro. Porém, o número de pacientes que não recuperou a função renal estava no braço do estudo que fazia hemodiálise intermitente. Enquanto considerável atenção tem sido dispensada aos benefícios dos métodos contínuos comparados com os intermitentes, menos atenção tem sido dada ao aumento dos riscos envolvidos. Na totalidade de evidências dos recentes estudos, não há nenhuma evidência convincente que suporte a superioridade dos métodos contínuos sobre a hemodiálise intermitente para pacientes críticos com IRA. Algumas variáveis que envolvem a decisão do melhor método de diálise para pacientes com IRA são: o grau de compensação da acidose, o tempo para o início da diálise, a dose de diálise, o tipo de membrana e a freqüência da diálise.

COMPLICAÇÕES RELACIONADAS AOS MÉTODOS DE TERAPIA DIALÍTICA

O tratamento dialítico em pacientes de maior gravidade freqüentemente resulta em complicações como sangramento, retirada de volume inadequada, depleção de volume e aumento da suscetibilidade à infecção. Além disso, por se tratar de um sistema extracorpóreo, principalmente quando não há uso de anticoagulação, ocorre coagulação do sistema com perda sangüínea. A necessidade de troca do circuito de diálise acarreta prejuízo do tempo de diálise oferecido ao paciente, além de maior trabalho da equipe de enfermagem e aumento do custo do procedimento.

Uma das complicações mais temidas em relação aos procedimentos dialíticos é o erro nas preparações de soluções de reposição, já tendo sido descritos casos fatais na literatura em caso de ter sido colocado inadvertidamente o cloreto de potássio em altas doses.

DOSE DE DIÁLISE

Como descrito inicialmente, utilizamos o Kt/V como medida da dose de diálise. Essa medida é bem definida para pacientes crônicos, sendo uma evidência expressiva do efeito da dose de diálise na morbidade e mortalidade desse grupo de pacientes. Porém, ainda é bastante questionável como medida de dose de diálise para pacientes com IRA. Na prática, a terapêutica clínica é guiada por exames laboratoriais. Sendo a maioria dos pacientes com IRA grave, em UTI, o fato de se usar a uréia como único marcador para cálculo da dose de diálise é um tanto quanto simplista. A maioria dos pacientes com IRA são hipercatabólicos, com balanço nitrogenado negativo, portanto a medida de adequação utilizada para Kt/V que assume um estado de equilíbrio do indivíduo não se aplica. O modelo de cálculo do Kt/V, unicompartimental, pode não ser fidedigno para pacientes com disfunção de múltiplos órgãos, vasodilatados ou em uso de drogas vasoativas, produzindo um desequilíbrio na distribuição de uréia. Em pacientes críticos, fatores que podem afetar a dose prescrita de diálise são: controles acidobásico, de cálcio e fósforo, controle de volume extravascular e de temperatura. Muitas vezes a remoção de solutos está limitada à velocidade de retirada de volume, de modo a conseguir manter o volume intravascular, evitando hipotensão arterial. Além de tudo isso, não se sabe a relevância clínica para IRA da taxa de remoção de solutos, do controle acidobásico e remoção de volume. A despeito de tudo isso, a idéia de se oferecer uma boa dose de diálise (em termos de Kt/V) continua tendo impacto na literatura. Isso, provavelmente, é concluído a partir das evidências de maior mortalidade para pacientes em programa crônico de hemodiálise, três vezes/semana, com Kt/V menor que 1,2. Estudo com CVVH mostrou que valores mais altos de Kt/V (0,8 *versus* 0,53) foram relacionados com melhor controle da uremia e do balanço acidobásico. Porém, isso não teve nenhum impacto na sobrevida dos pacientes. Importante lembrar que, para pacientes muito graves, a maior dose de diálise não influenciou na evolução, assim como pacientes sem co-morbidades têm evolução favorável mesmo sem dose de diálise adequada. Diálise diária comparada com hemodiálise intermitente tem sido associada à melhor evolução em termos de sobrevida, controle da uremia, episódios de hipotensão e rapidez na resolução da IRA. Porém, este estudo excluiu pacientes hemodinamicamente instáveis. Altas taxas de ultrafiltração foram relacionadas com melhor sobrevida, comparando 20mL/kg/h com 35mL/kg/h, com Kt/V similares. A controvérsia ainda permanece, pois outro estudo randomizado em pacientes críticos com IRA oligúrica não demonstrou melhora na sobrevida de 28 dias e taxa de recuperação renal usando altas taxas de filtração ou início precoce de hemofiltração.

Outro aspecto a ser mencionado é a diferença entre a dose prescrita e a oferecida ao paciente. Fatores como peso mais alto, sexo masculino e baixo fluxo de sangue (por problemas do cateter) limitaram em aproximadamente 70% a dose prescrita de diálise para um Kt/V < 1,2. É importante mencionar aqui que, muitas vezes, diálise contínua prescrita por 24 horas efetivamente funciona em torno de 21 horas, devido a interrupções do sistema.

Como concluído pelo *Acute Dialysis Quality Iniciative* em 2001, a dose de diálise deve ser monitorizada em toda terapia renal substitutiva. Porém, nenhuma recomendação específica foi feita e a dose mínima oferecida ainda precisa ser definida. De qualquer forma, recomenda-se a prescrição de uma dose maior, tendo em vista que a realmente oferecida pode ficar aquém do necessário (ver Capítulo 14).

ANTICOAGULAÇÃO

O circuito de diálise deve permanecer sem coágulos de sangue e permeável para atingir um desempenho adequado. A literatura relata que a coagulação do sistema é responsável, em 40 a 75% das vezes, pela suspensão da terapia dialítica, sendo essa a principal desvantagem da terapia contínua. A troca freqüente de capilares por trombose resulta em menor eficiência da terapia, podendo ocasionar anemia e necessidade de reposição de sangue, aumentando o trabalho de enfermagem e os custos do tratamento. No mundo inteiro, o anticoagulante mais empregado é a heparina (42,9%), seguida do citrato de sódio (9,9%), mesilato de nafamostat (6,1%) – não disponível no Brasil –, e a heparina de baixo peso molecular (4,4%). De todos eles, a heparina de baixo peso molecular foi relacionada com maior taxa de sangramento (11,4%), comparada com a heparina não-fracionada (2,3%) e com o citrato (2%). Um terço dos pacientes que realizam hemodiálise contínua não utilizaram nenhuma anticoagulação neste estudo. Alguns tipos de anticoagulação e peculiaridades são descritos a seguir.

HEPARINA NÃO-FRACIONADA

Mecanismo de ação – o principal mecanismo de ação da heparina não-fracionada é através da ligação com a antitrombina III, modificando sua estrutura química e aumentando a afinidade pela trombina (fator IIa) e, em menor grau, pelo fator X ativado (fator Xa). A farmacocinética da heparina não-fracionada em pacientes criticamente enfermos é pouco previsível, principalmente naqueles com quadro de sepse grave, que apresentam níveis baixos de antitrombina III, o que diminui o efeito da droga e dificulta o estabelecimento de uma anticoagulação adequada.

Reversão da ação – protamina. O uso de heparina somente regional, com administração de protamina no final do circuito, está em desuso. Devido as suas características farmacológicas, o uso da protamina fica restrito a alguns pacientes de maior risco. A heparina, por ter meia-vida mais prolongada que a protamina (especialmente na insuficiência renal), pode causar episódios de sangramento por fenômeno rebote de anticoagulação. Adicionalmente, a administração de protamina (principalmente em bolo) pode induzir episódios graves de hipotensão ou causar instabilidade hemodinâmica em pacientes limítrofes, além de depressão miocárdica, leucopenia, trombocitopenia e reações anafiláticas.

Recomendações de uso – a recomendação para o uso de heparina é a lavagem do circuito (*priming*) com 5.000UI de heparina diluídas em 1-2 litros de solução salina a 0,9% (após a lavagem do circuito essa solução é geralmente desprezada), seguida pela administração em bolo de 1.000-5.000UI (cerca de 50-100UI/kg) de heparina por via intravenosa antes de iniciar o procedimento. Após essa etapa, mantém-se uma infusão contínua de heparina pré-capilar na dose de 5-10UI/kg/h, ajustando-se a dose para manter o nível do tempo parcial de tromboplastina ativado (TTPa) em torno de 1,4 vez o seu valor normal.

Comentários – é um anticoagulante comumente utilizado e com o qual se tem maior experiência clínica. Oferece vantagens como baixo custo, meia-vida curta, alta eficiência, fácil reversão com protamina e facilidade de monitorização do nível de anticoagulação com o TTPa. Entre as principais desvantagens citam-se a anticoagulação sistêmica e a trombocitopenia induzida, complicação descrita em até 10 a 30% dos pacientes que usam altas doses de heparina não-fracionada por mais de quatro dias.

HEPARINAS DE BAIXO PESO MOLECULAR

Mecanismo de ação – diferem da heparina não-fracionada em vários pontos, sendo um deles a ligação seletiva ao fator Xa devido, principalmente, ao tamanho reduzido da sua molécula, que não permite sua ligação simultânea com a antitrombina III.

Recomendações de uso – alguns estudos mostram aumento significativo na incidência de sangramento em pacientes com insuficiência renal utilizando alguma heparina de baixo peso molecular, justificando a dosagem do fator anti-Xa para monitorizar a atividade antitrombótica da droga (manter o fator anti-X ativado entre 0,25 e 0,35UI/L). Entretanto, esse controle laboratorial (atividade do fator anti-Xa) não está disponível na grande maioria dos centros, principalmente pelo elevado custo da técnica, o que resulta em considerável aumento dos gastos com essa terapia.

Comentários – têm menor afinidade pelo fator plaquetário-4 relacionado com a trombocitopenia induzida por heparina. A meia-vida mais prolongada dessas heparinas permite sua administração de uma a duas vezes por dia. Adicionalmente, sua disponibilidade e meia-vida são mais previsíveis por ligarem-se em menor proporção às proteínas plasmáticas e ao endotélio vascular, não sendo necessária a realização de testes laboratoriais para o controle da atividade antitrombótica em pacientes estáveis. Em pacientes críticos, especialmente aqueles com IRA, sua farmacocinética está alterada, observando-se prolongamento importante de sua meia-vida.

ANTICOAGULAÇÃO REGIONAL COM CITRATO

Mecanismo de ação – a infusão pré-capilar de uma solução de citrato quela o cálcio sangüíneo, bloqueando todas as etapas da cascata de coagulação que dependem desse íon (Fi. 13.3). O sangue que retorna ao paciente contém complexos de citrato-cálcio iônico, que serão metabolizados principalmente no fígado, convertendo cada molécula de citrato em três moléculas de bicarbonato, motivo pelo qual o uso de citrato como anticoagulação na terapia contínua torna desnecessária a utilização de soluções-tampão.

Reversão da ação – infusão por via intravenosa de gluconato ou cloreto de cálcio. O sucesso da anticoagulação regional com citrato depende do controle estrito do cálcio iônico no circuito de hemodiálise (coletado pré-capilar) e do paciente (coletado pós-capilar).

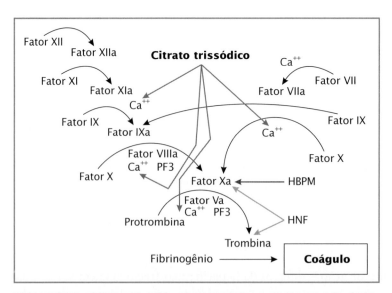

Figura 13.3 – Mecanismo de ação da heparina não-fracionada (HNF), heparina de baixo peso molecuar (HBPM) e do citrato.

Recomendações de uso – utilizam-se soluções já industrializadas de citrato (ACD) a 2 ou 4%. Essa solução é administrada através de bomba de infusão pré-filtro de diálise. Na veia periférica do paciente administra-se cálcio na forma de gluconato ou cloreto de cálcio, continuamente (1,4 a 1,5mmol/h), de modo a manter o cálcio iônico maior que 1mmol/L (4mg/dL) (Tabela 13.1). O cálcio iônico do circuito de hemodiálise deve permanecer entre 0,25 e 0,35mmol/L (1 a 1,5mg/dL). A regulação do cálcio do circuito é realizada mediante infusão pré-capilar do citrato trissódico. O ajuste do cálcio sistêmico é feito pela infusão de gluconato de cálcio, que deve ser administrado por veia central. Essa solução, quando infundida na via venosa do circuito de diálise, está relacionada com maior incidência de trombose do cateter. Dosagens após 1 hora do início do procedimento e a cada 6 horas devem ser realizadas para monitorizar cálcio, sódio, fósforo, potássio, bicarbonato e magnésio.

Tabela 13.1 – Solução de cálcio (gluconato ou cloreto de cálcio).

Cálcio iônico (mmol/L)	Cloreto de cálcio 10% (mL)	Gluconato de cálcio a 10% (mL)
1,00-1,15	5	15
0,87-0,99	10	30
< 0,87	15	45

De modo esquemático, temos:

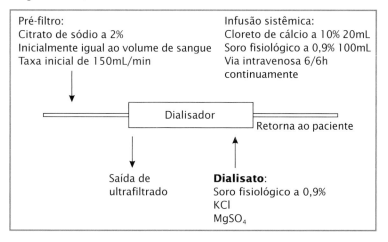

Comentários – estudo comparando o uso do citrato regional com a estratégia de nenhuma anticoagulação observou em relação ao citrato: maior duração do filtro de diálise, maior taxa de remoção de uréia e custo similar diário. Os cuidados que se devem tomar em relação ao uso do citrato regional são a hipocalcemia, a hipernatremia e o aumento do bicarbonato além do que se espera (> 35mmol/L).

LAVAGEM DO SISTEMA COM SORO FISIOLÓGICO A 0,9%

Mecanismo de ação – promover a remoção mecânica de coágulos do circuito.

Comentários – em pacientes com alto risco de sangramento, ou em centros onde não há disponibilidade para a utilização de citrato, a única alternativa disponível é a realização da terapia contínua sem anticoagulação. Nessas situações, recomenda-se realizar o *priming* ou a lavagem inicial do circuito de diálise com uma solução de heparina (5.000UI de heparina por litro de soro fisiológico a 0,9%), que deve ser desprezada para evitar que o paciente seja anticoagulado. A lavagem do sistema é considerada um método alternativo em pacientes com alto risco de sangramento que necessitem de diálise, embora apresente o inconveniente da perda sangüínea, quando ocorre trombose do circuito, e de menor eficiência da diálise, decorrente das interrupções freqüentes para a lavagem do sistema.

Recomendações de uso – utiliza-se uma infusão pré-capilar de 100-250mL/h de soro fisiológico a 0,9% para a lavagem contínua do filtro, reduzindo o risco de trombose. Volumes maiores não têm mostrado benefício em termos de sobrevida do capilar e podem comprometer a eficiência da terapia dialítica por dois mecanismos: diluição excessiva do compartimento sangüíneo interno do filtro, reduzindo o gradiente osmótico para a remoção da escória nitrogenada e eletrólitos; em alguns pacientes, indução de acidose metabólica hiperclorêmica pela administração de grandes volumes de cloreto de sódio. Outra alternativa é a infusão de bolo intermitente de solução salina (30/30 minutos) para lavar o filtro, a qual não mostra benefícios quando comparada à infusão pré-capilar em pacientes submetidos à terapia contínua. Vários fatores podem influenciar a sobrevida do capilar e devem ser considerados especialmente nos pacientes críticos, nos quais a anticoagulação freqüentemente é contra-indicada. O fluxo da bomba de sangue deve ser o maior que for tolerado pelo paciente (150mL/min), e o cateter deve estar totalmente permeável, para evitar aumento na pressão pós-capilar de retorno (segmento venoso) e diminuir o número de complicações mecânicas como baixo fluxo no sistema (segmento arterial), situações que estão associadas ao aumento dos episódios de trombose.

Em conclusão, IRA é uma condição freqüente e grave. Seu tratamento muitas vezes requer o emprego de métodos de terapia renal substitutiva. A utilização de diálise exige um trabalho multidisciplinar, com a participação de enfermagem especializada, intensivistas e nefrologistas. Com tecnologias cada vez mais avançadas na construção de máquinas de diálise, a segurança dos procedimentos é crescente. De qualquer forma, a presença de um profissional treinado sempre será requerida.

O melhor método de diálise é aquele com o qual se tem mais experiência, com eficácia razoável e condições técnicas e humanas para sua realização com o mínimo de complicações possíveis.

RESUMO

- A IRA é uma situação que aumenta consideravelmente a mortalidade. Em terapia intensiva é um fator de risco independente de mortalidade.
- Métodos contínuos são superiores aos intermitentes, pelo menos teoricamente. Na prática, ainda não se correlacionou com melhor sobrevida.
- Existem três tipos de terapia dialítica: métodos convencionais – hemodiálise intermitente, diálise peritoneal; métodos contínuos – constituídos de hemofiltração, hemodiafiltração, ultrafiltração; e métodos híbridos – representados pela SLED (*sustained low-efficiency dialysis*).

- Grandes vantagens dos métodos contínuos: melhor estabilidade hemodinâmica, mais fácil correção de hipervolemia e melhor remoção de solutos.
- SLED é um tipo de diálise promissor que agrega vantagens dos métodos contínuos e intermitentes. Ainda necessita de mais estudos comparativos.
- A diálise peritoneal para pacientes sem contra-indicações (principalmente discrasias sangüíneas) pode ser um método eficaz mesmo para pacientes com instabilidade hemodinâmica.
- A anticoagulação deve ser baseada em características locais; a anticoagulação regional com citrato diminui o risco de sangramento; a heparina não-fracionada deve ser ajustada para manter TTPa em torno de 1,4 vez; a heparina de baixo peso molecular deve ser ajustada para manter o fator anti-X ativado entre 0,25 e 0,35UI/L; a estratégia empregada para pacientes com alto risco de sangramento é não utilizar nenhuma anticoagulação.
- São indicações clássicas de diálise: sangramento gastrintestinal difuso em presença de uremia, hiperpotassemia refratária ao tratamento clínico, acidose metabólica importante e refratária ou na impossibilidade de sua correção por bicarbonato de sódio (hipervolemia, hipernatremia), atrito pericárdico e edema agudo de pulmão.
- A indicação precoce de diálise parece favorecer melhor evolução de pacientes com IRA, assim como o uso de altas taxas de ultrafiltração (> 35mL/kg/h).
- Principais complicações de procedimentos dialíticos: coagulação do sistema, hipotensão arterial, incapacidade de retirada de volume, acidose hiperclorêmica pelo emprego de grande quantidade de solução salina, sangramentos, alcalose metabólica, hipernatremia, acidose láctica pelo uso de tampões lactato e alterações eletrolíticas.

BIBLIOGRAFIA

1. METNITZ PG, KRENN CG, STELTZER H, et al: Effect of acute renal failure requiring renal replacement therapy on outcome in critically ill patients. *Crit Care Med* 30:2051-2058, 2002.

2. VANHOLDER R, Van BIESEN W, LAMEIRE N: What is the renal replacement method of first choice for intensive care patients? *J Am Soc Nephrol* 12:S40-S43, 2001.

3. RICCI Z, BELLOMO R, RONCO C: Dose of dialysis in acute renal failure. *Clin J Am Soc Nephrol* 1:380-388, 2006.

4. BELLOMO R, RONCO C, KELLUM JA, et al: Acute renal failure-definition, outcome measures, animal models, fluid therapy and information technology needs: the second International Consensus Conference of the Acute Dialysis Quality Iniciative (ADQI) Group. *Crit Care* 8:R204-R212, 2004.

5. HIMMELFARB J: Continuous renal replacement therapy in the treatment of acute renal failure: critical assessment is required. *Clin J Am Soc Nephrol* 2:385-389, 2007.

6. BRAUSE M, NEUMANN A, SCHUMACHER T, et al: Effect of filtration volume of continuous hemofiltration in the treatment of patients with acute renal failure in intensive care units. *Crit Care Med* 31:841-846, 2003.

7. OUDEMANS-VAN STRAATEN HM, WESTER JP, de PONT AC, SCHETZ MR: Anticoagulation strategies in continuous renal replacement therapy: can the choice evidence based? *Intensive Care Med* 32:188-202, 2006.

8. GARCES, EO, VICTORINO JÁ, VERONESE FV: Anticoagulação em terapias contínuas de substituição renal. *Rev Assoc Med Bras* 53:451-455, 2007.

9. BELL M, GRANATH F, SCHON S, et al: Continuous renal replacement therapy is associated with less chronic renal failure than intermittent hemodialysis after acute renal failure. *Intensive Care Med* 33:773-780, 2007.

10. UCHINO S, BELLOMO R, MORIMATSU H, et al: Continuous renal replacement therapy: a worldwide practice survey. The beginning and ending supportive therapy for the kidney (B.E.S.T. kidney) investigators. *Intensive Care Med* 33:1563-1570, 2007.

11. BALDWIN I, NAKA T, KOCH B et al: A pilot randomized controlled comparison of continuous veno-venous haemofiltration: effect on small solutes and acid-base balance. *Intensive Care Med* 33:830-835, 2007.

12. NURMOHAMED SA, VERVLOET MG, GIRBES AR, et al: Continuous venovenous hemofiltration with or without predilution regional citrate anticoagulation: a prospective study. *Blood Purif* 25:316-323, 2007.

13. LIU KD, HIMMELFARB J, PAGANINI E, et al: Timing of initiation of dialysis in critically ill patients with acute kidney injury. *Clin J Am Soc Nephrol* 1:915-919, 2006.

14. KUTSOGIANNIS DJ, MAYERS I, CHIN WD, GIBNEY RT: Regional citrate anticoagulation in continuous hemofiltration. *Am J Kidney Dis* 35:802-811, 2000.

15. BOUMAN CS, OUDEMANS-VAN STRAATEN HM, TIJSSEN JG, et al: Effects of early high-volume continuous venovenous hemofiltration on survival and recovery of renal function in intensive care patients with acute renal failure: a prospective, randomized trial. *Crit Care Med* 30:2205-2211, 2002.

14
Emprego de Métodos Dialíticos em Situações Específicas

Vinícius Sardão Colares

INTRODUÇÃO

Neste capítulo discutiremos o emprego de métodos dialíticos em algumas situações específicas freqüentes na unidade de emergência, como o choque séptico, a hipotermia e as intoxicações exógenas. Estar afeitos às diferentes modalidades de diálise e seu uso adequado podem trazer benefício aos pacientes.

No item Choque séptico serão discutidos os principais métodos de diálise que podem ser empregados, momento de indicação da diálise, comparação entre os diferentes métodos e finalmente qual a "dose" de diálise deve ser oferecida ao paciente para substituir a função renal. Alguns parágrafos são dedicados a comentários sobre indicações não-renais para diálise. Na última parte, são discutidos os aspectos de tratamento dialítico na hipotermia e nas intoxicações exógenas.

CHOQUE SÉPTICO

INTRODUÇÃO

A sepse é uma síndrome clínica de resposta inflamatória sistêmica secundária a uma infecção. Ocorre devido ao desequilíbrio na atividade normal de defesa do organismo, com perda dos mecanismos de auto-regulação, gerando resposta inflamatória maciça e descontrolada, com liberação de mediadores pró-inflamatórios que ativam uma cascata contínua de lesão tecidual.

Há alta prevalência dessa doença, atingindo cerca de 750.000 pessoas por ano nos Estados Unidos. No Brasil, estima-se uma incidência em torno de 57 por 1.000 pacientes/dia. A associação de sepse com insuficiência renal aguda (IRA) está presente em 10 a 30% dos casos de sepse grave, chegando até 50% dos casos que evoluem com choque séptico.

Quanto à fisiopatologia, a vasodilatação arterial sistêmica é a principal característica da sepse, levando à diminuição da resistência vascular periférica. Na tentativa de reverter esse quadro, ocorre ativação do sistema nervoso simpático, do sistema renina-angiotensina-aldosterona, liberação de vasopressina e aumento do débito cardíaco. A associação desses hormônios, com a endotelina e as citocinas, como o fator de necrose tumoral alfa (TNFα), gera vasoconstrição renal intensa com retenção de sódio e água. Além disso, os fatores contra-regulatórios, como a óxido nítrico sintase (enzima que sintetiza o óxido nítrico, um potente vasodilatador), encontram-se diminuídos.

O tratamento atual da sepse envolve principalmente a ressuscitação volêmica precoce, a otimização hemodinâmica, com estabilização da pressão arterial, e a antibioticoterapia para a erradicação do foco infeccioso. Em casos selecionados, pode ser empregado o uso da alfadrotrecogina (proteína C ativada humana recombinante).

Apesar de todos esses avanços na terapêutica e do melhor entendimento da fisiopatologia, a mortalidade nos quadros de sepse ainda é elevada, sendo em algumas séries superior a 50%. Quando associada à IRA, há aumento na mortalidade para 70%. A presença da IRA não é apenas um indicador da gravidade da sepse, mas sim um preditor independente de mortalidade. Dessa forma, quando ocorre associação do quadro de sepse com IRA é preciso avaliar a necessidade de terapia renal substitutiva por meio de métodos dialíticos específicos.

Antes de comentarmos os diferentes métodos dialíticos no choque séptico, vale lembrar como se estabelece o diagnóstico clínico de IRA e quais são as indicações clássicas de diálise.

O débito urinário e os marcadores do ritmo de filtração glomerular (uréia e creatinina), embora imprecisos, são as ferramentas utilizadas na avaliação da função renal (ver Capítulo 1). Além disso, um dos problemas para o diagnóstico de IRA é a falta de padronização nos critérios diagnósticos, motivo de debates e controvérsias até hoje. Uma tentativa de padronização do diagnóstico da IRA (Tabela 14.1) foi a criação de uma classificação denominada RIFLE – R = *risk*/risco; I = *injury*/lesão; F = *failure*/falência; L = *loss*/perda; E = ESRD (*end stage renal disease*)/insuficiência renal crônica (ver Capítulo 6).

Tabela 14.1 – Classificação de *RIFLE* para IRA.

	Creatinina	Débito urinário
Risk	↑ 1,5 × creatinina ou ↓ > 25% do RFG	< 0,5mL/kg/h por 6h
Injury	↑ 2 × creatinina ou ↓ > 50% do RFG	< 0,5mL/kg/h por 12h
Failure	↑ 3 × creatinina ou ↓ > 75% RFG ou creatinina > 4mg/dL	< 0,3mL/kg/h por 24h ou anúria por 12h
Loss	IRA persistente por mais de 4 semanas	IRA persistente por mais de 4 semanas
ESRD	IRC por 3 meses	IRC por 3 meses

IRC = insuficiência renal crônica; RFG = ritmo de filtração glomerular; ↑ = aumento; ↓ = redução.

Após o diagnóstico da disfunção renal, classicamente as indicações de terapia renal substitutiva (diálise) são: a) sobrecarga volêmica; b) hipercalemia refratária; c) acidose metabólica refratária; e d) complicações devido à uremia como pericardite, neuropatia e confusão mental.

Como veremos mais adiante, atualmente existe uma tendência em muitos centros médicos de indicar a diálise de forma mais precoce, em vez de aguardar situações clínicas de emergência absoluta. Isso permite ao médico prescrever com maior liberalidade a oferta nutricional adequada, evitar hipervolemia excessiva a ponto de prejudicar as trocas gasosas pulmonares, e inúmeras outras conseqüências danosas.

MÉTODOS EXTRACORPÓREOS DE TERAPIA RENAL SUBSTITUTIVA UTILIZADOS NO CHOQUE SÉPTICO EM PACIENTES COM IRA

Por muitos anos, a **hemodiálise intermitente clássica** era a única opção terapêutica para os casos de IRA (sessões de 4 horas, geralmente três vezes por semana, com fluxo de sangue de 350mL/min e fluxo da solução de diálise de 500mL/min – "banho ou dialisato" que passa em sentido contrafluxo ao sangue ao redor das fibras da membrana dialisadora). Porém, em pacientes com instabilidade clínica ela perde sua eficiência e pode levar ao agravamento das condições hemodinâmicas devido à retirada de volume e altos fluxo de sangue.

Para resolver esses problemas, foram desenvolvidos os métodos contínuos (com duração geralmente em torno de 24 a 48 horas), que têm melhor tolerabilidade para pacientes hemodinamicamente instáveis, por levarem a perdas pequenas e constantes tanto de volume como de solutos, causando menor desequilíbrio.

Nos últimos anos têm-se realizado um método que é um intermediário entre a hemodiálise clássica e a hemodiálise contínua, a diálise estendida, ou SLED (*sustained low efficiency dialysis*), em que se aumenta o tempo da sessão de diálise, diminuindo o fluxo de banho e sangue, causando menor instabilidade clínica. Na tabela 14.2 podemos sumarizar as principais modalidades de diálise que podem ser empregadas no choque séptico. Outra opção terapêutica é a diálise peritoneal, particularmente útil em pacientes instáveis hemodinamicamente, com dificuldade de acesso vascular ou pouco catabólicos.

Quanto ao tipo de transporte de solutos (uréia, eletrólitos, ácidos etc.), as diálises podem dividir-se entre aquelas que usam: a) principalmente os métodos difusionais, como a hemodiálise clássica, em que o soluto se desloca através de uma membrana semipermeável do local de maior concentração (sangue) para o de menor concentra-

Tabela 14.2 – Modalidades de diálise em paciente com choque séptico com IRA.

Métodos clássicos (fluxo de sangue 350mL/min, fluxo de banho 500mL/min, duração 4 horas)	Métodos híbridos (fluxo de sangue 200mL/min, fluxo de banho 300mL a 500mL/min, duração 8 a 12 horas)	Métodos lentos (fluxo de sangue 100-200mL/min, fluxo de banho (HD) ou solução de reposição (HF) 1.000-2.000mL/h, duração 24 a 48 horas)
Hemodiálise clássica	SLED	CVVHD, CVVHDF, CVVHF

SLED = *sustained low efficiency dialysis;* CVVHD = hemodiálise venovenosa contínua; CVVHDF = hemodiafiltração venovenosa contínua; CVVHF= hemofiltração venovenosa contínua.

ção (dialisato); b) os métodos convectivos, como a hemofiltração, em que o soluto se desloca pela membrana semipermeável devido à diferença de pressão hidrostática; e c) os que utilizam ambos os métodos como na hemodiafiltração. Por exemplo, podemos realizar em uma sessão de SLED com a remoção dos solutos através de convecção (hemofiltração), ou associar esse procedimento à difusão (hemodiafiltração).

INÍCIO DA DIÁLISE

O conceito da diálise precoce é antigo, iniciado nos anos 60, em que uma série de estudos retrospectivos comparou o início da diálise em um grupo "precoce" com uréia entre 200 e 300mg/dL e um grupo "tardio" com níveis de uréia entre 300 e 400mg/dL, mostrando haver melhor prognóstico no primeiro grupo.

Dois estudos retrospectivos em pacientes em pós-operatório de cirurgia cardíaca, com 60 pacientes em cada um deles, mostraram benefício do início precoce da terapia renal substitutiva. Os critérios de início de diálise foram: diurese menor que 100mL nas 8 horas posteriores à cirurgia no grupo precoce, e no grupo tardio a diálise foi iniciada seguindo-se os critérios clássicos. Porém, não se faz menção da dose da diálise entre os grupos (quantidade do volume corpóreo do paciente depurado de solutos, dado pelo tempo de diálise, membrana dialisadora, fluxo de sangue e de banho – dialisato – utilizados).

Em outro estudo retrospectivo de Piccini et al, com 80 pacientes com IRA devido a choque séptico, o grupo precoce teve melhora hemodinâmica, no desmame ventilatório e da sobrevida após 28 dias, porém o grupo tardio recebeu uma dose de diálise de 20mL/kg/h, enquanto o grupo precoce recebeu uma dose de 30 a 35 mL/kg/h. Esse estudo mostra como conclusão possível apenas a de que uma dose menor de diálise levaria a pior prognóstico.

O trabalho de Bouman e Straaten foi um estudo prospectivo, em pacientes com IRA, comparando o tempo de início da diálise. Foram aleatorizados 106 pacientes, com início da diálise precoce após 12 horas de oligúria e no grupo tardio quando a uréia estava em níveis maiores que 80mg/dL, ou havia edema pulmonar grave, com a relação $pO_2/FiO_2 < 150mmHg$, apesar de uma pressão expiratória final de $10cmH_2O$. Nesse estudo, não houve diferenças de mortalidade em 28 dias, nem diferença na recuperação da função renal entre os grupos. Mas podemos notar que nesse trabalho os critérios da diálise tardia foram bem mais "precoces" que nos estudos prévios, além do que no segundo grupo metade dos pacientes teve que iniciar a diálise antes de os níveis de uréia atingirem 80mg/dL, devido aos critérios pulmonares.

Em análise de um subgrupo do estudo multicêntrico PICARD (*Program to Improve Care in Acute Renal Disease*), de pacientes com IRA com necessidade de diálise, foi observado que os pacientes com o início de diálise com níveis menores que 180mg/dL (n = 122) apresentavam, mesmo após ajuste das co-morbidades, risco de morte aos 60 dias, reduzido em relação ao grupo com o início de diálise com níveis de uréia maiores que 180mg/dL (RR = 1,97; IC 95% = 1,21 a 3,2).

Até o momento não é possível estabelecer um nível para definir qual o momento ótimo de início da terapia renal substitutiva. É muito grande a variabilidade entre os estudos, os critérios de início de diálise são muito diferentes entre eles, há presença de vários fatores de confusão nas análises e baixo poder estatístico para determinar diferenças de mortalidade.

TERAPIAS CONTÍNUAS *VERSUS* INTERMITENTES

As terapias contínuas venovenosas (CVV) e intermitentes, como já explicado, podem ser realizadas tanto com métodos convectivos, que apresentam maior *clearance* de moléculas médias (CVVHF, hemofiltração intermitente), quanto difusionais (CVVHD, hemodiálise intermitente), quanto mistos (CVVHDF, IHDF); a *SLED* configura-se como terapia híbrida entre os métodos contínuos e os intermitentes. Quase todos os estudos comparando os métodos intermitentes e contínuos foram observacionais ou retrospectivos e também com problemas semelhantes aos trabalhos comparando o tempo para início da diálise.

O primeiro estudo foi com 166 pacientes que apresentavam IRA ou disfunção de múltiplos órgãos. Nos pacientes em que foi realizado o método contínuo (CVVH), houve maior mortalidade intra-hospitalar quando comparado com aqueles que realizaram o método intermitente (65% *versus* 47%); contudo, após ajuste para gravidade e disfunção de órgãos, não houve diferenças estatísticas.

O estudo prospectivo *HemoDiafe* é o maior trabalho que avalia o assunto. Foram avaliados 360 pacientes com IRA e disfunção de múltiplos órgãos. Entre os grupos com método contínuo ou intermitente, não houve diferenças na ocorrência de hipotensão, mortalidade aos 60 dias (32% *versus* 33%) e na freqüência da recuperação da função renal.

Dessa forma, o uso de terapias intermitentes foi considerado tão seguro quanto os das terapias intermitentes. Mas deve ser lembrado que as diálises contínuas ou estendidas apresentam menor probabilidade de instabilidade hemodinâmica e menor desequilíbrio, devendo ser os métodos preferenciais para pacientes com alterações de microcirculação (como aumento de lactato sérico e baixa saturação venosa central), que necessitem de retirada de volume e nos pacientes com encefalopatia hepática e aumento de pressão intracraniana, por levarem a menores alterações da perfusão cerebral.

DOSE DE DIÁLISE

A dose de diálise vem ganhando, nos últimos anos, cada vez maior importância, pois parece ser o fator de maior relevância no prognóstico dos pacientes com choque séptico e IRA. Extrapolando dados de pacientes com insuficiência renal crônica, utiliza-se a uréia como marcador de dose de diálise, mas ainda não se sabe qual seria o melhor método para realizar a adequação da terapia renal substitutiva em pacientes com IRA.

O uso do Kt/V (*clearance versus* tempo/volume) para estabelecer a dose de diálise em pacientes com IRA é problemático, pois, apesar de ser possível saber qual o (K) *clearance* (membrana dialisadora, fluxo de sangue e de banho, (t) o tempo prescrito da sessão de diálise) e o (V) volume de distribuição do soluto (volume do paciente), existem inúmeras variáveis que confundem sua interpretação, como infusão diária de volume, alterando o volume de distribuição dos solutos, ausência de um estado de equilíbrio metabólico, com períodos de alto catabolismo, infusão de nutrição parenteral, uso de corticóides, instabilidade hemodinâmica e *clearance* renal residual.

Além disso, problemas no acesso venoso, como presença de coágulos nos capilares, coagulação do sistema de diálise (linhas do circuito extracorpóreo e membrana dialisadora) e baixos fluxos de sangue, fazem com que o Kt/V prescrito não seja aquele oferecido ao paciente. Apesar disso, ainda é o preferido para o cálculo de dose de diálises intermitentes.

> Uma outra opção mais simples de calcular a dose de diálise em terapias contínuas é a utilização do *clearance* de uréia, realizado em 1 hora, normatizado para o peso do paciente. Por exemplo, o *clearance* de uréia foi de 20mL/kg/h.

Em terapias lentas, o *clearance* de uréia é praticamente igual ao efluente da membrana dialisadora, isso porque ela é capaz de passar livremente através da membrana semipermeável. Assim, um paciente realizando sessão de hemofiltração (CVVHF) com reposição de solução de 30 litros por dia e pesando 60kg terá *clearance* de 20mL/kg/h. No momento, esse método é o que está mais sendo realizado, devido a sua praticidade.

Um trabalho de Ronco et al., com 425 pacientes, escalou doses progressivas de diálise com *clearances* de 20, 35 e 45mL/kg/h. No grupo com menor *clearance*, houve maior mortalidade, enquanto no segundo e terceiros grupos não houve diferença. Dessa forma, é possível que doses menores que 35mL/kg/h de *clearance* de uréia levem a um aumento de mortalidade e a partir desse nível ocorra um platô em que não há melhor prognóstico com o aumento das doses.

Esse conceito não foi confirmado pelo estudo prospectivo ATN (*Acute Renal Trial Failure Network Study*), no qual 1.124 pacientes foram randomizados para receber estratégias intensivas ou menos intensivas de terapia renal substitutiva, cujo *end point* final era a ocorrência de óbito por qualquer causa após 60 dias. O grupo de pacientes que recebia a estratégia intensiva realizava (em função de sua condição hemodinâmica) hemodiálise clássica intermitente ou SLED seis vezes por semana, ou CVVHDF na dose de 35mL/kg/h. O grupo de pacientes que recebia estratégia menos intensiva realizava (em função de sua condição hemodinâmica) hemodiálise clássica intermitente ou *SLED* três vezes por semana, ou CVVHDF na dose de 20mL/kg/h.

Nesse trabalho foi demonstrado que o suporte renal intensivo a pacientes críticos com IRA não reduziu a mortalidade (53,6% *versus* 51,5%), não melhorou a recuperação da função renal nem reduziu a taxa de falência de outros órgãos, quando comparado a uma estratégia menos intensiva de suporte renal (hemodiálise clássica intermitente ou SLED três vezes por semana, ou CVVHDF na dose de 20mL/kg/h).

Vale ressaltar que o grupo de pacientes que recebeu uma estratégia menos intensiva realizou sessões de hemodiálise clássica intermitente ou SLED com doses de Kt/V de 1,2 a 1,4, três vezes por semana, o que pode ser considerado uma boa dose de diálise. Portanto, a mensagem importante é que oferecer suporte à função renal não significa necessariamente dialisar muito, mas sim dialisar de forma adequada o paciente.

INDICAÇÕES NÃO-RENAIS DE DIÁLISE

Durante a realização da hemofiltração foi notado que havia diminuição das citocinas e interleucinas séricas conforme o tempo de diálise. Com o descobrimento desse mecanismo de depuração de moléculas e sabendo que a sepse tem como causa uma exacerbação na da produção de citocinas, iniciaram-se estudos com o uso da hemofiltração, com a hipótese de que a retirada dessas substâncias levaria à melhora da disfunção orgânica causada pela doença. O clareamento ocorre por adsorção de citocinas pelo hemofiltro (tipo de membrana dialisadora com alto fluxo e alta eficiência). A depuração atinge um máximo após 1 hora, com o esgotamento após 12 horas, por causa da saturação de moléculas da membrana dialisadora.

Vários estudos, então, foram conduzidos em vários modelos animais de sepse, com a hemofiltração apresentando melhor sobrevida nos animais tratados do que nos controles. Porém, estudos clínicos mostraram benefícios transitórios, geralmente por menos de 24 horas, com baixa diminuição do nível sérico das citocinas, além do que a maioria foi retrospectiva ou não controlada. O maior estudo, feito por Cole et al em 2002, randomizado com 24 pacientes, realizando uma troca de 2L/h, não mostrou diferenças com relação ao grupo sem hemofiltração na mortalidade, na melhora da disfunção orgânica nem no clareamento de citocinas.

Até o momento não existem indicações de métodos dialíticos, a menos que o paciente apresente insuficiência renal aguda. A hemofiltração em doses convencionais não se mostrou superior a nenhum outro método de substituição renal. Há possibilidades que altas doses de hemofiltração sejam benéficas em algumas situações, mas serão necessários mais estudos para elucidar qual o grupo de pacientes se beneficia dessa terapêutica.

HIPOTERMIA

INTRODUÇÃO

A temperatura corpórea em que as funções orgânicas estão em nível ótimo fica entre 36,4 e 37,5°C. A hipotermia acidental, ou primária, ocorre quando há queda não-intencional da temperatura para níveis inferiores a 35°C. A hipotermia secundária caracteriza-se por disfunções ou lesões do centro termorregulador, causadas por doenças orgânicas ou pelo uso de substâncias com ação no sistema nervoso central. A regulação da temperatura corpórea faz-se por um balanço entre a produção de calor e sua perda pela pele (cerca de 90%) e pulmões, sendo o hipotálamo anterior o responsável pela termorregulação, mediando as respostas comportamentais e fisiológicas na exposição ao frio.

Os maiores grupos de risco para hipotermia são os moradores de rua, os usuários de drogas, etilistas e as pessoas com idade superior a 65 anos. No Brasil, em estudo realizado na Santa Casa de Misericórdia de São Paulo, entre 1987 e 2001, houve o diagnóstico de 212 casos de hipotermia, sendo a maioria homens (75,9%), etilistas e moradores de rua, com idade entre 30 e 59 anos.

Quanto à gravidade da hipotermia, essa pode ser dividida em:

- Hipotermia leve, quando a temperatura central está entre 35°C e 32°C.
- Hipotermia moderada, quando a temperatura central está entre 31,9° e 28°C.
- Hipotermia grave, temperatura central menor que 28°C.

CLÍNICA

A suspeita clínica de hipotermia deve ser feita sempre que, ao se medir a temperatura do paciente com termômetro comum, essa não atingir a marca de 35°C ou ficar muito próxima a esse valor. Deve-se, então, fazer uma nova aferição, com termômetros que consigam precisar temperaturas inferiores a 35°C. Os sítios em que se pode aferir a temperatura de forma confiável são o esôfago, a bexiga, o tímpano e a artéria pulmonar. Deve-se ficar atento que a temperatura axilar não tem boa correlação com a temperatura central e que a temperatura medida pela via retal demora mais a aumentar mesmo após o reaquecimento.

A gravidade dos sintomas aumenta conforme a temperatura corpórea vai diminuindo (Tabela 14.3). A vasoconstrição sistêmica e a hipertensão arterial causam aumento no ritmo de filtração glomerular e com a diminuição progressiva da temperatura corpórea as células tubulares renais diminuem seu metabolismo, o que impede a concentração urinária, levando a um ritmo de diurese aumentado, mecanismo chamado de diurese fria.

As alterações acidobásicas são bastante comuns nesses pacientes. Em estados de hipotermia leve, o distúrbio predominante é a alcalose metabólica, isso porque a cada diminuição de 1°C aumenta o pH em 0,015. Contudo, com a evolução da hipotermia ocorre acidose metabólica grave devido a choque cardiocirculatório, insuficiências respiratória e hepática. Alterações em eletrólitos são muito comuns, devendo-se fazer o controle laboratorial freqüentemente. As alterações no nível sérico de potássio são as mais comuns devido às variações no equilíbrio acidobásico. Glicemia, plaquetas e coagulograma também devem ser monitorizados. Contudo, os exames tempo de protrombina e tromboplastina parcial ativado não refletem a real alteração do sistema de coagulação, pois eles são realizados a 37°C. Plaquetopenia, discrasias, aumento dos produtos de degradação da fibrina devem sugerir a presença de coagulação intravascular disseminada. Pode haver IRA secundária a rabdomiólise ou necrose tubular aguda.

TRATAMENTO

Conforme se eleva a temperatura, ocorre recuperação da função orgânica, assim sendo, devemos dar prioridade ao suporte clínico e ao reaquecimento do paciente.

Realizar intubação orotraqueal, com as indicações convencionais. Evitar uso de bloqueadores neuromusculares. Na parada cardíaca, uma das principais medidas é o reaquecimento, pois a cardioversão de arritmias cardíacas ventriculares são raras em temperaturas inferiores a 30°C, embora devam ser tentadas. Não se deve parar a reanimação enquanto ainda houver atividade elétrica cardíaca, com relatos de reanimações com 6 horas de duração com bom prognóstico posterior.

Nas bradiarritmias, deve-se tentar o tratamento clínico ou o uso do marca-passo transcutâneo, pois o marca-passo transvenoso pode precipitar a presença de arritmias ventriculares. A ressuscitação volêmica deve ser realizada com o uso de cristalóides aquecidos a uma temperatura entre 40 e 42°C. Devido à contratilidade cardíaca diminuída, deve-se ficar atento quanto à sobrecarga hídrica. O uso de acesso femoral é mais seguro do que os centrais, devido à possibilidade de desencadear arrtimias du-

Tabela 14.3 – Manifestações clínicas de acordo com a temperatura corpórea e sistemas orgânicos.

	Leve 32 a 35°C	Moderada 28 a 32°C	Grave < 28°C
Neurológico	Confusão Amnésia Disartria Ataxia Diminuição do metabolismo cerebral	Rebaixamento de consciência Midríase Alucinações	Coma Arreflexia Diminuição da atividade cerebral ao EEG
Endocrinológico	Aumento de catecolaminas Calafrios Hiperglicemia	Diminuição do metabolismo Diminuição dos calafrios	Queda em até 80% do metabolismo
Cardiovascular	Taquicardia Aumento do débito cardíaco Hipertensão Alargamento do QT FA com T < 33°C	Diminuição da FC e do DC Ondas J ao ECG Aumento do risco de FA e FV	Hipotensão Bradicardia Arritmias ventriculares Assistolia se T < 20°C
Respiratório	Aumento da FR Broncorréia	Diminuição progressiva da FR	Apnéia se T < 24°C Edema pulmonar
Renal	Diurese fria Distúrbios hidroeletrolíticos	Diurese fria	Diminuição da perfusão renal
Hematológico	Aumento de 2% no hematócrito para cada diminuição de 1°C Coagulopatia		
Gastrintestinal	Íleo paralítico, úlcera de estresse e disfunção hepática		

FC = freqüência cardíaca; FR = freqüência respiratória; DC = débito cardíaco; ECG = eletrocardiograma; FA = fibrilação atrial; FV = fibrilação ventricular; EEG = eletroencefalograma.

rante a passagem dos cateteres. Devemos identificar e tratar os fatores que predispõem à hipotermia, como intoxicações, presença de doenças associadas como hipotireoidismo e a insuficiência adrenal.

REAQUECIMENTO

Podem ser realizados três modos de reaquecimento: passivo externo, ativo externo e ativo interno. O aquecimento passivo externo tem como fator primordial a eliminação de fontes de perda de calor, permitindo que a produção endógena de calor consiga restabelecer o metabolismo. A retirada das vestes umedecidas e a remoção do paciente da exposição ao frio devem ser as primeiras medidas adotadas. Deve-se cobrir o paciente com cobertores não-aquecidos, incluindo o pescoço e a cabeça, e umidificar o ar inspirado (se possível aquecê-lo). Com a menor perda de calor, a própria elevação do metabolismo (que pode aumentar em cinco vezes com os calafrios) leva a um aumento de 0,5 a 4°C de temperatura em 1 hora.

O aquecimento ativo externo previne a perda calórica com o uso de imersão em água quente, ventilação controlada com ar aquecido e uso de ondas de rádio hipertérmicas. Porém são métodos com pouca experiência clínica, de difícil monitorização, ainda com a possibilidade da ocorrência de hipotensão devido à perda da vasoconstrição periférica antes do aquecimento central. Desses métodos, o mais usado é o de bolsas térmicas aquecidas a 42°C sobre o tórax do paciente, a fonte de calor fica próxima a uma grande rede de capilares e vasos sangüíneos de grosso calibre, facilitando a troca do calor com o meio interno.

O reaquecimento ativo interno pode ser feito com o uso de inaladores de O_2 aquecidos a 40°C, através de máscara, e uso de fluidos intravenosos em temperaturas entre 40 e 42°C. Ambos possuem capacidade baixa de aquecimento, com elevações de apenas 0,5°C e de 1 a 2°C, respectivamente. O uso de cristalóides aquecidos faz parte indispensável do armamentário terapêutico, devido à facilidade de uso e sua segurança.

Para pacientes com hipotermia grave, sem resposta aos métodos anteriormente descritos, usamos fluidos aquecidos intracavitários. Pode-se utilizar a cavidade pleural, método pouco usado em nosso meio, ou cavidade peritoneal, que é de fácil acesso e disponibilidade.

> A colocação do cateter de diálise peritoneal segue os passos comumente empregados; então, infunde-se 1,5 a 2 litros de solução para diálise peritoneal aquecida, com tempo de permanência na cavidade entre 20 e 30 minutos; após 1 hora ocorre aumento de 2 a 3°C na temperatura corpórea.

Para pacientes em parada cardíaca, podem-se usar métodos de aquecimento mais rápido, como o *bypass* cardiopulmonar, ou o reaquecimento arteriovenoso contínuo, porém ambos precisam de equipes treinadas para sua realização e familiaridade com a metodologia.

INTOXICAÇÕES EXÓGENAS

A maioria dos casos de intoxicação exógena não necessita do uso de terapêuticas específicas na remoção das substâncias utilizadas, sendo que o principal tratamento deve ser o de suporte, permitindo que haja eliminação da droga pelo metabolismo do paciente, através da excreção hepática ou renal. Dessa forma, a priorização do tratamento deve ser a prevenção de que a medicação utilizada continue a ser absorvida (por meio de lavagem gástrica e uso de carvão ativado, nos casos indicados), assim como a correção dos distúrbios hidroeletrolíticos e acidobásico. O uso de tratamentos específicos deve ser baseado na falência do órgão, que elimina a droga, ou na saturação metabólica na eliminação da substância.

Fatores limitantes da remoção de drogas por métodos dialíticos são seu grau de ligação protéica e seu volume de distribuição. Substâncias ionizáveis são mais facilmente dialisáveis do que as não-iônicas, assim como drogas com baixos volumes de distribuição. A decisão de se fazer uso desses métodos baseia-se em aspectos clínicos e laboratoriais, como:

1. Presença de piora progressiva apesar de suporte adequado.
2. Intoxicação grave com sintomas neurológicos como hipoventilação, hipotensão ou hipotermia ou distúrbios hidroeletrolíticos e acidobásico graves.
3. Complicações decorrentes do rebaixamento do nível de consciência como pneumonia, sepse.
4. Presença de insuficiência renal ou hepática.
5. Intoxicação com substâncias que têm efeitos retardados como o metanol, o etilenoglicol e o paraquat.

A tabela 14.4 apresenta as principais drogas com seu nível sérico que indica a realização de método de remoção extracorpóreo.

Tabela 14.4 – Drogas com seu nível sérico de indicação de remoção extracorpórea e método de escolha preferencial.

Droga	Concentração sérica (mg/L)	Método de escolha
Salicilatos	800	HD
Etanol	500	HD
Metanol*	500	HD
Etilenoglicol*	500	HD
Lítio	2,5-4mEq/L	HD
Fenobarbital	100	HD, HP
Teofilina	40	HD, HP
Ácido valpróico	100-1.000µg/mL	HP > HD
Paraquat**	0,1	HP > HD

HD = hemodiálise; HP = hemoperfusão.

* Considerar HD também nos casos de acidose metabólica, alterações visuais ou IRA.
** Geralmente ocorre intoxicação maciça com a ingestão de mais de 30mL do concentrado de paraquat.

Uma observação importante é solicitar sempre exames de sangue e urina para a realização de testes laboratoriais de *screening* toxicológico para a identificação da substância envolvida e segmento terapêutico. Algumas cidades possuem serviços especiais de assistência toxicológica, como o "Centro de Assistência Toxicológica do Hospital das Clínicas da Universidade de São Paulo – CEATOX", local para onde amostras de sangue e urina podem ser encaminhadas.

TÉCNICAS EXTRACORPÓREAS DE REMOÇÃO DE DROGAS

Hemodiálise

Consegue remover pequenas moléculas não-ligadas a proteínas e hidrossolúveis. Membranas dialisadoras de baixo fluxo conseguem eliminar moléculas de 100 a 2.000 dáltons (Da) e as de alto fluxo chegam a eliminar moléculas de mais de 10.000Da. Exemplos de substâncias que têm boa eliminação pelo método: etanol, etilenoglicol, lítio, metanol e salicilatos.

Diálise peritoneal

Tem baixa e lenta transferência de massa de solutos, só devendo ser uma opção em serviços que não disponham de outro método, ou em que o início da hemodiálise seja demorado.

Hemofiltração

Através do transporte convectivo é possível eliminar moléculas de até 40.000Da, porém poucas drogas chegam a esse tamanho, dessa forma esse método não oferece vantagem adicional em relação à hemodiálise, na maioria das vezes. A deferoxamina e os aminoglicosídeos são drogas de alto peso molecular.

Hemoperfusão

O sangue da circulação extracorpórea entra em contato com uma substância adsortiva, na maioria dos casos o carvão, às vezes uma resina trocadora. Por mecanismo de competição ocorre adsorção da droga ao carvão. Contudo, essas substâncias têm capacidade adsortiva máxima, entre 4 e 8 horas do início do tratamento, devido à saturação do cartucho de carvão (que tem 300g) ou do poliestireno. Efeitos colaterais do método: queda das plaquetas em cerca de 30%, leucopenia, queda dos níveis de fibrinogênio, hipotermia, hipocalemia e hipoglicemia.

Quando a droga a ser eliminada tem a mesma remoção da hemodiálise, prefere-se seu uso devido a não apresentar saturação com o tempo e possuir menos efeitos colaterais. São drogas que é preferível à realização de hemoperfusão: barbitúricos, carbamazepina, paraquat, teofilina e ácido valpróico.

Hemodiálise com hemoperfusão

O capilar e o cartucho de carvão são ligados em série, com o carvão ficando anterior ao capilar. Esse é o método ideal por apresentar tanto adsorção quanto difusão.

RESUMO

- Com a padronização do diagnóstico de IRA (critérios RIFLE), pode-se estabelecer o início da diálise mais precocemente, evitando que o paciente apresente sinais tardios, como uremia, acidose refratária para iniciar a diálise.

- O método de terapia renal substitutiva deve ser escolhido de acordo com a experiência do serviço e com a clínica do paciente, sendo preferido as terapias contínuas para pacientes com instabilidade hemodinâmica e métodos intermitentes para pacientes estáveis.
- A hipotermia é uma doença subdiagnosticada em nosso meio; pacientes com fatores de risco devem ter sua temperatura aferida e caso apresentem temperaturas axilares ao redor de 35°C devem ter aferida sua temperatura central. Pacientes em parada cardiorrespiratória devem ter as manobras de reanimação prolongadas, enquanto as demais medidas são tomadas para elevar a temperatura corpórea.
- Pacientes com intoxicação exógena devem ter no seu atendimento inicial as medidas básicas de suporte, porém nos casos com evolução desfavorável, como presença de choque circulatório, sintomas neurológicos importantes, insuficiência renal ou hepática, deve-se realizar a terapia extracorpórea para a eliminação da droga ingerida, devendo-se escolher o método de acordo com a melhor eficiência da remoção da droga e de acordo com a experiência e disponibilidade de equipamentos do serviço.

BIBLIOGRAFIA

1. SCHRIER RW, WANG W: Acute renal failure and sepsis. *N Engl J Med* 351:159-169, 2004.

2. SILVA E, PEDRO M de A, SOGAYAR AC, et al: Brazilian Sepsis Epidemiological Study (BASES study). *Crit Care* 8:R251-260, 2004.

3. JOHN S, ECKARDT KU: Renal replacement strategies in the ICU. *Chest* 132:1379-1388, 2007.

4. PALEVSKY PM: Clinical review: timing and dose of continuous renal replacement therapy in acute kidney injury. *Crit Care* 11:232, 2007.

5. BOUMAN CS, OUDEMANS VAN STRAATEN HM: Timing of renal replacement therapy in critically ill patients with acute kidney injury. *Curr Opin Crit Care* 13:656-661, 2007.

6. RICCI Z, BELLOMO R, RONCO C: Dose of dialysis in acute renal failure. *Clin J Am Soc Nephrol* 1:380-388, 2006.

7. COLE L, BELLOMO R, HART G, et al: A phase II randomized, controlled trial of continuous hemofiltration in sepsis. *Crit Care Med* 30:100-106, 2002.

8. HONORE PM, JAMEZ J, WAUTHIER M, et al: Prospective evaluation of short-term, high-volume isovolemic hemofiltration on the hemodynamic course and outcome inpatients with intractable circulatory failure resulting from septic shock. *Crit Care Med* 28:3581-3587, 2000.

9. BELLOMO R, KELLUM JA, GANDHI CR, et al: The effect of intensive plasma water exchange by hemofiltration on hemodynamics and soluble mediators in canine endotoxemia. *Am J Respir Crit Care Med* 161:1429-1436, 2000.

10. RATANARAT R, BRENDOLAN A, PICCINNI P, et al: Pulse high-volume haemofiltration for treatment of severe sepsis: effects on hemodynamics and survival. *Crit Care* 9:R294-302, 2005.

11. KEMPAINEN RR, BRUNETTE DD: The evaluation and management of accidental hypothermia. *Respir Care* 49:192-205, 2004.

12. GOLIN V, SPROVIERI SR, BEDRIKOW R, et al: Accidental hypothermia cases in a tropical country. *Rev Assoc Med Bras* 49:261-265, 2003.

13. McCULLOUGH L, ARORA S: Diagnosis and treatment of hypothermia. *Am Fam Physician* 70:2325-2332, 2004.

14. FEEHALLY J: Poisoning and drug overdose, in *Comprehensive Clinical Nephrology* (2nd ed), edited by Johnson RJ, Feehally, Mosby, Philadelphia, 2003, pp 1181-1188.

15. WINCHESTER JF, BOLDUR A, OLERU C, KITIYAKARA C: Use of dialysis and hemoperfusion in treatment of poisoning, in *Handbook of Dialysis* (4th ed), edited by Daugirdas JT, Blake G, Ing TS, Lippincott Williams & Wilkins, Philadelphia, 2006, pp 300-319.

16. PALEVSKY PM, ZHANG JH, O'CONNOR TZ, et al: Intensity of renal support in critically ill patients with acute kidney injury. The VA/NIH Acute Renal Failure Trial Network. *N Engl J Med* 359:7-20, 2008.

Seção 5

Transplante Renal

15
Paciente Transplantado Renal: Disfunção Aguda do Enxerto

Flávia Silva Reis Medeiros
Hugo Abensur

INTRODUÇÃO

O número de pacientes com diagnóstico de insuficiência renal crônica (IRC) tem sido crescente em todo o mundo em virtude da alta prevalência de condições clínicas predisponentes ao desenvolvimento dessa doença, em especial o *diabetes mellitus*, a hipertensão arterial sistêmica e o envelhecimento populacional.

O transplante renal é uma das terapias indicadas para os pacientes com IRC estágio 5, garantindo melhor qualidade de vida e maior sobrevida a essa população quando comparada à diálise. Dados do *United States Renal Data System* (USRDS), 2005, e *Annual Data Report* revelam também um número crescente de indivíduos transplantados renais com idade entre 65 e 74 anos, de modo que será cada vez mais freqüente o atendimento de pacientes transplantados renais nas unidades de emergência.

O paciente transplantado renal é um indivíduo suscetível a uma variedade de problemas médicos que podem estar relacionados diretamente ao enxerto e à imunossupressão, bem como à doença de base que ocasionou a perda de função dos rins primitivos, e ainda à presença de co-morbidades. Desse modo, existe um espectro de alterações clínicas que podem motivar a admissão de pacientes transplantados renais na unidade de emergência e também levar à perda aguda da função do enxerto.

DEFINIÇÃO DA PERDA FUNCIONAL DO ENXERTO

À semelhança da doença renal em rins primitivos, a disfunção do enxerto renal pode ser secundária a um processo de instalação aguda ou crônica. A disfunção crônica do enxerto, que envolve fatores imunológicos e não-imunológicos, foge ao escopo de discussão deste capítulo.

A insuficiência renal aguda (IRA) é definida como uma redução na filtração glomerular, evidenciada por elevação da concentração sérica de creatinina, e freqüentemente reversível. A apresentação clínica da IRA pode ser com oligúria, definida por volume urinário inferior a 400mL/dia, ou não-oligúrica.

A IRA no período pós-transplante pode ocorrer por situações clínicas que habitualmente levam à perda aguda da função renal na população geral, mas deve ser ressaltado que o paciente transplantado renal tem maior propensão ao desenvolvimento de IRA quando exposto a essas situações.

A principal diferença na avaliação diagnóstica de IRA no pós-transplante é a possibilidade de uma causa relacionada ao processo de transplantação que pode ser classificada em causas clínicas e cirúrgicas. A freqüência na apresentação dessas diversas causas dependerá do tempo do seguimento pós-transplante.

CAUSAS DE DISFUNÇÃO DO ENXERTO RENAL RELACIONADAS AO TRANSPLANTE RENAL

O quadro 15.1 apresenta as principais causas diretamente relacionadas ao processo de transplantação que podem acometer o rim transplantado e ocasionar disfunção aguda do enxerto renal.

As causas cirúrgicas em geral surgem precocemente, mas podem ocorrer na primeira semana a até meses após o transplante.

Quadro 15.1 – Causas de disfunção aguda do enxerto renal relacionadas ao processo de transplantação.

Cirúrgicas
Choque hemorrágico
Trombose de artéria renal
Trombose de veia renal
Estenose de artéria renal
Estenose de ureter
Fístula urinária
Linfocele com compressão de via urinária
Clínicas
Necrose tubular aguda
Rejeição aguda
Nefrotoxicidade por inibidores da calcineurina (ciclosporina ou tacrolimus)
Estenose de artéria renal + uso concomitante de IECA e BRA*
Infecção urinária
Recidiva de doença de base
Poliomavírus

IECA = inibidor da enzima conversora de angiotensina; BRA = bloqueador do receptor da angiotensina.

COMPLICAÇÕES CIRÚRGICAS VASCULARES

Sangramentos podem ocorrer após a cirurgia do transplante renal e geralmente não são originados das anastomoses vasculares e sim de pequenos vasos não ligados no hilo renal. A manifestação é de dor na ferida operatória, queda do hematócrito e da pressão arterial, saída de sangue pelo dreno e exame ultra-sonográfico com presença de hematoma ao redor do enxerto. Em muitas ocasiões, o sangramento cessa espontaneamente, e em outras, necessita-se de nova intervenção cirúrgica. Sangramentos nas anastomoses podem ocorrer tardiamente devido a processos infecciosos, como as infecções de parede abdominal que se estendem até o enxerto renal.

A apresentação súbita de anúria após o transplante renal, associada a dor no enxerto renal, elevação dos níveis séricos de desidrogenase láctica e ausência de fluxo no enxerto renal a ultra-sonografia com Doppler sugerem o diagnóstico de trombose de artéria renal. A prevalência dessa complicação é rara e em torno de 1%. A causa mais comum é o erro técnico durante a realização da anastomose vascular, mas pode ter causa imunológica mediada por anticorpo. O tratamento é a intervenção cirúrgica imediata, mas a regra é a remoção cirúrgica do enxerto.

Trombose de veia renal é outra complicação vascular que em geral ocorre nas primeiras duas semanas após o transplante e tem como causa fatores relacionados à anastomose (torção, dobraduras ou estenose da anastomose) ou compressão da veia por hematoma ou linfocele. O quadro clínico é de dor e de aumento de volume do enxerto, hematúria macroscópica e até ruptura do enxerto com hemorragia grave. A ultra-sonografia com Doppler dos vasos do enxerto revela pico arterial sistólico com ausência ou inversão da onda diastólica. O tratamento é a intervenção cirúrgica imediata.

Estenose de artéria renal é caracterizada clinicamente por hipertensão arterial grave após o transplante com disfunção renal crônica e/ou presença de IRA com necrose tubular aguda prolongada. Pode estar presente no período pós-transplante precoce ou tardio. O grau da estenose é considerado significativo quando compromete mais que 50% da luz arterial. O tratamento depende da localização e do grau da estenose arterial.

Linfocele é o acúmulo de linfa ao redor do enxerto renal. É uma complicação comum, com incidência de 10%; geralmente são coleções pequenas, assintomáticas e de resolução espontânea. Coleções maiores manifestam-se do primeiro ao sexto mês após o transplante e podem causar compressão de estruturas como ureter, bexiga e vasos ilíacos. O diagnóstico é suspeitado por disfunção do enxerto, abaulamento na incisão cirúrgica e edema no membro inferior ipsilateral ao enxerto. A ultra-sonografia do enxerto revela coleção líquida com ou sem hidronefrose. O tratamento é a drenagem cirúrgica (marsupialização) por via laparoscópica ou cirurgia aberta. A análise bioquímica do líquido revela níveis de uréia, de creatinina e de potássio semelhantes aos encontrados no plasma.

COMPLICAÇÕES CIRÚRGICAS UROLÓGICAS

As complicações urológicas ocorrem em 5 a 10% dos transplantes; envolvem a anastomose ureterovesical e apresentam-se como fístulas urinárias, estenose de ureter e refluxo vesicoureteral.

A fístula urinária caracteriza-se pelo extravasamento de urina pela ferida operatória, ou pela formação de coleção líquida perienxerto, e nessa situação o diagnóstico é suspeitado pela presença de dor no enxerto, abaulamento de ferida operatória e coleção líquida ao exame ultra-sonográfico do enxerto.

O diagnóstico diferencial faz-se com a linfocele. A análise do líquido coletado da fístula urinária caracteriza-se por elevadas concentrações de uréia, creatinina e potássio.

A obstrução ureteral está associada à perda de função do enxerto. Pode manifestar-se no pós-transplante precoce ou tardio. As causas mais comuns são problemas técnicos relacionados à anastomose do ureter na bexiga, compressão extrínseca do ureter, isquemia levando à estenose do ureter transplantado. O diagnóstico é confirmado pela ultra-sonografia do enxerto que revela a presença de hidronefrose. A pielografia percutânea anterógrada define o nível da obstrução. A pielografia ascendente é de difícil execução pela dificuldade de se encontrar o orifício ureteral do rim transplantado na bexiga do receptor. Vale ressaltar que a obstrução urinária pode ainda ter uma causa não relacionada diretamente ao transplante, como a obstrução urinária por cálculo.

Outras causas urológicas incluem sangramento após biópsia do enxerto renal. Habitualmente, após biópsia eletiva ambulatorial, o paciente recebe alta se durante o período de observação de cerca de 4 horas não apresentar intercorrências. Entretanto, o paciente pode retornar à unidade de emergência por hematúria macroscópica e até mesmo obstrução de via urinária e IRA. O tratamento pode requerer sondagem vesical de demora, hidratação com cristalóide e avaliação imediata da equipe de transplante.

Na avaliação de hematúria macroscópica em paciente transplantado renal na unidade de emergência, deve-se pensar também na hematúria de origem nos rins primitivos ou na bexiga, como, por exemplo, no caso de rins policísticos.

COMPLICAÇÕES CLÍNICAS

Os eventos clínicos mais freqüentemente observados no período pós-transplante que causam disfunção aguda do enxerto, com elevação da concentração sérica da creatinina, serão descritos a seguir.

Necrose tubular aguda

Nos primeiros dias após o transplante, o paciente transplantado de rim pode evoluir com boa função do enxerto, com moderada disfunção ou com retardo na função do enxerto (*delayed graft function*); nesta última situação, os pacientes podem apresentar oligúria e até necessidade de diálise e, após descartar outras causas de retardo no início da função do enxerto (hipovolemia, complicações cirúrgicas, rejeição aguda), a necrose tubular aguda passa a ser a causa mais freqüente.

A necrose tubular aguda é mais freqüente com a utilização de doador cadáver, com incidência de 40%. O mecanismo fisiopatológico é o de isquemia e reperfusão com liberação de superóxido e peróxido de hidrogênio, que levam à peroxidação lipídica da membrana celular. A prevenção faz-se com cuidados ao doador no pré-transplante e com a redução do tempo de isquemia fria.

À semelhança dos episódios de necrose tubular aguda em rins primitivos, essa, no pós-transplante, tem evolução benigna com recuperação da função do enxerto renal em dias a semanas após o dano; entretanto, a evolução para retardo na função do enxerto após a cirurgia do transplante está associada à menor sobrevida do enxerto renal a longo prazo.

Os pacientes transplantados renais também podem apresentar episódios de necrose tubular aguda em qualquer momento do seguimento pós-transplante, quando exposto a toxina ou droga nefrotóxica ou a situações de instabilidade hemodinâmica.

Rejeição

Em transplante renal, a elevação na creatinina sérica traz sempre a possibilidade de se estar diante de rejeição aguda. A rejeição aguda é mais freqüente nos seis primeiros meses, sendo relativamente rara após o primeiro ano do transplante; mas o receptor de enxerto renal pode desenvolver episódios de rejeição aguda em qualquer fase do período pós-transplante, em especial se existe inadequação da imunossupressão. Na suspeita de rejeição aguda, o principal diagnóstico diferencial faz-se com a toxicidade do inibidor da calcineurina.

Podem-se, de modo didático, classificar as rejeições ao enxerto renal de acordo com o tempo usual de aparecimento após a cirurgia do transplante em rejeição hiperaguda, rejeição aguda acelerada e rejeição aguda. Há ainda a rejeição crônica que não faz parte da abordagem deste capítulo.

A rejeição hiperaguda ocorre de minutos a horas após a reperfusão do órgão transplantado em decorrência da exposição das células endoteliais a anticorpos previamente formados contra antígenos HLA (*human leucocyte antigens*) classe I (raramente classe II) ou do sistema ABO. Os anticorpos ligam-se ao endotélio ativando o sistema complemento e a cascata da coagulação, resultando em trombose difusa do enxerto. A falência do enxerto é irreversível e a meta da intervenção médica está nas medidas de prevenção a essa complicação na avaliação pré-transplante.

A sensibilização contra os aloantígenos ocorre por ocasião de transfusões sangüíneas, gestações e transplantes pregressos. A identificação prévia desses anticorpos faz-se por meio de testes imunológicos entre o soro do receptor e as células do doador no pré-transplante. O mais antigo teste é a prova cruzada contra linfócitos de sangue periférico, que consiste na incubação de células mononucleares do sangue periférico do doador (ou linfonodos do doador cadáver) com o soro do receptor, seguido pelo acréscimo de soro de coelho como fonte de complemento. Na presença de reação antígeno-anticorpo, haverá ativação do sistema complemento, ruptura da membrana e morte celular.

A rejeição aguda acelerada ocorre nos primeiros dias após o transplante, com grande potencial de reversão após o início do tratamento imunossupressor apropriado. Também se desenvolve em paciente previamente sensibilizado e resulta da ativação de linfócitos T e/ou B, podendo ter componente humoral. A histologia revela infiltração celular causando tubulite e vasculite. O achado de C4d em capilar peritubular pode estar presente. O C4d é um produto da degradação do fator C4 da via clássica do sistema complemento e indicador indireto da presença de anticorpos no tecido renal.

A rejeição aguda é mais prevalente nos seis primeiros meses após a cirurgia do transplante, tornando-se rara após o primeiro ano. A rejeição aguda é suspeitada na presença de elevação lenta, dentro de uma a duas semanas, no nível sérico da creatinina e quando não há evidência de outra etiologia que justifique essa elevação da creatinina. O potencial de reversão da disfunção do enxerto é elevado após a instituição da terapêutica. O exame histológico revela infiltração celular com tubulite e menos freqüentemente vasculite.

A rejeição crônica caracteriza-se por uma resposta imune insidiosa, celular e humoral, que leva à disfunção crônica progressiva e irreversível do enxerto renal. A elevação na concentração sérica de creatinina é lenta e gradual e desenvolve-se ao longo de anos após a cirurgia do transplante renal.

Toxicidade dos inibidores da calcineurina

A nefrotoxicidade dos inibidores da calcineurina, ciclosporina ou tacrolimus é causa freqüente de IRA no pós-transplante. Essa classe de droga imunossupressora exerce efeito tóxico no rim por meio de: a) vasoconstrição da arteríola aferente, com elevação reversível do nível sérico da creatinina; e b) microangiopatia trombótica, que pode evoluir para hialinose arteriolar progressiva, duplicação de membrana basal glomerular, glomeruloesclerose, fibrose intersticial e atrofia tubular. Um estudo retrospectivo que incluiu 188 pacientes mostrou que 26 desses tiveram diagnóstico de microangiopatia trombótica; desses 26 pacientes, 24 apresentaram elevação na concentração sérica de creatinina de ao menos 0,5mg/dL e sem sinais sistêmicos da doença, tais como plaquetopenia, sinais clínicos de hemólise intravascular e níveis elevados de desidrogenase láctica.

Infecção do trato urinário

A infecção do trato urinário em paciente transplantado renal pode ter origem no enxerto renal, nos rins primitivos ou no trato urinário inferior. A presença de leucocitúria na análise do sedimento urinário nem sempre é indicativa de infecção (ver Capítulo 4) e, na vigência de urocultura negativa (leucocitúria estéril), deve ser feito o diagnóstico diferencial com rejeição, nefrite intersticial aguda, doença renal ateroembólica, tuberculose renal e litíase. No paciente transplantado renal, a infecção do parênquima renal pode cursar com insuficiência renal aguda e elevação no nível sérico da creatinina.

AVALIAÇÃO CLÍNICA INICIAL

A abordagem clínica inicial do paciente transplantado renal que se apresenta com disfunção aguda do enxerto deve ser direcionada para descartar as causas reversíveis como IRA pré-renal e obstrução da via urinária. O diagnóstico de toxicidade dos inibidores da calcineurina pode ser particularmente difícil no primeiro atendimento médico pela necessidade de medida do nível sérico da ciclosporina ou do tacrolimus ou indicação de biópsia do enxerto renal, em algumas situações em que deve ser feito o diagnóstico diferencial com rejeição aguda ao enxerto.

As complicações cirúrgicas vasculares, como já mencionadas acima, surgem precocemente no período pós-transplante, sendo rara sua ocorrência após a alta hospitalar, exceto a linfocele, que pode ocorrer nos primeiros seis meses após a cirurgia do transplante; a estenose significativa da artéria renal nos pacientes que passam a usar IECA ou BRA também pode levar à disfunção aguda do enxerto no período tardio do pós-transplante.

Na ausência dessas situações, o diagnóstico diferencial de rejeição aguda é necessário, em especial se há na história clínica indícios de não-aderência à terapia imunossupressora.

A avaliação inicial deve incluir história clínica rigorosa e exame físico. A solicitação de exames complementares deve ser individualizada, mas, em geral, é necessária a coleta de sangue para a determinação da creatinina sérica, eletrólitos, gasometria venosa, hemograma, e coleta de amostra isolada de urina e urocultura.

A amostra de sangue para a determinação do nível sérico de ciclosporina e de tacrolimus deverá ser colhida imediatamente antes da próxima dose (vale ou *trough levels*).

O exame ultra-sonográfico do enxerto renal deve ser considerado para descartar a presença de obstrução da via urinária ou de coleções de perienxerto que levem à compressão extrínseca do rim transplantado. A ultra-sonografia com Doppler do enxerto deve ser realizada sempre que há suspeita de trombose da veia ou da artéria renal, ou de estenose da artéria renal.

A equipe de transplante assistente do paciente deve ser sempre acionada pelo médico da unidade de emergência para uma assistência mais abrangente e especializada.

BIBLIOGRAFIA

1. WOLFE RA, ASHBY VB, MILFORD EL, et al: Comparison of mortality in all patients on dialysis, patients on dialysis awaiting transplantation, and recipients of a first cadaveric transplant. *N Engl J Med* 341:1725-1730, 1999.

2. KASISKE BL, VAZQUEZ MA, HARMON WE, et al: Recommendations for the outpatient surveillance of renal transplant recipients. American Society of Transplantation. *J Am Soc Nephrol* 11 (Suppl 15):S1-86, 2000.

3. VENKAT KK, VENKAT A: Care of the renal transplant recipient in the emergency department. *Ann Emerg Med* 44:330-341, 2004.

4. EBPG (European Expert Group on Renal Transplantation), European Renal Association (ERA-EDTA), European Society for Organ Transplantation (ESOT): European Best Practice Guidelines for Renal Transplantation (part 1). *Nephrol Dial Transplant* 15(Suppl 7):1-85, 2000.

5. SOLA R, ALARCON A, JIMENEZ C, OSUNA A: The influence of delayed graft function. *Nephrol Dial Transplant* 19(Suppl 3):iii32-37, 2004.

6. CHAPMAN JR, NANKIVELL BJ: Nephrotoxicity of ciclosporin A: short-term gain, long-term pain? *Nephrol Dial Transplant* 21:2060-2063, 2006.

7. DJAMALI A, SAMANIEGO M, MUTH B, et al: Medical care of kidney transplant recipients after the first posttransplant year. *Clin J Am Soc Nephrol* 1:623-640, 2006.

8. ZARIFIAN A, MELEG-SMITH S, O'DONOVAN R, et al: Cyclosporine-associated thrombotic microangiopathy in renal allografts. *Kidney Int* 55:2457-2466, 1999.

16

Abordagem Inicial de Doenças Infecciosas em Paciente Transplantado Renal

Gustavo Fernandes Ferreira
Luiz Estevam Ianhez

INTRODUÇÃO

Um dos principais objetivos atuais no transplante renal é reduzir co-morbidades. Infecção no pós-transplante renal é a principal delas. Mais de 80% dos pacientes transplantados renais apresentaram pelo menos um episódio infeccioso no primeiro ano pós-transplante. O seguimento a longo prazo do paciente transplantado consiste na arte de imunossuprimi-lo a ponto de evitar eventos imunológicos (rejeição do enxerto) e não deixar que eventos infecciosos se desenvolvam. Porém, essa é uma faixa muito estreita, podendo algumas vezes ser inexistente.

A evolução do paciente transplantado renal infectado dependerá principalmente da avaliação, interpretação e conduta do médico que se deparar com a situação, e esse não necessariamente será um nefrologista. Na maioria das vezes, isso se passará em ambientes onde qualquer uma das especialidades médicas poderá estar presente. O diagnóstico precoce e a instituição de terapêutica precisa são necessários, principalmente na população de imunodeprimidos. Esses apresentam formas de manifestação e evolução diferentes e variadas, se comparados com pacientes imunocompetentes.

Neste capítulo teremos a oportunidade de abordar os fatores de risco, as principais causas de infecção nos pacientes transplantados renais, assim como o tratamento.

RISCO DE INFECÇÃO

O risco de infecção em pacientes transplantados renais vem variando com o tempo, principalmente com a modificação dos imunossupressores. Infelizmente, não existe um método laboratorial que expresse o real risco de infecção a que o paciente está exposto. Atualmente, o nefrologista avalia o risco de infecção considerando o risco de rejeição do enxerto, através da intensidade de imunossupressão utilizada.

O risco de infecção em pacientes transplantados renais baseia-se em dois principais fatores: nível de imunossupressão e exposição epidemiológica.

NÍVEL DE IMUNOSSUPRESSÃO

Este depende do resultado de uma complexa interação de múltiplos fatores (Quadro 16.1). Com o advento de novos potentes imunossupressores, a incidência de rejeição em transplante renal reduziu drasticamente, e percentuais de rejeição próximos a 10% já são observados em alguns centros pelo mundo. Por outro lado, a suscetibilidade para infecções aumentou.

Quadro 16.1 – Fatores que afetam o nível de imunossupressão no paciente transplantado renal.

Terapia imunossupressora: tipo de imunossupressor, dose e duração
Imunodeficiência da doença de base: doenças auto-imunes (LES)
Integridade da barreira mucocutânea: presença de cateteres, sonda vesical, drenos
Neutropenia, linfopenia
Condições metabólicas: uremia, desnutrição, inflamação, *diabetes mellitus*, insuficiência hepática
Infecções por vírus imunomoduladores: CMV, EBV, vírus das hepatites B e C, HIV

LES = lúpus eritematoso sistêmico; HIV = vírus da imunodeficiência humana; CMV = citomegalovírus; EBV = vírus Epstein-Barr.

O transplante renal possui um arsenal imunossupressor bastante amplo, apresentando mecanismos de ação bastante seletivos, porém cada vez mais potentes. O tipo, a dose e a duração de imunossupressão utilizados serão determinantes no risco de o paciente adquirir uma infecção. Anticorpos policlonais depletores de linfócitos T, utilizados tanto na indução de pacientes de alto risco imunológico como no tratamento de rejeição, aumentam o risco do desenvolvimento de infecções virais – mais evidente na reativação do citomegalovírus e do vírus de Epstein-Barr.

Não só os imunossupressores elevam o risco de infecção, mas também as doenças auto-imunes, responsáveis pela própria causa da IRC que leva à realização do transplante, conferem risco adicional ao paciente transplantado (por exemplo, o lúpus eritematoso sistêmico).

Associadas a isso, várias são as co-morbidades que acompanham o portador de doença renal crônica, como o *diabetes mellitus* que está presente em uma parcela importante de pacientes transplantados. Os hepatopatas também se apresentam, em menor número, para a realização de transplante renal.

Devemos ainda lembrar das infecções virais imunomoduladoras, como a infecção por citomegalovírus, que aumenta o risco de infecções bacterianas e infecções pulmonares pelo *Pneumocystis jiroveci*. Com o sucesso do transplante renal em portadores do vírus da imunodeficiência humana (HIV), tem-se tornado freqüente a presença desse subgrupo de pacientes entre a população transplantada renal, porém pouco ainda se sabe sobre os riscos infecciosos a longo prazo desse grupo de pacientes.

EXPOSIÇÃO EPIDEMIOLÓGICA

A exposição epidemiológica pode ser dividida em quatro categorias: infecções provenientes do doador, infecções provenientes do próprio receptor, infecções nosocomiais, infecções comunitárias.

Infecções provenientes do doador

O transplante de órgão sólido trouxe a oportunidade do desenvolvimento de uma forma de transmissão de doenças infecciosas muito eficaz e direta através do órgão transplantado. Essa pode ser transmitida por infecções latentes do doador (tuberculose, citomegalovírus, *Trypanosoma cruzi*) ou por infecções ativas, sejam elas virais, fúngicas ou bacterianas, que não foram diagnosticadas durante a avaliação do doador (Quadro 16.2).

Quadro 16.2 – Infecções transmitidas pelo doador.

Bacterianas: bactérias piogênicas, tuberculose, sífilis
Vírus: herpesvírus, VHB, VHC, CMV, HIV, HTLV-I e II
Fungos: micoses endêmicas
Parasitos/protozoários: toxoplasmose, doença de Chagas, estrongiloidíase e leishmaniose

HIV = vírus da imunodeficiência humana; CMV = citomegalovírus; EBV = vírus Epstein-Barr; VHB = vírus da hepatite B; VHC = vírus da hepatite C; HTLV = *human T-cell lymphotropic virus*.

A pesquisa de infecções no doador é necessária tanto nos doadores vivos quanto nos de cadáveres. Essa será importante para que se possa usar profilaxia adequada durante o transplante. Atualmente, a avaliação de rotina que se faz nos doadores de rim baseia-se na detecção de anticorpos por meio de testes sorológicos para infecções prevalentes (Quadro 16.3).

Quadro 16.3 – Avaliação do doador quanto à possível infecção.

História epidemiológica
Testes sorológicos para: sífilis (VDRL), HIV, CMV, EBV, HSV, VHB, VHC e doença de Chagas
Radiografia de tórax
Urina tipo I e urocultura com antibiograma
Leucograma

VDRL = teste de aglutinação para sífilis (*Venereal Disease Research Laboratory*); HIV = vírus da imunodeficiência; CMV = citomegalovírus; EBV = vírus Epstein-Barr; HSV = herpes simples vírus; VHB = vírus da hepatite B; VHC = vírus da hepatite C.

Infecções provenientes do receptor

Toda infecção ativa deve ser tratada antes da realização do transplante no receptor, pois a imunossupressão poderá exacerbar o quadro infeccioso. Alguns patógenos mais freqüentes como a bactéria da tuberculose, estrongiloidíase, citomegalovírus, vírus Epstein-Barr, varicela-zóster e herpes simples estão presentes de forma latente no receptor, podendo ser reativados com a vigência da imunossupressão. Doenças infecciosas que podem ser tratadas ou controladas não contra-indicam a realização do transplante.

Dentre as infecções intestinais do pós-transplante renal, o *Strongyloides stercoralis* é um dos parasitas que podem reemergir no primeiro ano pós-transplante como síndrome de hiperinfestação. O tratamento empírico com ivermectina antes do transplante pode evitar essa infecção, muitas vezes fatal no imunossuprimido. Outra complicação grave da estrongiloidíase disseminada é sua associação com infecções bacterianas, principalmente gram-negativas, como a *E. coli, S. faecalis*.

Infecções nosocomiais

Pacientes transplantados renais podem permanecer durante um tempo prolongado de internação. Isso leva ao maior risco de colonização por bactérias multirresistentes. *Staphylococcus aureus* meticilinorresistente e *Enterococcus* sp. resistente à vancomicina podem levar a situações infecciosas graves. O uso indiscriminado de antibióticos nas clínicas de diálise contribui para esse problema.

Infecções comunitárias

Pacientes imunodeprimidos lidam de forma diferente com exposições comuns aos imunocompetentes. Com isso, exposições relativamente simples para imunocompetentes podem trazer infecções graves em pacientes transplantados. Exemplo disso é a infecção por *Aspergillus,* um organismo ubíquo.

Aqui vale a pena lembrar de um fator muito importante, particularmente no Brasil, em que a diferença socioeconômica é extremamente superior à dos países de Primeiro Mundo. Ianhez et al demonstraram a incidência de infecção no pós-transplante em dois grupos de pacientes com diferenças socioeconômicas. O grupo de classe socioeconômica baixa apresentou o dobro de infecções no pós-transplante, quando comparado com o grupo de classe socioeconômica alta. Vários são os fatores implicados nessa constatação: desnutrição, condições de habitação, hábitos higiênicos, entre outros.

INFECÇÃO NO PÓS-TRANSPLANTE RENAL: UMA NOVA ERA

Mudanças na imunossupressão, novas profilaxias e maior tempo de sobrevida do enxerto alteraram o perfil infeccioso dos pacientes transplantados renais. Doses reduzidas de corticosteróides associadas à profilaxia de rotina contra o *Pneumocystis jiroveci* tornaram a pneumonia por esse agente algo raro. O uso de profilaxia para citomegalovírus tornou essa infecção pouco agressiva. Por outro lado, o poliomavírus tem-se apresentado não mais como um vírus inócuo, mas tem reduzido a sobrevida do enxerto.

Terapias de depleção celular no momento de indução levam à linfopenia duradoura, normalmente por tempo superior ao utilizado de profilaxia. Isso faz com que as infecções que no passado se apresentavam nos primeiros meses de transplante passem a ocorrer mais tardiamente, após os seis meses.

Em levantamento realizado na Unidade de Transplante Renal (UTR) do Hospital das Clínicas da Universidade de São Paulo, observamos que, durante 2005, 22% das internações foram devidas a quadros infecciosos variados. A principal infecção responsável foi a pneumonia, representando 39% das internações de causa infecciosa, seguida da infecção urinária (30%). As internações de causa infecciosa mantiveram os pacientes internados por um tempo médio de 10,7 dias, representando, assim, não só um problema de ordem médica, mas também de importância econômica.

Academicamente, podemos dividir as infecções em pacientes transplantados renais de acordo com a fase do transplante no qual o paciente se encontra: pós-transplante imediato (< 1 mês), recente (entre 1 e 6 meses) e tardio (> 6 meses).

INFECÇÃO NO PÓS-TRANSPLANTE IMEDIATO (< 1 MÊS)

Infecções nessa fase do transplante estão basicamente relacionadas a dois fatores: ao doador e aos procedimentos invasivos inerentes à cirurgia. Sondas vesicais, cateteres centrais, drenos e incisão cirúrgica são constantes focos de infecção. Após o transplante, infecções do trato urinário (ITU) apresentam baixa morbidade, porém esse é o tipo de infecção mais comum, sendo a principal causa de bacteriemia e sepse. Atenção à presença de infecções por bactérias hospitalares multirresistentes.

Nessa fase do transplante, a terapia antimicrobiana deve ser sempre que possível guiada por meio de culturas com antibiograma, pois assim poderemos evitar o uso indiscriminado de antibióticos.

Ainda no primeiro mês pós-transplante, sinais de infecções como pneumonite, encefalite, hepatite, entre outras, podem ser provenientes do doador. Por isso, principalmente nos casos de doadores cadáveres (uma vez que esses doadores podem permanecer por longos períodos em unidades de terapia intensiva em uso de antibióticos, aumentando assim a probabilidade de microrganismos multirresistentes), devem-se sempre colher hemoculturas e uroculturas para guiar a terapêutica do receptor. Doadores com bacteriemia não contra-indicam a doação de seus órgãos, a menos que o órgão doado esteja infectado.

PÓS-TRANSPLANTE RECENTE (1-6 MESES)

Infecções virais são responsáveis pela maioria dos episódios infecciosos nessa fase do transplante. O uso de medicações profiláticas como trimetoprima-sulfametoxazol (TMP-SMX) geralmente previne infecções urinárias, pneumonia por *Pneumocystis jiroveci*, legionelose e toxoplasmose. Infecções fúngicas por *Aspergillus* ou *Cryptococcus neoformans* devem ser sempre lembradas em quadros febris persistentes entre o primeiro e sexto mês pós-transplante. Infecção viral pelo herpes é rara nos pacientes submetidos à profilaxia com antiviral, porém existem outros patógenos virais como poliomavírus e adenovírus.

PÓS-TRANSPLANTE TARDIO (> 6 MESES)

Depois dos seis meses de transplante, o risco de infecção diminui, com o bom funcionamento do órgão e doses menores de imunossupressão. Mesmo assim, pacientes transplantados apresentam risco aumentado de adquirir infecções da comunidade. Alguns pacientes podem sofrer com infecções crônicas virais, levando à lesão do enxerto, como é o caso do poliomavírus. Esse se apresenta clinicamente como rejeição do enxerto, porém em uma fase em que a incidência de rejeição quase não se faz presente, após o sexto mês de transplante.

Infecções urinárias de repetição podem marcar a vida dos portadores de anormalidades urogenitais. As pneumonias comunitárias e as infecções virais de via aérea superior também podem ocorrer com maior freqüência quando comparadas com os imunocompetentes.

PRINCIPAIS INFECÇÕES EM TRANSPLANTE RENAL

Detecção precoce e específica da infecção é fundamental nos pacientes imunossuprimidos. Freqüentemente teremos que utilizar métodos como biópsias, broncoscopias, culturas de sangue, urina e secreções, até mesmo laparotomias, para isolar o agente responsável, embora muitas vezes a terapia deva começar empiricamente até dispormos dos resultados da investigação etiológica.

Reduzir a imunossupressão na fase aguda da doença pode ajudar a controlar o quadro infeccioso, mas aumenta, ao mesmo tempo, o risco de rejeição do enxerto, sendo assim uma conduta difícil de ser tomada. Esta conduta deve ser sempre individualizada, considerando o parecer da equipe assistente de transplante, não existindo diretrizes que determinem a suspensão ou manutenção da imunossupressão, ponderando sempre os riscos e os benefícios.

A seguir, listamos algumas infecções comuns que podem acometer o paciente transplantado renal que procura uma unidade de emergência.

CITOMEGALOVÍRUS

O citomegalovírus é uma das mais importantes infecções no transplante renal. Sua incidência pode variar amplamente, dependendo da sorologia do doador/receptor e do uso da profilaxia. Seus efeitos diretos e indiretos podem afetar tanto a sobrevida do enxerto quanto a do paciente (Quadro 16.4).

A exposição ao vírus, detectada pela presença de anticorpos IgG anticitomegalovírus, aumenta com a idade. A população de transplantados adultos na Unidade de Transplante Renal (UTR) do Hospital das Clínicas da Universidade de São Paulo que tiveram contato com o vírus antes do transplante aproxima-se de 90%.

Quadro 16.4 – Efeitos diretos e indiretos do citomegalovírus sobre o organismo do paciente transplantado.

Efeitos diretos	Efeitos indiretos
Febre e síndrome neutropênica (leucopenia, febre, mialgia e fadiga)	Aumento do risco de infecções secundárias bacterianas, fúngicas e virais
Pneumonite	Aumento do risco de rejeição
Invasão gastrintestinal (colite, esofagite, gastrite)	Aumento do risco de doença linfoproliferativa pós-transplante
Hepatite	Aumento do risco de *diabetes mellitus* pós-transplante
Coriorretinite	Aterosclerose acelerada
Miocardite	
Pancreatite	

São considerados fatores de risco para o desenvolvimento de citomegalovírus os seguintes:

- Receptores com sorologia negativa (IgG negativo) e doadores com sorologia positiva.
- Uso de depletores de linfócitos (indução ou tratamento).
- Doses elevadas de ácido micofenólico (MMF).

Existem três principais formas de adquirir citomegalovírus (CMV) após o transplante: reativação do vírus latente em paciente CMV-positivo; transmissão pelo enxerto de um doador CMV-positivo; transfusão sangüínea de doadores CMV-positivos.

Citomegalovírus-doença *versus* citomegalovírus-infecção

Existe uma importante diferenciação entre CMV-doença e CMV-infecção. Para que possamos considerar CMV-infecção devemos apresentar um ou mais dos seguintes:

- Soroconversão com aparecimento de anticorpos IgM anticitomegalovírus.
- Elevação em quatro vezes dos títulos de anticorpos IgG anticitomegalovírus.
- Detecção de antígenos do citomegalovírus em células infectadas.
- Detecção de DNA no sangue do paciente por técnicas moleculares.
- Isolar o vírus através de culturas.

CMV-doença deve estar associada a um dos anteriores e à presença de sinais ou sintomas como febre, leucopenia, envolvimento de órgãos (por exemplo, pneumonite, hepatite, pancreatite, colite, insuficiência renal etc.).

Efeitos diretos do citomegalovírus

A infecção sintomática do citomegalovírus ocorre principalmente entre o primeiro e quarto mês de transplante naqueles que não usaram profilaxia e um a quatro meses após sua suspensão nos que a usaram. Porém, mais raramente observamos casos de CMV-doença após o primeiro ano pós-transplante. O início dos sintomas segue normalmente o período de máxima imunossupressão para evitar ou tratar a rejeição aguda.

Sua forma de apresentação mais comum é assintomática ou com febre e leucopenia. Com novos métodos de diagnóstico precoce, sua forma de apresentação é branda e raramente fatal. As pneumonites por citomegalovírus são geralmente infecções graves que se não diagnosticadas precocemente podem evoluir para insuficiência respiratória com evoluções catastróficas. Miocardite, pacreatite, hepatite e coriorretinite são formas de apresentação menos freqüentes em transplantados renais.

A forma invasiva gastrintestinal apresenta-se na maioria das vezes apenas com episódios diarréicos ou dor epigástrica. Porém, casos mais graves, com a perda da integridade da mucosa intestinal evoluindo com pneumatose intestinal (presença de gás na parede do intestino) e infecção secundária por bactérias, podem levar a quadros sépticos graves, comumente com evolução fatal.

Efeitos indiretos do citomegalovírus

Efeitos indiretos do citomegalovírus são freqüentemente determinantes. Predisposição a infecções secundárias por *Pneumocystis jiroveci*, *Candida* sp. e infecções bacterianas está relacionada ao efeito imunológico do citomegalovírus. Associado a isso, o citomegalovírus confere maior risco de desenvolvimento de *diabetes mellitus* pós-transplante e de doença linfoproliferativa relacionada ao vírus Epstein-Barr.

O citomegalovírus pode também aumentar a incidência de rejeição do enxerto. Alguns autores conseguiram demonstrar menor incidência de rejeição aguda em pacientes transplantados renais com baixo risco de desenvolver citomegalovírus (doador CMV-negativo/receptor CMV-negativo). O mecanismo pelo qual esses efeitos se desenvolvem está diretamente relacionado com a disfunção imunomoduladora, principalmente das células T *helper*.

Diagnóstico

Técnicas de detecção do citomegalovírus têm-se aperfeiçoado nos últimos anos. A detecção do vírus no sangue ou tecido depende amplamente do contexto clínico em que essa situação está presente. Várias são as técnicas utilizadas na prática clínica na atualidade.

A sorologia é utilizada principalmente na avaliação dos fatores de risco a que o paciente está exposto, sendo sua utilização para diagnóstico de CMV-infecção ou doença pouco sensível, além de muito demorada. O isolamento do citomegalovírus por meio de técnicas de cultura é bastante específico, porém, apresenta o mesmo problema na prática clínica que a sorologia: o tempo médio para o resultado é maior que 48 horas.

As duas técnicas mais utilizadas na prática clínica são a antigenemia e o PCR (*polymerase chain reaction*). Ambas apresentam grande sensibilidade e especificidade com resultados rápidos, oferecendo ao clínico subsídio para tomar a conduta.

Tratamento

O tratamento do citomegalovírus varia com a gravidade e a forma de manifestação da doença. Casos mais graves de doença invasiva com acometimento de órgãos necessitam da diminuição dos imunossupressores. A redução da dose ou até mesmo a suspensão temporária de azatioprina ou do ácido micofenólico é importante na fase aguda da doença. A descontinuação dos inibidores de calcineurina (tacrolimus ou ciclosporina) raramente é necessária.

O antiviral mais efetivo no tratamento do citomegalovírus é o ganciclovir, administrado por via intravenosa na dose de 5mg/kg, a cada 12 horas, com duração mínima de duas a três semanas (essa dose deve sempre ser ajustada para a função renal). Geralmente, devemos suspender depletores de linfócitos. A antigenemia e os parâmetros clínicos são usados na avaliação da efetividade do tratamento.

O valganciclovir por via oral na dose de 900mg/dia, divididas em duas tomadas, pode também ser utilizado no tratamento de casos leves.

Efeitos adversos ao ganciclovir não são raros. Leucopenia e trombocitopenia dose-dependente devem sempre ser monitorizadas, principalmente nos pacientes que usaram ácido micofenólico e TMP-SMX em conjunto.

Casos refratários à terapêutica inicial com ganciclovir podem beneficiar-se com o uso de imunoglobulina humana com anticorpos contra citomegalovírus. É importante lembrar os casos de resistência ao ganciclovir. Esses são bastante raros em transplantados renais, mas podem ocorrer naqueles pacientes que usaram profilaxia prolongada com ganciclovir. Nesses casos, podem ser utilizados antivirais como cidofovir e leflunomida.

VÍRUS HERPES SIMPLES

Infecção pelo vírus herpes simples ocorre principalmente nas seis primeiras semanas do transplante, mais comumente acometendo mucosas. Pode, mais raramente, disseminar-se para órgãos viscerais causando esofagite e hepatite. Existem ainda casos de encefalite herpética e pneumonite.

A maioria dessas infecções é causada pela reativação do vírus endógeno latente, apesar de já ter sido descrita transmissão pelo órgão transplantado. Tanto aciclovir quanto ganciclovir são efetivos no tratamento e na profilaxia. Aciclovir pode ser dado na dose oral de 800mg/dia dividido em quatro tomadas, por 10 dias. Existe ainda a opção do valaciclovir na dose de 2g/dia, por 10 dias, sendo igualmente efetivo na redução da dor e dos sintomas gerais, quando comparado ao aciclovir. Nos casos de encefalite, o uso de aciclovir deve ser em doses elevadas de 10 a 15mg/kg a cada 8 horas, por via intravenosa, por 14 a 21 dias.

VÍRUS VARICELA-ZÓSTER

O vírus varicela-zóster desenvolve-se em aproximadamente 10% dos adultos transplantados renais. Seu aparecimento ocorre na maioria das vezes próximo do nono mês de transplante, freqüentemente acometendo mais de um dermátomo. Pacientes transplantados renais apresentam alto índice de lesões cicatriciais associado à dor neuropática após o tratamento. A infecção é comumente causada pela reativação do vírus latente. Os pacientes sorologicamente negativos para o vírus devem ser vacinados antes do transplante.

O tratamento é semelhante ao descrito para o vírus herpes simples, com o uso de aciclovir e valaciclovir nos casos leves a moderados. Apesar de incomum, o vírus pode apresentar formas disseminadas, principalmente nas infecções primárias, levando até mesmo a quadros de hepatite, encefalite e pneumonite.

Nesses casos, o uso de aciclovir deve ser por via intravenosa na dose de 10 a 15mg/kg, a cada 8 horas. Pacientes transplantados renais suscetíveis a infecção devem receber imunoglobulina antivaricela-zóster nas primeiras 96 horas após a exposição.

ADENOVÍRUS

O adenovírus pode causar quadro de cistite hemorrágica. Disúria intensa é um sintoma quase sempre presente, associado à disfunção do enxerto. Apesar de raro, o adenovírus pode disseminar para pulmão e fígado. Essa infecção ocorre principalmente nos primeiros três meses de transplante, já tendo sido observados casos de cistite hemorrágica após dois anos de transplante renal. A infecção pode ser o resultado da reativação do vírus latente ou transmitida através do enxerto renal.

Os casos de cistite hemorrágica por adenovírus são comumente autolimitados, com resolução dos sintomas em quatro semanas. Na maioria das vezes a internação hospitalar do paciente é necessária no controle da sintomatologia, com o uso de analgésicos. O diagnóstico pode ser tanto por meio de biópsia quanto do uso da sorologia. O uso de antivirais é pouco efetivo e em nada altera a evolução do quadro.

POLIOMAVÍRUS (BK VÍRUS)

O BK vírus está associado a uma ampla gama de síndromes clínicas: virúria, viremia, úlcera de uretra e cistite hemorrágica. A maioria dos pacientes com BK vírus é assintomática. O vírus parece adquirir latência na célula epitelial tubular renal. Infecção ativa do vírus no enxerto renal está amplamente relacionada com a perda progressiva da função renal (nefropatia por BK vírus).

São considerados fatores de risco para o desenvolvimento da nefropatia por BK vírus: tratamento para rejeição, doses elevadas de imunossupressão, uso de altas doses de corticosteróides, uso de anticorpos policlonais, lesão de isquemia-reperfusão intensa e uso de cateteres duplo J.

A manifestação clínica do BK vírus mais se parece com um quadro de rejeição aguda. Porém, o período de acometimento da infecção é mais tardio do que a maior parte das rejeições, entre o 10° e 13° mês de transplante. Observa-se elevação lenta e progressiva da creatinina. O exame de urina pode apresentar leucocitúria estéril.

O diagnóstico pode ser feito por meio da citologia urinária, com a presença de *Decoy cells*, associada a alterações citopáticas sugestivas na biópsia renal. O PCR para a identificação do vírus tanto no sangue quanto na urina é importante no auxílio ao diagnóstico definitivo da nefropatia por BK vírus.

O tratamento da nefropatia por BK vírus está baseado principalmente na redução da imunossupressão. Nesse momento, a monitorização adequada do enxerto deve ser feita, pois a probabilidade de desenvolver rejeição aguda aumenta.

Nos casos em que existe progressão da doença a despeito da redução da imunossupressão, devemos usar antivirais como leflunomida e cidofovir. Esses têm apresentado resultados encorajadores.

PARVOVÍRUS B19

Nos pacientes transplantados, o parvovírus B19 causa principalmente anemia grave e refratária. Aproximadamente 80% das infecções ocorrem nos primeiros três meses de transplante. O diagnóstico é confirmado por meio do PCR (detecção específica do DNA do vírus B19). O tratamento é feito com globulina hiperimune na dose de 0,5g/kg/dia por 5 a 10 dias.

TUBERCULOSE

Mycobacterium tuberculosis é um patógeno com elevada morbidade e mortalidade em pacientes imunodeprimidos. Sua prevalência é superior nos países em desenvolvimento. Um levantamento recente realizado na Unidade de Transplante Renal do Hospital das Clínicas da Universidade de São Paulo revelou incidência de 1,8% dentre os transplantados renais, entre 1990 e 2005.

Mais da metade dos casos ocorreram nos dois primeiros anos de transplante. As formas extrapulmonares são mais freqüentes nos imunodeprimidos, quando comparados com os imunocompetentes. Acometimento do sistema nervoso central, ossos, articulações, testículos, pele e gânglios também foi observado. A mortalidade foi de 14,8%, e nos sobreviventes a maioria apresentou piora da função renal.

O tratamento para tuberculose no transplantado renal pode ser realizado por meio do esquema tríplice (rifampicina, isoniazida e pirazinamida), conforme o perfil de sensibilidade da região, por dois meses, seguidos com rifampicina e isoniazida de 4 a 10 meses, dependendo da órgão afetado.

É importante lembrar que a rifampicina é um indutor do citocromo P450, levando à redução dos níveis sangüíneos dos inibidores de calcineurina. Isso faz com que pacientes que não necessitem da redução da imunossupressão tenham as doses de inibidores de calcineurina elevadas e monitorizadas.

É importante lembrar ainda que pacientes transplantados que usam azatioprina apresentam elevado risco de hepatotoxicidade, quando associada à rifampicina. Um efeito colateral freqüente da pirazinamida é a elevação do ácido úrico, sendo necessária muita das vezes a introdução de alopurinol.

INFECÇÕES DO SISTEMA NERVOSO CENTRAL

Vários são os agentes causadores de infecções do sistema nervoso central em pacientes imunodeprimidos: herpes simples, tuberculose, listeria, criptococos, vírus JC, aspergilose, toxoplasmose, entre outros.

Diante da suspeita clínica de infecção do sistema nervoso central, o médico deve dispor de métodos de imagem (geralmente, tomografia computadorizada) e provas laboratoriais (quando não contra-indicado, freqüentemente é necessário punção lombar para a análise do líquor) para determinar as condutas pertinentes. A terapêutica empírica deve ser instituída ainda no ambiente de urgência.

PNEUMONIA

A pneumonia no paciente imunossuprimido deve ser avaliada de forma criteriosa e não raro é necessária a utilização de vários métodos diagnósticos como: hemocultura, lavado broncoalveolar com cultura e PCR para vírus e fungos, biópsia transbrônquica e tomografia de cortes finos. É importante lembrar que a hemocultura pode auxiliar no escalonamento da antibioticoterapia, já que 10 a 15% das pneumonias são acompanhadas de bacteriemia.

INFECÇAO DO TRATO URINÁRIO

A infecção do trato urinário (ITU) é uma das principais infecções nos pacientes transplantados renais. A utilização de sondas vesicais por tempo prolongado, cateteres de duplo J e anomalias congênitas geniturinárias aumentam o risco de ITU. *Diabetes mellitus*, doença renal policística e sexo feminino também são considerados fatores de risco. O uso profilático de antibióticos pode levar à resistência bacteriana e não reduz o número de infecções. Isso freqüentemente leva à internação hospitalar do paciente devido à necessidade do uso de antibióticos por via intravenosa.

O exame de urina tipo I e a urocultura com antibiograma são os principais métodos que podem guiar a terapêutica antibiótica. Pacientes com ITU de repetição podem apresentar resistência às cefalosporinas de primeira e segunda gerações. Mais de dois episódios de ITU em menos de um ano indicam a necessidade de realização de exames complementares, como uretrocistografia miccional e urodinâmica.

A pielonefrite do rim transplantado leva à perda da função renal, necessitando, algumas vezes, até mesmo de colocar o paciente em diálise. Mas na maioria das vezes o paciente retorna a sua função renal basal após o tratamento.

RESUMO

- A infecção no paciente transplantado renal é uma importante causa de mortalidade, ficando atrás apenas da doença cardiovascular. Ela pode acometer o transplantado durante toda a evolução do transplante, tendo variação da suscetibilidade em função da fase do transplante.
- O diagnóstico precoce e a instituição de uma terapêutica precisa são necessários para reduzir esta mortalidade, por isso freqüentemente é necessária a internação do paciente que procura a unidade de emergência.

BIBLIOGRAFIA

1. FISHMAN JA, RUBIN RH: Infection in organ-transplant recipients. *N Engl J Med* 338:1741-1751, 1998.

2. FISHMAN JA: Infection in solid-organ transplant recipients. *N Engl J Med* 357: 2601-2614, 2007.

3. CHEESEMAN SH, HENLE W, RUBIN RH, et al: Epstein-Barr virus infection in renal transplant recipients. Effects of antithymocyte globulin and interferon. *Ann Intern Med* 93:39-42, 1980.

4. RUBIN RH: Infectious disease complications of renal transplantation. *Kidney Int* 44:221-236, 1993.

5. IANHEZ LE, SAMPAIO M, FONSECA JA, SABBAGA E, et al: The influence of socioeconomic conditions in renal posttransplantation infection. *Transplant Proc* 24:3100, 1992.

6. de OLIVEIRA LC, LUCON AM, NAHAS WC, et al: Catheter-associated urinary infection in kidney post-transplant patients. *Sao Paulo Med J* 119:165-168, 2001.

7. FREEMAN RB, GIATRAS I, FALAGAS ME, et al: Outcome of transplantation of organs procured from bacteremic donors. *Transplantation* 68:1107-1111, 1999.

8. LOWANCE D, NEUMAYER HH, LIGENDRE CM, et al: Valacyclovir for the prevention of cytomegalovirus disease after renal transplantation. International Valacyclovir Cytomegalovirus Prophylaxis Transplantation Study Group. *N Engl J Med* 340:1462-1470, 1999.

9. GOURISHANKAR S, McDERMID JC, JHANGRI GS, PREIKSAITIS JK: Herpes zoster infection following solid organ transplantation: incidence, risk factors and outcomes in the current immunosuppressive era. *Am J Transplant*, 4:108-115, 2004.

10. IANHEZ LE, DE PAULA FJ: Infecção pós-transplante renal, in *Transplante Renal Aspectos Clínicos e Práticos*, edited by Ianhez LE, São Paulo, Roche, 2001, pp 117-144.

11. IANHEZ LE: Complicações infecciosas, in *Transplante Renal Seguimento a Longo Prazo*, edited by Ianhez LE, São Paulo, Lemos Editorial, 2002, pp 131-150.

12. KUBACK BM, MARCEE CL, PEGUES DA, et al: Infections in kidney transplantation, in *Handbook of Kidney Transplantation*, edited by Danovitch GM (4th ed), USA, Lippincott Williams, 2005, pp 279-333.

SEÇÃO 6

Cuidados na Atenção ao Paciente com Insuficiência Renal

17
Cuidados na Prescrição de Fármacos na Insuficiência Renal

Patrícia Taschner Goldenstein
Ana Ludimila Espada Cancela
Rodrigo Bueno de Oliveira

INTRODUÇÃO

A insuficiência renal aguda (IRA) ou insuficiência renal crônica (IRC) são condições relativamente freqüentes na prática clínica, em especial em unidades de emergência e de terapia intensiva. Nesses pacientes, a causa da insuficiência renal pode estar relacionada a drogas nefrotóxicas em até 25% desses casos. A complexidade dos pacientes críticos muitas vezes cria a necessidade de utilização da polifarmácia, levando a interações medicamentosas diversas, e com freqüência à nefrotoxicidade.

Portanto, o médico deve estar atento à prescrição de medicamentos em pacientes com insuficiência renal, na qual um fármaco utilizado de maneira errada pode causar ou agravar lesão nesse órgão.

Neste capítulo, abordaremos os princípios gerais de farmacocinética, principais mecanismos de nefrotoxicidade de diversas drogas, princípios gerais de prescrição de fármacos na insuficiência renal e aspectos de profilaxia da nefrotoxicidade por drogas.

PRINCÍPIOS GERAIS DA FARMACOCINÉTICA

O clínico geral deve estar familiarizado com o comportamento farmacocinético das medicações mais freqüentemente prescritas, conhecendo as características da droga em relação a sua biodisponibilidade, volume de distribuição, grau de ligação protéica, metabolismo e vias de eliminação.

O termo biodisponibilidade refere-se à proporção de droga absorvida que alcança a circulação sistêmica após sua ingestão por via oral, comparativamente a sua administração por via intravenosa. Geralmente, a medicação por via oral apresenta início de ação mais lento, já que necessita passar por diversas membranas biológicas antes de atingir a circulação sistêmica.

Na insuficiência renal, pode haver alteração na absorção e biodisponibilidade por diversos motivos. É comum a presença de edema de alças intestinais. Além disso, sintomas urêmicos como náuseas e vômitos reduzem o tempo de contato entre a medicação e mucosa do trato gastrintestinal. Pacientes com *diabetes mellitus* podem apresentar gastroparesia, prejudicando a absorção da droga. Portanto, a biodisponibilidade deve ser sempre considerada como fator de aumento ou redução do efeito farmacocinético de uma determinada droga.

O volume de distribuição refere-se à quantidade total da droga no organismo em relação a sua concentração plasmática, em equilíbrio. Qualquer fator que interfira com o volume de distribuição influenciará no nível sérico da medicação. A importância do volume de distribuição está em predizermos qual a dose necessária de determinada medicação para alcançarmos sua concentração plasmática ideal em relação à dose prévia. Drogas com grande ligação protéica ou hidrossolúveis tendem a apresentar baixos volume de distribuição em relação à dose, já que ficam restritas à circulação. Dessa forma, a presença de edema importante ou ascite, freqüentes no paciente com insuficiência renal, pode aumentar o volume de distribuição, e a presença de hipoalbuminemia ou desidratação pode reduzi-lo ainda mais, diminuindo, assim, o nível sérico da droga. Por outro lado, drogas lipossolúveis penetram nos tecidos e apresentam maior volume de distribuição.

A ligação protéica está freqüentemente alterada no paciente com insuficiência renal. Como conseqüência, temos modificações no volume de distribuição da droga, na fração não ligada à proteína e na sua metabolização hepática ou excreção renal. Ácidos orgânicos geralmente apresentam um único local de ligação na albumina e em geral reduzem a ligação protéica no plasma, facilitando a intoxicação pela droga, enquanto bases orgânicas tendem a ter múltiplos locais de ligação, tendo um comportamento menos previsível.

Quanto à metabolização, algumas medicações possuem metabolitos ativos que podem acumular-se em pacientes com insuficiência renal, causando efeitos indesejáveis com convulsões ou arritmias cardíacas.

Na insuficiência renal, a taxa de eliminação da droga pelos rins está prejudicada, podendo ocorrer aumento na meia-vida de drogas excretadas pelo rim. Quanto menor o ritmo de filtração glomerular, mais lenta será a excreção de drogas dependentes da secreção tubular renal.

MECANISMOS DE NEFROTOXICIDADE

Drogas com ações nefrotóxicas podem induzir lesão renal por diversos mecanismos (Quadro 17.1). Mais comumente, as drogas de excreção renal têm efeito direto sobre os túbulos, causando:

- Lesão celular – necrose tubular aguda (NTA).
- Inflamação – nefrite intersticial aguda (NIA).
- Obstrução tubular por precipitação da droga.
- Nefrose osmótica induzida por soluções hipertônicas.

Quadro 17.1 – Mecanismos de insuficiência renal induzida por drogas.

Nefrotoxicidade direta

Lesão tubuloepitelial
   Necrose tubular aguda, por exemplo, aminoglicosídeos, anfotericina B e vancomicina
   Nefrose osmótica, por exemplo, soluções hipertônicas, como o manitol

Uropatia obstrutiva   Nefropatia por cristais, por exemplo, aciclovir

Nefrite intersticial
   Nefrite intersticial alérgica aguda, por exemplo, penicilinas
   Nefrite intersticial crônica, por exemplo, inibidores da calcineurina
   Necrose papilar, por exemplo, AINH

Doença glomerular (raro)
   Glomerulonefrites, por exemplo, IECA (raro)
   Vasculite renal, por exemplo, hidralazina (raro)

Nefrotoxicidade indireta
Lesão por alteração hemodinâmica, por exemplo IECA e AINH

IECA = inibidor da enzima conversora de angiotensina; AINH = antiinflamatório não-hormonal.

Outras formas de lesão renal, como nefrite intersticial crônica (NIC) e lesão renal hemodinamicamente mediada, também são observadas. A seguir, faremos uma breve descrição das principais formas de lesão renal (NTA, NIA, obstrução tubular, NIC) relacionadas ao uso de medicamentos, assim como dos principais fármacos envolvidos nessas formas de lesão.

LESÃO TUBULOEPITELIAL: NECROSE TUBULAR AGUDA

A NTA é caracterizada em geral por um quadro de IRA, não-responsiva à infusão de cristalóides (prova de volume) em 24 a 72 horas, excluídos fatores obstrutivos do trato urinário. Seu diagnóstico diferencial mais importante é com a insuficiência renal aguda pré-renal (ver Capítulo 1). A distinção entre essas duas formas de IRA pode ser feita, muitas vezes, pela história clínica, sendo o uso de drogas nefrotóxicas parte importante do interrogatório. Podemos utilizar alguns critérios para facilitar a distinção entre as duas situações clínicas:

- Urina tipo I com cilindros granulares, cilindros de células epiteliais e células epiteliais livres apontam para NTA. A ausência dos cilindros não exclui o diagnóstico.
- Fração de excreção de sódio (FE_{Na}) > 2% e sódio urinário (NaU) > 40mEq/L na NTA, enquanto na IRA pré-renal a FE_{Na} < 1% e NaU < 20mEq/L, em geral.
- Diurese: na IRA pré-renal geralmente ocorre oligúria, enquanto na NTA pode haver oligúria ou poliúria.
- Relação uréia/creatinina (U/Cr): quando > 40:1 sugere IRA pré-renal, pela maior reabsorção passiva da uréia que se segue ao aumento do transporte de Na^+ e água no túbulo proximal. Por outro lado, uma relação < 40:1 apresenta menor utilidade diagnóstica, já que podemos estar diante de um quadro de NTA ou de redução da produção de uréia, alterando a proporção entre uréia e creatinina.

- Perda da capacidade de concentração urinária com osmolalidade urinária < 350mOsm/kg na NTA, enquanto osmolalidade > 350mOsm/kg é sugestiva de IRA pré-renal.
- Taxa de aumento da creatinina diária: tende a aumentar 0,3 a 0,5mg/dL por dia na NTA, com menores taxas de incremento na IRA pré renal.

Aminoglicosídeos

O aminoglicosídeo é um exemplo clássico de droga que causa IRA por NTA. Essa classe de antibióticos é prescrita para o tratamento de infecções causadas por germes gram-negativos. A freqüência de IRA varia de 10 a 20% dos casos, sendo maior com o uso de neomicina, intermediária com o uso de gentamicina, tobramicina e amicacina, e menor no uso de estreptomicina. Essas medicações não se ligam à proteína, não são metabolizadas e são excretadas através da filtração glomerular. Ocorre transporte intracelular pelo túbulo proximal através da ligação dos grupos catiônicos das moléculas com a membrana tubuloepitelial.

Os fatores de risco para nefrotoxicidade incluem: a) tipo de aminoglicosídeo utilizado; b) nível sérico elevado (embora níveis dentro da faixa de normalidade também possam ser nefrotóxicos); c) dose cumulativa; d) duração e freqüência da administração; e) fatores relacionados ao paciente como disfunção renal prévia (idade, disfunção hepática, depleção de potássio e magnésio, uso de outras drogas nefrotóxicas, concomitantes ao uso do aminoglicosídeo).

O mecanismo de nefrotoxicidade não é totalmente conhecido. Uma das hipóteses mais aceitas seria que o acúmulo de aminoglicosídeo nos lisossomos interferiria na função celular normal, levando à morte celular. Acredita-se também que essas medicações estimulem os receptores cálcio sensíveis na membrana tubular apical, induzindo a sinais intracelulares cuja via final levaria à morte celular.

A evidência clínica da NTA aparece cerca de 5 a 10 dias após o início do tratamento, apresentando-se com IRA não-oligúrica, secundária à perda da capacidade de concentração de solutos, além de hipomagnesemia. A reversão da IRA pode ocorrer após a descontinuação da droga, mas em alguns casos é necessária a terapia renal substitutiva (hemodiálise ou diálise peritoneal).

As prevenções da nefrotoxicidade causada pelo uso dos aminoglicosídeos têm sido o foco de estudo. A suplementação de cálcio parece ter benefício, provavelmente por inibição competitiva dos canais de cálcio no túbulo proximal. O uso de bloqueadores do canal de cálcio (por exemplo, verapamil) também parece atenuar a lesão renal. A prescrição concomitante de antibiótico betalactâmico parece ter efeito protetor, embora não se saiba o mecanismo exato.

A dose única diária do aminoglicosídeo corrigida em função do *clearance* de creatinina é a medida comprovada mais utilizada na prática clínica para reduzir a nefrotoxicidade. Ao menos cinco metanálises mostraram eficácia semelhante, com redução de custos. Além disso, a monitorização do nível sérico da droga é desejável, embora nem sempre disponível.

Anfotericina B

Infecções fúngicas (especialmente candidemia) têm aumentado em ambientes de UTI, impondo maior prescrição de antifúngicos. Até 80% dos pacientes que usam anfotericina B podem apresentar algum grau de lesão renal.

A lesão parece ser causada por mecanismos diferentes: a) ligação direta da droga às células epiteliais do ducto coletor cortical, alterando a permeabilidade celular (mediada pelo deoxicolato); e b) vasoconstrição da arteríola aferente pré-glomerular. Adicionalmente, os distúrbios de eletrólitos como a hipocalemia e a hipomagnesemia podem agravar a lesão renal.

Clinicamente, notamos um quadro de IRA poliúrica (*diabetes insipidus* nefrogênico), associada à acidose metabólica com ânion *gap* normal (hipercloremia), além de hipocalemia e hipomagnesemia. A nefrotoxicidade pela anfotericina B é usualmente reversível com a suspensão do seu uso.

Fatores de risco para nefrotoxicidade por anfotericina são: a) insuficiência renal prévia; b) hipocalemia; c) depleção de volume (por exemplo, uso concomitante de diuréticos); d) uso de outros agentes nefrotóxicos (por exemplo, aminoglicosídeos); e e) dose cumulativa elevada (em geral > 1.000mg).

Alguns estudos sugerem menor nefrotoxicidade utilizando-se solução fisiológica a 0,9% para expansão volêmica, de modo a atenuar a vasoconstrição. Recomenda-se também infusão lenta (em 4 a 6 horas) e diluída em solução glicosada a 5%, na concentração de 0,1mg/mL (por exemplo, 50mg de anfotericina B em 500mL de soro glicosado a 5%).

O uso de formulações lipossomais (anfotericina B lipossomal ou anfotericina B complexo lipídico), embora com maior custo, parece ter efeito menos tóxico. As preparações lipossomais não contêm deoxicolato, um agente solubilizante para anfotericina B implicado na lesão tubular renal.

O uso de outros antifúngicos como o itraconazol, voriconazol e caspofungina são alternativas que devem ser consideradas.

Vancomicina

É o antibiótico-padrão para o tratamento de infecções por *Staphylococcus aureus* meticilinorresistentes. A nefrotoxicidade causada por esse antibiótico ocorre em 5 a 15% dos casos, sendo incomum quando a vancomicina é usada como monoterapia. O uso de aminoglicosídeo associado apresenta efeito sinérgico sobre a lesão renal, atingindo 20 a 30% dos pacientes em uso das duas medicações. A excreção da vancomicina se dá por meio da filtração glomerular em 85% de forma inalterada. O mecanismo de nefrotoxicidade não é conhecido.

Fatores de risco independentes para lesão renal incluem: a) idade; b) duração da terapia; c) uso de outros agentes nefrotóxicos; e d) nível sérico elevado.

Para a prescrição correta da vancomicina, é necessária a consideração dos seguintes fatores (ver Tabelas 17.1 e 17.2):

- Corrigir a dose de acordo com o *clearance* renal, peso do paciente e o nível sérico que idealmente deve ser monitorizado em pacientes com insuficiêcia renal para ajustes.

- Em pacientes em hemodiálise, devemos considerar o método empregado (na hemodiálise clássica a taxa de remoção de vancomicina é baixa, enquanto na hemofiltração é maior, necessitando de dose suplementar).
- Considerar o tipo de membrana dialisadora usado durante a hemodiálise (hemofiltros removem maior quantidade de vancomicina, sendo, portanto, necessário dose suplementar).

No item "Princípios da prescrição da drogas na insuficiência renal" discorremos de forma prática como prescrever com segurança a vancomicina.

UROPATIA OBSTRUTIVA

Trata-se de IRA causada por precipitação de cristais intratubulares. Pode ser assintomática ou associada a sinais e sintomas que incluem dor em flanco, hematúria, piúria e cristalúria. O tratamento inclui, além da retirada da droga, hidratação e alcalinização urinárias, em geral para manter o pH > 7,0. Os principais medicamentos envolvidos encontram-se no quadro 17.2.

Quadro 17.2 – Principais drogas ou substâncias associadas ao depósito de cristais.

Ácido úrico
Aciclovir
Indinavir
Metotrexato
Sulfas (principalmente sulfadiazina e sulfametoxazol)
Tenofovir

Aciclovir

Essa droga é geralmente administrada por via intravenosa, sendo grande parte excretada pela urina, em que apresenta baixa solubilidade, precipitando nos túbulos e causando reação inflamatória. O risco de IRA é maior em pacientes desidratados. Os sintomas mais comuns são dor abdominal em flanco acompanhada de náuseas. A elevação da uréia e da creatinina ocorre logo após o início do uso da medicação e costuma decrescer entre quatro a nove dias após a retirada da medicação. O tratamento é de suporte e consiste na hidratação e administração de diuréticos para aumentar o fluxo urinário e tentar desobstruir os túbulos.

A prevenção consiste na hidratação prévia e redução da velocidade de infusão do aciclovir para um tempo superior a 1-2 horas. Corrigir a dose na insuficiência renal. O uso do ganciclovir não parece estar associado à nefrotoxicidade.

Sulfonamidas

O uso de sulfonamidas, em especial a sulfadiazina e o sulfametoxazol, apresentam baixa solubilidade em pH urinário ácido ($\leq$ 5,5). A hidratação e a alcalinização da urina (pH urinário > 7,0) em casos de precipitação de cristais são importantes para a prevenção da lesão.

Anti-retrovirais

Evidências na literatura mostram aumento dramático da expectativa de vida da população infectada pelo vírus da imunodeficiência humana (HIV) após o início da terapia anti-retroviral. O tratamento também mostrou prevenir e reduzir a progressão das nefropatias associadas ao vírus; porém, um crescente número de casos tem sido descrito relacionando essas medicações à toxicidade renal. Entre todos os anti-retrovirais, o inibidor de protease indinavir e o tenofovir parecem ser os mais associados. O indinavir pode levar à disfunção renal induzida por cristais com formação de nefrolitíase, nefrite tubulointersticial ou nefropatia obstrutiva. Cerca de 65% dos pacientes em uso dessa medicação apresentam cristalúria. Além dos fatores de risco tradicionais para nefrolitíase, o pH urinário > 6,0, a administração de altas doses da droga e o uso concomitante da sulfametoxazol-trimetoprima ou aciclovir facilitam a formação dos cálculos renais.

O tenofovir está associado ao desenvolvimento da síndrome de Fanconi, por causar disfunção do túbulo proximal, *diabetes insipidus* nefrogênico e IRA. Geralmente, ocorre 5 a 12 meses após o início da terapia e a melhora do quadro costuma ocorrer poucos meses após a retirada da medicação.

NEFRITE INTERSTICIAL AGUDA

Trata-se de IRA com componente inflamatório que afeta túbulos e interstício. Ocorre por reação de hipersensibilidade a determinados medicamentos (70% dos casos), mais comumente com o uso de antibióticos, embora possa ser decorrente de doenças glomerulares, auto-imunes e quadros infecciosos. Representa 3-15% das IRAs induzidas por drogas. Os principais medicamentos associados à NIA estão no quadro 17.3.

Quadro 17.3 – Principais medicações associadas à nefrite intersticial aguda.

Antiinflamatórios não-hormonais (AINH)
Penicilinas (exemplo, penicilina cristalina)
Cefalosporinas (exemplo, ceftriaxona)
Sulfonamidas (exemplo, sulfametoxazol-trimetoprima)
Furosemida (raro)
Rifampicina
Quinolonas (exemplo, ciprofloxacino)
Cimetidina/omeprazol/lanzoprazol
Indinavir
Mesalazina

A disfunção renal em geral aparece em uma a duas semanas após a exposição, embora possa ocorrer mais precocemente em pacientes sensibilizados ou na lesão induzida pela rifampicina. A lesão é idiossincrásica em sua maioria. Sintomas tipicamente alérgicos podem ocorrer como *rash* cutâneo, febre, artralgia e eosinofilia. Náuseas, vômitos e mal-estar inespecífico podem acompanhar o quadro. Alguns casos podem apresentar-se como síndrome nefrótica por lesões mínimas, mais comum na NIA induzida por AINH, ampicilina, rifampicina ou ranitidina. A urina tipo I pode revelar cilindros leucocitários, leucocitúria estéril, eosinofilúria e hematúria. A proteinúria é variável, mas geralmente discreta (< 1g/dia). O padrão-ouro é dado pelos achados da biópsia que englobam edema intersticial com infiltrado inflamatório, com predomínio linfomononuclear e granulomas esporádicos, embora muitas vezes o diagnóstico seja presumido e tratado empiricamente.

O tratamento da IRA por NIA baseia-se na retirada da droga suspeita e terapia de suporte. A maioria dos casos é autolimitada, embora possa demorar semanas a meses para reverter, sendo que pequena proporção de pacientes necessita de terapia renal substitutiva temporária. Diversas séries de casos sugerem que o uso de prednisona 1mg/kg/dia por quatro semanas possa acelerar a recuperação renal, embora ainda controverso na literatura. A seguir, descrevemos algumas particularidades de drogas relacionadas à NIA.

Antiinflamatórios não-hormonais

Os antiinflamatórios não-hormonais podem causar duas formas de lesão renal: nefrite intersticial aguda (NIA) e lesão por alteração hemodinâmica. A NIA pode ou não estar associada a um quadro de síndrome nefrótica causada por lesões mínimas. O AINH mais implicado é o fenoprofeno. O quadro alérgico típico é raramente encontrado, embora achados isolados possam ser verificados. Deve-se considerar o uso de prednisona 1mg/kg/dia caso a IRA não reverta uma a duas semanas após a retirada do antiinflamatório. Esses pacientes devem evitar o uso subseqüente de AINH pelo alto risco de recidiva de insuficiência renal. A lesão por alteração hemodinâmica está relacionada à inibição da produção de prostaglandinas induzida pelos AINH. Embora esses eicosanóides tenham função predominantemente vasodilatadora, eles não têm grande importância sobre a hemodinâmica renal em indivíduos saudáveis. Porém, diante de situações de estimulação do eixo renina-angiotensina ou ativação adrenérgica, como depleção de volume, insuficiência cardíaca, cirrose, idade avançada, doença glomerular, insuficiência renal ou uso concomitante de IECA ou antagonistas da angiotensina II, ocorre maior liberação desses agentes que se tornam fundamentais para a manutenção do fluxo renal e do ritmo de filtração glomerular. A inibição da síntese de prostaglandinas, nesse contexto, pode levar à isquemia renal reversível, culminando com IRA em torno do terceiro ao sétimo dia de uso do AINH, embora possa ocorrer mais tardiamente. Concomitantemente, pode haver retenção de sódio com conseqüente hipertensão arterial e edema ao exame clínico.

Ácido 5-aminossalicílico (mesalazina)

A mesalazina é utilizada freqüentemente para o tratamento da doença inflamatória intestinal. Apesar de apresentar menos efeitos adversos sistêmicos em relação à sulfassalazina, um número crescente de casos de nefrite intersticial tem sido documentado. O quadro assemelha-se ao da NIA por uso de AINH, uma vez que manifestações alérgicas são escassas, podendo também se relacionar à nefrite intersticial crônica. Difere da maior parte das drogas associadas à nefrite intersticial pela possibilidade de lesão renal diversos meses após o início de seu uso. Deve ser diferenciado da lesão renal causada pela própria doença intestinal em seu espectro sistêmico. A confirmação é feita pela biópsia.

NEFRITE INTERSTICIAL CRÔNICA

Histologicamente, é caracterizada por lesão tubulointersticial progressiva, com atrofia tubular, inflitrado linfocitário e macrofágico e fibrose intersticial. O grau de lesão tubulointersticial é fator prognóstico na recuperação renal. O uso de fármacos nefrotóxicos encontra-se entre as etiologias de NIC primárias. O quadro clínico é escasso, o que retarda o diagnóstico em muitos casos. Pode haver quadro de hipertensão arterial. Em grande parte dos casos, o paciente evolui com proteinúria leve (< 1g/dia) e urina tipo I com leucócitos ocasionais. Hematúria é incomum. O tratamento baseia-se na retirada do agente agressor, controle da pressão arterial e suporte clínico. As principais drogas envolvidas encontram-se no quadro 17.4.

Quadro 17.4 – Principais drogas relacionadas à nefrite intersticial crônica.

Inibidores da calcineurina (exemplo, ciclosporina, tacrolimus)
Lítio
Indinavir
Cisplatina
Ácido aristolático (ervas chinesas)

Inibidores da calcineurina

O uso de inibidores de calcineurina está classicamente associado à NIC, embora possa também causar NIA. Os representantes mais usados do grupo são a ciclosporina e o tacrolimus. Apesar de o mecanismo de lesão renal não ser totalmente conhecido, sabe-se que na NIC a insuficiência renal é em grande parte irreversível e independe de disfunção aguda, dosagem sérica ou concentração da medicação. Enquanto a ciclosporina sabidamente causa lesão renal, o tacrolimus ainda hoje é motivo de discussão na literatura. Em estudo prospectivo, multicêntrico, em 118 transplantados renais de doador cadáver recebendo ciclosporina, foi demonstrado efeito protetor do bloqueador de canal de cálcio sobre a função do enxerto após dois anos de seguimento e redução da creatinina.

Lítio

O lítio é uma medicação comumente utilizada para o tratamento do distúrbio bipolar. Complicações de seu uso incluem *diabetes insipidus* nefrogênico, intoxicação aguda e nefrotoxicidade crônica pelo lítio. Uma metanálise com 1.172 pacientes mostrou redução do ritmo de filtração glomerular em 15% dos pacientes em uso crônico desse medicamento. A biópsia mostra atrofia tubular e fibrose intersticial graves e desproporcionais à glomeruloesclerose e à doença vascular. A lesão mais comum é o *diabetes insipidus* nefrogênico que se caracteriza por resistência à vasopressina, poliúria, polidipsia e redução da concentração urinária (50% dos pacientes). A nefropatia crônica é lenta e progressiva, com período de latência entre o início do uso até a insuficiência renal terminal de aproximadamente 20 anos.

LESÃO MEDIADA POR ALTERAÇÃO HEMODINÂMICA

O ritmo de filtração glomerular é normalmente regulado pelo tônus vasomotor das arteríolas aferentes e eferentes. Em situações de redução do fluxo sangüíneo renal, a pressão intraglomerular é mantida à custa de vasodilatação da arteríola aferente e vasoconstrição da eferente. Medicações que interfiram nesse mecanismo de auto regulação renal podem desencadear ou exacerbar um quadro de IRA em pacientes dependentes dos efeitos da angiotensina II.

Inibidores da enzima conversora da angiotensina (IECA)/ antagonistas do receptor da angiotensina II (ARA II)

Esss drogas agem reduzindo a pressão intraglomerular por meio da inibição seletiva da angiotensina II e conseqüentemente inibindo a vasoconstrição da arteríola eferente. Essa ação é benéfica para doenças renais proteinúricas em que o aumento da pressão glomerular está associado à progressão da lesão renal. Por esse motivo, a creatinina sérica pode aumentar de forma aceitável, em geral até 20%. Esse declínio aparente da função renal ocorre de três a cinco dias após o início do uso do medicamento e estabiliza em sete dias. Porém, em situações envolvendo a redução na perfusão renal (estenose de artéria renal bilateral, choque por qualquer causa, redução do volume intravascular) ou uso de diuréticos ou antiinflamatórios associados, essas drogas podem reduzir ainda mais a pressão intraglomerular, levando à IRA pré-renal, geralmente reversível após a suspensão do medicamento.

A causa mais comum de IRA por IECA/ARAII ocorre na insuficiência cardíaca congestiva, em que 20 a 25% dos pacientes desenvolvem IRA por descompensação aguda, estenose de artéria renal ou diurese excessiva. Mesmo no manejo correto e ideal do paciente, a IRA pode aparecer naqueles dependentes da angiotensina II, o que muitas vezes obriga a suspensão de IECA ou ARA II e sua troca por agentes vasodilatadores como nitrato e hidralazina.

PRINCÍPIOS DA PRESCRIÇÃO DE DROGAS NA INSUFICIÊNCIA RENAL

A prescrição de drogas para portadores de insuficiência renal aguda ou crônica deve ser cercada de cuidados, tendo em vista o grande número de medicamentos prescritos para um mesmo paciente e os efeitos colaterais que podem advir caso haja sobredosagem ou interação medicamentosa. Com a redução do ritmo de filtração glomerular e conseqüente diminuição da eliminação de drogas e metabolitos ativos, a meia-vida aumenta de maneira significativa e proporcional, fato que se torna mais flagrante quando o ritmo de filtração glomerular cai abaixo de 50mL/min.

O primeiro passo para a prescrição correta de qualquer medicação nesse contexto é avaliar a função renal por meio da creatinina sérica e cálculo do ritmo de filtração glomerular pelas fórmulas de Cockcroft-Gault ou *Modification of Diet in Renal Disease* (MDRD) (ver Capítulo 1) ou do *clearance* de creatinina medido pela coleta de urina de determinado período (24 horas, preferencialmente). Na IRA, é importante a monitorização intensiva da função renal com dosagens diárias das escórias renais e ajuste progressivo da dose das medicações, com recálculo do ritmo de filtração glomerular mesmo após pequenas mudanças nos níveis de creatinina.

Em situações de IRA anúrica é recomendável que se considere o ritmo de filtração glomerular inferior a 10 mL/min de maneira independente da creatinina sérica, uma vez que a elevação de seus níveis pode ser tardia. Durante a fase de retorno da diurese e melhora da função renal, um erro freqüente é manter as doses administradas quando o paciente ainda se encontrava anúrico. A conseqüente redução do nível sérico da droga pode ter consequências catastróficas e potencialmente letais, como o subtratamento de uma infecção grave. Assim, é fundamental que haja aumento da dose administrada nesse contexto após o recálculo do ritmo de filtração glomerular atual.

Para a maioria das drogas em pacientes com função renal normal, as concentrações séricas terapêuticas do estado de equilíbrio são obtidas após cinco meias-vidas. Como esse tempo se encontra aumentado na presença de disfunção renal, a simples redução das doses ou o aumento do intervalo entre elas seria um erro, pois tal estratégia atrasaria a obtenção de concentrações séricas terapêuticas, o que torna necessária a administração de uma dose de ataque. Essa dose geralmente é semelhante àquela administrada a pacientes com função renal normal. Uma exceção importante a essa regra é a digoxina, cuja dose de ataque deve ser reduzida a 50-75% da dose habitual em decorrência do volume de distribuição reduzido na vigência de disfunção renal. Uma maneira mais precisa de se determinar a dose de ataque apropriada é usar a seguinte fórmula:

$$\text{Dose de ataque} = Vd \times \text{peso ideal} \times Cp$$

onde, Vd (volume de distribuição) é medido em litros por quilograma, peso ideal em quilograma e Cp é a concentração plasmática desejada em mg/L.

As referências freqüentemente utilizadas para o ajuste das doses de manutenção consideram vários níveis de função renal e foram elaboradas por meio do ajuste proporcional à redução do ritmo de filtração glomerular. Em alguns pacientes, no entanto, é necessário bom senso, considerando fatores individuais como variações extremas do volume de distribuição e a presença de co-morbidades que possam alterar os níveis séricos das drogas, principalmente em casos de disfunção hepática. O ajuste das doses de manutenção geralmente é feito por meio da redução da dose administrada ou do aumento do intervalo entre as doses ou de ambos os métodos.

O intervalo entre as doses pode ser calculado por meio da seguinte fórmula:

$$\text{Intervalo entre as doses} = \frac{\text{ClCr normal}}{\text{ClCr paciente}} \times \text{intervalo normal}$$

Clcr = *clearance* de creatinina.

O aumento do intervalo entre as doses pode levar a períodos de concentração sérica subterapêutica, mas tem a vantagem de diminuir a possibilidade de efeitos tóxicos. Já a redução das doses com manutenção do intervalo habitual leva a concentrações séricas mais constantes, mas envolve risco maior de efeitos colaterais. A dose apropriada pode ser calculada pela seguinte equação:

$$\text{Dose ajustada} = \frac{\text{ClCr paciente}}{\text{ClCr normal}} \times \text{dose normal}$$

Esses recursos são suficientes para a prescrição adequada da grande maioria das medicações. Entretanto, algumas drogas de faixa terapêutica muito estreita, como digoxina, fenitoína e alguns antibióticos, devem ser monitorizadas por meio dos respectivos níveis séricos por seu potencial tóxico (Tabela 17.1). Na maioria dos casos, a concentração sérica recomendada corresponde ao limite superior da concentração inibitória mínima (MIC) obtida *in vitro*. As dosagens referidas como de vale devem ser obtidas imediatamente antes da administração da próxima dose.

A monitorização terapêutica da vancomicina por meio das dosagens séricas de pico e vale, apesar de polêmica em pacientes com função renal normal, é recomendada em pacientes com disfunção renal e em populações específicas. A dosagem de vale deve ser considerada em pacientes em tratamento por mais de quatro dias, portadores de IRC do estágio V que receberão mais de uma dose da droga, pacientes em uso de outras drogas nefrotóxicas, obesos mórbidos e naqueles com função renal instável. As concentrações de pico e vale devem ser solicitadas em pacientes tratados por mais de quatro dias por infecções específicas que demandam controle mais rigoroso das concentrações séricas, como endocardite, pneumonia associada a ventilação mecânica e meningite. Uma concentração sérica de 5-10mg/L é adequada para o tratamento de infecções em tecidos com penetração ótima da droga como pele, tecidos moles e bacteriemia não-complicada. Níveis séricos mais altos (10-15mg/dL) são indicados para o tratamento de infecções em compartimentos relativamente avasculares como osteomielite, endocardite ou meningites. Já pneumonias associadas à ventilação mecânica requerem níveis ainda mais elevados (15-20mg/L), uma vez que a penetração da droga nos pulmões é pequena. A tabela 17.2 traz um guia prático de dosagem da vancomicina, a depender do nível sérico-alvo e do peso e função renal do paciente.

Pacientes em hemodiálise podem necessitar de doses suplementares após o tratamento. A remoção de substâncias pela hemodiálise depende do peso molecular, do grau de ligação a proteínas e do volume de distribuição. Além disso, as doses regulares devem ser programadas para a administração após a sessão de hemodiálise, evitando sua eliminação durante o tratamento. A eficiência da diálise peritoneal na eliminação das drogas é bastante reduzida e geralmente não é necessário suplementação.

Pacientes em IRA que necessitam de métodos contínuos de substituição renal (CRRT) por instabilidade hemodinâmica utilizam membranas mais permeáveis que removem grande parte das medicações administradas. Os métodos contínuos mais utilizados atualmente são aqueles que empregam apenas o acesso venoso, a saber: CVVH (hemofiltração venovenosa contínua), CVVHD (hemodiálise venovenosa contínua) e CVVHDF (hemodiafiltração venovenosa contínua). Na CVVH, as drogas são removidas apenas por convecção; na CVVHD, apenas por difusão; e na CVVHDF, por ambos os mecanismos, promovendo maior redução nas concentrações séricas, o que demanda doses suplementares. A farmacocinética desse processo ainda é amplamente desconhecida, o que torna o ajuste de doses nesses pacientes bastante complexo. A tabela 17.3 apresenta as doses ajustadas para as medicações mais utilizadas na prática clínica e, quando disponível, o ajuste para pacientes em CRRT.

Além do ajuste de doses, a prescrição de medicações para pacientes com disfunção renal envolve outras questões. Deve-se estar atento para a prescrição de drogas potencialmente nefrotóxicas, como antiinflamatórios não-hormonais, aminoglicosídeos, outros antibióticos com potencial toxicidade renal, inibidores da enzima conversora da angiotensina (IECA), antagonistas do receptor de angiotensina (ARA) e contraste iodado. Além desses, atenção para a prescrição de diuréticos em pacientes desidratados e que apresentem piora progressiva da função renal, pois o uso excessivo dessa classe de drogas pode sobrepor um componente pré-renal aos mecanismos de lesão renal já presentes. É importante ressaltar que IECA e ARA não são contra-indicados em pacientes com doença renal crônica, desde que haja monitorização apropriada da função renal e dos níveis de potássio sérico. Em pacientes com IRA, no entanto, seu uso deve ser evitado por aumentar o risco de redução do ritmo de filtração glomerular, principalmente em pacientes desidratados e portadores de doença aterosclerótica como causa de estenose da artéria renal.

Quando da prescrição de drogas de faixa terapêutica estreita e com efeitos colaterais já conhecidos, é fundamental o acompanhamento e a monitorização constante da função renal, eletrólitos e do quadro clínico, para que haja a detecção precoce de efeitos adversos que possam ser causados pela dosagem incorreta de algumas drogas ou até mesmo na vigência da dose ajustada em virtude das alterações do volume de distribuição e do metabolismo hepático ou renal.

Tabela 17.1 – Concentrações séricas terapêuticas de drogas utilizadas na prática clínica.

Nome da droga	Faixa terapêutica	Quando obter as dosagens[a]
Aminoglicosídeos (dosagem convencional)	Gentamicina/tobramicina Vale: 0,5-2mg/L/Pico: 5-8mg/L Amicacina Vale: < 10mg/L/Pico: 20-30mg/L	Pico: 30min após infusão de 30min
Aminoglicosídeos (dose única diária) Gentamicina, tobramicina, amicacina	0,5-3mg/L	Dosagem aleatória 12 horas após a administração
Ampicilina	8mg/L	Vale
Aztreonam	8mg/L	Vale
Carbamazepina	4-12µg/mL	Vale
Ciclosporina	50-200µg/mL	Vale
Cefepima	8mg/L	Vale
Ceftazidima	8mg/L	Vale
Cefotaxima	8mg/L	Vale
Ceftriaxona	8mg/L	Vale
Digoxina	0,8-2µg/mL	12 horas após a dose de manutenção
Fenobarbital	15-40µg/L	Vale

Continua

Tabela 17.1 – Concentrações séricas terapêuticas de drogas utilizadas na prática clínica. *(Continuação)*.

Nome da droga	Faixa terapêutica	Quando obter as dosagens[a]
Fenitoína (total)	10-20µg/mL	Vale
Fenitoína (livre)	1-2µg/mL	
Fluconazol	8-16mg/L	Vale
Imipenem	4mg/L	Vale
Itraconazol	0,125-0,250mg/L	Vale
Levofloxacino	2mg/L	Vale
Lidocaína	1-5µg/mL	8 horas após o início ou mudança da infusão
Linezolida	4mg/L	Vale
Lítio	Aguda: 1-1,5mEq/L Crônico: 0,6-1,2mEq/L	Vale: antes da dose do dia e pelo menos 12h após a última dose
Meropenem	4mg/L	Vale
Moxifloxacino	2mg/L	Vale
Piperacilina	16mg/L	Vale
Procainamida	4-10µg/mL Vale: 4µg/mL/Pico: 8µg/mL	Vale: imediatamente antes da próxima dose ou 12-18h após o início ou mudança da infusão
Quinidina	1-5µg/mL	Vale
Sirolimus	10-20µg/dL	Vale
Sulbactam	1-4mg/L	Vale
Tacrolimus	10-15µg/mL	Vale
Tazobactam	4mg/L	Vale
Teofilina por via oral ou aminofilina por via intravenosa	15-20µg/mL	Vale
Ticarcilina	16mg/L	Vale
Valproato (ácido valpróico)	40-100µg/mL	Vale
Vancomicina	Vale: 5-15mg/L Pico: 25-40mg/L	Pico: 60min após infusão de 60min Vale: imediatamente antes da próxima dose

[a] Concentrações de vale sempre devem ser obtidas imediatamente antes da administração da próxima dose.

Adaptado das referências 1, 4 e 5.

Tabela 17.2 – Guia para a administração de vancomicina.

Dose inicial: 15-20mg/kg
Dose de manutenção: definida de acordo com o *clearance* de creatinina (ClCr) estimado, peso e nível sérico

Clearance de creatinina (mL/min)	50-59kg	60-69kg	70-79kg	80-89kg	90-99kg	100kg
			Peso ideal			
	Concentração terapêutica-alvo (vale): 15-20µg/mL					
<10	Repetir a dose quando concentração ≤20µg/mL					
10-19	750mg q 48h	1.000mg q 48h	1.000mg q 48h	1.250mg q 48h	1.250mg q 48h	1.500mg q 48h
20-29	500mg q 24h	750mg q 24h	1.000mg q 36h	1.250mg q 36h	1.250mg q 36h	1.250mg q 36h
30-39	750mg q 24h	750mg q 24h	1.000mg q 24h	1.250mg q 24h	1.250mg q 24h	1.250mg q 24h
40-49	750mg q 18h	750mg q 18h	1.000mg q 18h	1.250mg q 18h	1.250mg q 18h	1.250mg q 18h
50-59	750mg q 18h	1.000mg q 18h	1.000mg q 18h	1.250mg q 18h	1.250mg q 18h	1.500mg q 18h
60-69	750mg q 12h	750mg q 12h	1.000mg q 12h	1.000mg q 12h	1.250mg q 12h	1.250mg q 12h
70-79	750mg q 12h	1.000mg q 12h	1.000mg q 12h	1.250mg q 12h	1.250mg q 12h	1.500mg q 12h
80-89	750mg q 12h	1.000mg q 12h	1.250mg q 12h	1.250mg q 12h	1.500mg q 12h	1.500mg q 12h
90-99	1.000mg q 12h	1.000mg q 12h	1.250mg q 12h	1.500mg q 12h	1.500mg q 12h	1.500mg q 12h
≥100	1.000mg q 12h	1.250mg q 12h	1.250mg q 12h	1.500mg q 12h	1.500mg q 12h	1.750mg q 12h
	Concentração terapêutica-alvo (vale): 10-15µg/mL					
<10mL/min	Repetir a dose quando concentração ≤15µg/mL					
10-19	1.000mg q 72h	1.250mg q 72h	1.250mg q 72h	1.500mg q 72h	1.500mg q 72h	1.750mg q 72h
20-29	1.000mg q 48h	1.000mg q 48h	1.250mg q 48h	1.500mg q 48h	1.500mg q 48h	1.750mg q 48h
30-39	1.000mg q 36h	1.000mg q 36h	1.250mg q 36h	1.500mg q 36h	1.500mg q 36h	1.750mg q 36h
40-49	1.000mg q 24h	1.000mg q 24h	1.250mg q 24h	1.250mg q 24h	1.500mg q 24h	1.500mg q 24h
50-59	1.000mg q 24h	1.250mg q 24h	1.250mg q 24h	1.500mg q 24h	1.500mg q 24h	1.750mg q 24h
60-69	1.000mg q 18h	1.250mg q 18h	1.250mg q 18h	1.500mg q 18h	1.500mg q 18h	1.750mg q 18h
70-79	1.000mg q 18h	1.250mg q 18h	1.250mg q 18h	1.500mg q 18h	1.500mg q 18h	1.750mg q 18h
80-89	1.000mg q 18h	1.250mg q 18h	1.250mg q 12h	1.250mg q 12h	1.500mg q 12h	1.500mg q 12h
90-99	1.000mg q 12h	1.000mg q 12h	1.250mg q 12h	1.500mg q 12h	1.500mg q 12h	1.500mg q 12h
≥100	1.000mg q 12h	1.000mg q 12h	1.250mg q 12h	1.500mg q 12h	1.500mg q 12h	1.500mg q 12h

q = a cada. Adaptado da referência 5.

Tabela 17.3 – Dosagem habitual e ajuste de doses em pacientes com disfunção renal e em terapia renal substitutiva.

Antibióticos	Dose usual (função renal normal)	Dose ajustada para função renal (baseada no ClCr em mL/min) > 50	10-50	< 10	Hemodiálise
Penicilinas					
Ampicilina	1-2g q 4-6h	1-2g q 6h	1-2g q 6-12h	1-2g q 12-24h	HD: dose após HD DP: 250mg q 12h
Ampicilina (AM)/ sulbactam (SB)	2g AM + 1g SB q 6h	2g AM + 1g SB q 6h	2g AM + 1g SB q 8-12h	2g AM + 1g SB q 24h	HD: dose após HD DP: 2g AM + 1g SB q 24h CVVH: 3g AM q 12h CVVHD/CVVHDF: 3g AM q 8h
Amoxicilina	875mg q 12h 250-500mg q 8-12h	250-500mg q 8h	250-500mg q 8-12h	250-500mg q 24h	HD: dose após HD PD: 250mg q 12h
Amoxicilina (AMO)/ clavulanato	875/125mg q 12h ou 250/125 a 500/125mg q 8h	500/125mg q 8h	250-500mg AMO q 12h	250-500mg AMO q 24h	HD: dose para ClCr < 10mL/min e dose extra após a HD
Aztreonam	2g q 8h	2g q 8h	1-1,5g q 8h	0,5g q 8h	HD: dose extra 0,5g PD: dose para ClCr < 10mL/min CVVH: 1-2g q 12h CVVHD/CVVHDF: 2g q 12h
Oxacilina	1-2g q 4h	Sem ajuste	Sem ajuste	Sem ajuste	
Penicilina G	0,5-4Mi UI q 4h	0,5-4Mi UI q 4h	0,5-3Mi UI q 4h	0,5-2Mi UI q 4h	HD: dose após HD PD: dose para ClCr < 10mL/min CVVH: dose para ClCr entre 10 e 50mL/min
Piperacilina/ tazobactam	3,375g q 6h	3,375g q 6h	2,25g q 6h	2,25g q 8h	HD: dose para ClCr < 10mL/min + dose após a HD de 0,75g PD: dose para ClCr < 10mL/min CVVH: dose para ClCr entre 10 e 50mL/min CVVHD/CVVHDF: 2,25-3,375g q 6h

CUIDADOS NA PRESCRIÇÃO DE FÁRMACOS NA INSUFICIÊNCIA RENAL

Ticarcilina-clavulanato (por via intravenosa)	3,1g q 4h	3,1g q 4h	2g q 4-8h	2g q 12h	HD: dose extra após a HD 3,1g DP: 3,1g q 12h CVVH: 2g q 6-8h CVVHD/CVVHDF: 3,1g q 6h

Aminoglicosídeos

Amicacina	7,5mg/kg q 12h ou dose total q 24h	60-90% q 12h	30-70% q 12-18h	20-30% q 24-48h	HD: ½ dose extra para a função renal normal após a HD DP: 15-20mg de perda a cada litro de dialisato CRRT: Dose de ataque: 10mg/kg Dose de manutenção: 7,5mg/kg q 24-48h
Gentamicina/tobramicina	1,7mg/kg q 8h ou dose total q 24h	60-90% q 8-12h	30-70% q 12h	20-30% q 24-48h	HD: ½ dose extra para a função renal normal após a HD DP: 3-4mg de perda a cada litro de dialisato CRRT: Dose de ataque: 3mg/kg Dose de manutenção: 2mg/kg q 24-48h
Estreptomicina	15mg/kg q 24h (máximo 1g)	50% q 24h	50% q 24-72h	50% q 72-96h	HD: ½ dose extra para a função renal normal após a HD DP: 20-40mg de perda a cada litro de dialisato

Carbapenêmicos

Ertapenem	1g q 24h	1g q 24h	0,5g q 24h (ClCr < 30)	0,5g q 24h	HD: dose para ClCr < 10mL/min + dose após a HD de 150mg se dose anterior administrada menos de 6h antes da sessão

Tabela 17.3 – Dosagem habitual e ajuste de doses em pacientes com disfunção renal e em terapia renal substitutiva. (*Continuação*).

Antibióticos	Dose usual (função renal normal)	Dose ajustada para função renal (baseada no ClCr em mL/min) > 50	10-50	< 10	Hemodiálise
Carbapenêmicos					
Imipenem	500mg q 6h	250-500mg q 6-8h	250mg q 6-12h	125-250mg q 12h	HD: dose após diálise PD: dose para ClCr < 10mL/min CVVH: 250mg q 6h ou 500mg q 8h CVVHD/CVVHDF: 250mg q 6h ou 500mg q 6-8h
Meropenem	1g q 8h	1g q 8h	1g q 12h	0,5g q 24h	HD: dose após diálise PD: dose para ClCr < 10mL/min CVVH/CVVHD/CVVHDF: 1g q 12h
Cefalosporinas					
Cefazolina	1-2g q 8h	q 8h	q 12h	q 24-48h	HD: dose extra 0,5-1g após a HD DP: 0,5g q 12h CVVH: 1-2g q 12h CVVHD/CVVHDF: 2g q 12h
Cefalexina	250-500mg q 6h	Sem ajuste	ClCr 10-30: 250-500mg q 8-12h	ClCr < 10: 250mg q 12-24h	HD: dose para ClCr < 10mL/min e administrar dose após a HD
Cefepima	2g q 8h	2g q 8h	2g q 12-24h	1g q 24h	HD: dose extra 1g após a HD DP: 1-2g q 48h CVVH: 1-2g q 12h CVVHD/CVVHDF: 2g q 12h
Cefotaxima	2g q 8h	2g q 8-12h	2g q 12-24h	2g q 24h	HD: dose extra 1g após a HD DP: 0,5-1g q 24h CVVH: 1-2g q 12h CVVHD/CVVHDF: 2g q 12h
Cefotetano	1-2g q 12h	1-2g q 12h	0,5-1g q 12h	0,25-0,5g q 12h	HD: dose extra 1g após a HD DP: 1g q 24h

Cefoxitina	2g q 8h	2g q 8h	2g q 8-12h	2g q 24-48h	HD: dose extra 1g após a HD DP: 1g q 24h CVVH: dose para ClCr entre 10 e 50mL/min
Ceftazidima	2g q 8h	2g q 8-12h	2g q 24-48h	2g q 48h	HD: dose extra 1g após a HD DP: 1g q 24h CVVH: 1-2g q 12h CVVHD/CVVHDF: 2g q 12h
Ceftriaxona	1-2g q 24h	Sem ajuste	Sem ajuste	Sem ajuste	HD: dose após a HD DP: 750mg q 12h CRRT: 2g q 12-24h
Quinolonas					
Norfloxacino	400mg q 12h	400mg q 12h	400mg q 12-24h	400mg q 24h	HD: dose para ClCr < 10mL/min
Ciprofloxacino	500-750mg, VO (ou 400mg, IV) q 12h	100%	50-75%	50%	HD: 250mg, VO, ou 200mg, IV, q 12h DP: 250mg, VO, ou 200mg, IV, q 8h CVVH: 200mg, IV, q 12h CVVHD/CVVHDF: 200-400mg q 12h
Gatifloxacino	400mg, VO/IV, q 24h	400mg q 24h	400mg, após 200mg q 24h	400mg, após 200mg q 24h	HD: 200mg q 24h após a HD DP: 200mg q 24h CVVH: 400mg, após 200mg q 24h
Levofloxacino	750mg, VO/IV, q 24h	750mg q 24h	750mg, após 500mg q 48h	750mg, após 500mg q 48h	HD/DP: dose para ClCr < 10mL/min CRRT: 250mg q 24h
Moxifloxacino	400mg q 24h	Sem ajuste	Sem ajuste	Sem ajuste	Dados insuficientes
Macrolídeos					
Azitromicina	BCP: 500mg 1 vez/dia, após 250mg q d x4/dias Chlamydia: 1g 1 vez/dia Gonococcus: 2g 1 vez/dia Profilaxia MAC: 1.200mg q semana	Sem ajuste	Sem ajuste	Sem ajuste	

Tabela 17.3 – Dosagem habitual e ajuste de doses em pacientes com disfunção renal e em terapia renal substitutiva. (*Continuação*).

Antibióticos	Dose usual (função renal normal)	Dose ajustada para função renal (baseada no ClCr em mL/min)			Hemodiálise
		> 50	10-50	< 10	
Macrolídeos					
Claritromicina	0,5-1g q 12h	100%	75%	50-75%	HD: dose após a HD
Eritromicina	250-500mg q 6h	100%	100%	50-75%	Dados insuficientes
Tetraciclinas					
Tetraciclina	250-500mg q 6h	250-500mg q 8-12h	250-500mg q 12-24h	250-500mg q 24h	–
Doxiciclina	100mg q 12h	Sem ajuste	Sem ajuste	Sem ajuste	–
Miscelânea					
Colistina	80-160mg q 8h	160mg q 12h	160mg q 24h	160mg q 36h	HD: 80mg após a HD CRRT: 2,5mg/kg q 48h
Cloranfenicol	50-100mg/kg/dia q 6h	Sem ajuste	Sem ajuste	Sem ajuste	–
Clindamicina	300-900mg q 6-8h	Sem ajuste	Sem ajuste	Sem ajuste	CRRT: 600-900mg q 8h
Dapsona	100mg q 24h	Sem ajuste	Sem ajuste	Sem ajuste	–
Linezolida	600mg q 12h	Sem ajuste	Sem ajuste	Sem ajuste	HD: dose para ClCr < 10mL/min e dose extra após a HD CRRT: 600mg q 12h
Metronidazol	7,5mg/kg q 6h	Sem ajuste	Sem ajuste	3,75mg/kg	HD: dose após a HD DP: dose para ClCr < 10mL/min
Nitrofurantoína	50-100mg	100%	Evitar	Evitar	–

Sulfametoxazol (SMX)/trimetoprima (TMP) (VO) Tablete simples = 80mg TMP/ 400mg SMX Tablete duplo = 160mg TMP/ 800mg SMX	Infecções em geral: 80/400mg q 12h Infecções por *Pneumocystis jiroveci* (PJ): mesma dose que por IV	Sem ajuste	ClCr 15-30: 80/400mg q 24h	Evitar se possível	–
Sulfametoxazol/ trimetoprima	Infecções em geral: 10mg/kg/dia, IV, de TMP divididas q 6h ou q 8h ou q 12h PJ: 15-20mg/kg/dia de TMP divididas q 6h	Sem ajuste	ClCr 15-30: 5mg/kg/dia q 12h	ClCr < 15: 2,5mg/kg q 24h (evitar se possível)	–
Teicoplanina	6mg/kg q 24h	6mg/kg q 24h	6mg/kg q 48h	6mg/kg q 72h	HD/DP: dose para ClCr < 10mL/min CVVH: mesma dose para ClCr 10-50mL/min
Trimetoprima	100-200mg q 12h	100-200mg q 12h	100-200mg q 18h	100-200mg q 24h	HD: dose após a HD DP: q 24h CVVH: q 18h
Vancomicina	1g q 12h	1g q 12h	1g q 24-96h	1g q 4-7dias	HD/DP: dose para ClCr < 10mL/min CVVH: 1g q 48h CVVHD/CVVHDF: 1g q 24h
Drogas tuberculostáticas					
Etambutol	15-25mg/kg q 24h (máximo 2.500mg)	15-25mg/kg q 24h	15-25mg/kg q 24-36h	15-25mg/kg q 48h	HD: dose após a HD DP: dose paa ClCr < 10mL/min
Etionamida	250-500mg q 12h	250-500mg q 12h	250-500mg q 12h	125-250mg q 12h	–
Isoniazida	5mg/kg/dia (máximo 300mg)	Sem ajuste	Sem ajuste	Sem ajuste	HD: dose após a HD

Tabela 17.3 – Dosagem habitual e ajuste de doses em pacientes com disfunção renal e em terapia renal substitutiva. (*Continuação*).

Antibióticos	Dose usual (função renal normal)	Dose ajustada para função renal (baseada no ClCr em mL/min) > 50	10-50	< 10	Hemodiálise
Drogas tuberculostáticas					
Pirazinamida	25mg/kg/dia q 24h (máximo 2,5g)	25mg/kg/dia q 24h	25mg/kg/dia q 24h	12-25mg/kg/dia q 24h	HD: 25-35mg/kg após a HD DP: sem redução
Rifampicina	600mg/dia	600mg q 24h	300-600mg q 24h	300-600mg q 24h	HD: sem ajuste DP/CVVH: dose para ClCr < 10mL/min
Antifúngicos					
Anfotericina B	Deoxicolato 0,4-1mg/kg/dia Lipossomal: 3-5mg/kg/dia	q 24h	q 24h	q 24-48h	HD: sem ajuste DP: dose para ClCr < 10mL/min CRRT: dose usual
Caspofungina	70mg, após 50mg, VO, q 24h	Sem ajuste	Dados insuficientes	–	–
Fluconazol	200-400mg q 24h	200-400mg q 24h	100-200mg q 24h	100-200mg q 24h	HD: dose após a HD DP: dose para ClCr < 10mL/min CVVH: 200-400mg q 24h CVVHD/CVVHDF: 400-800mg q 24h
Flucitosina	37,5mg/kg q 6h	37,5mg/kg q 12h	37,5mg/kg q 12-24h	37,5mg/kg q 24h	HD: dose após a HD DP: 0,5-1g q 24h CVVH: 37,5mg/kg q 12-24h
Itraconazol	100-200mg q 12h (VO) 200mg q 12h (IV)	Sem ajuste	Sem ajuste (VO) Não usar IV se ClCr < 30mL/min	Sem ajuste (VO)	–

Terbinafina	250mg q 24h	250mg q 24h	Avaliar ½ da dose; evitar uso se possível – falta de dados	
Voriconazol	6mg/kg, IV, q 12h por 2 dias, após 4mg/kg q 12h	Sem ajuste	Evitar uso abaixo de 50mL/min – acúmulo do veículo, mudar para VO	CRRT: 4mg/kg q 12h
Antivirais				
Aciclovir	5-12,4mg/kg q 8h	5-12,4mg/kg q 8h	5-12,4mg/kg q 12-24h	2,5mg/kg q 24h	HD: dose após a HD DP: dose para ClCr < 10mL/min CRRT: 5-7,5mg/kg q 24h
Adefovir	10mg q 24h	10mg q 24h	10mg q 48-72h	Dados insuficientes	HD: q 7d, após a HD
Amantadina	100mg q 12h	100mg q 24-48h	100mg q 48-72h	100mg q 7d	–
Cidofovir Ataque Manutenção	5mg/kg/semana/2 sem 5mg/kg/2 sem	Sem ajuste	0,5-2mg/kg/sem 0,5-2mg/kg/2 sem	0,5-2mg/kg/sem 0,5-2mg/kg/2 sem	–
Didanosina	125-200mg q 12h	200mg q 12h	200mg q 24h	< 60kg: 150mg q 24h > 60kg: 100mg q 24h	HD: dose após a HD DP/CVVH: dose para ClCr < 10mL/min
Efavirenz	600mg q 24h	Sem ajuste	Sem ajuste	Sem ajuste	–
Entecavir	0,5mg q 24h	0,5mg q h	0,15-0,25mg q 24h	0,05mg q 24h	HD/DP: 0,05mg q 24h
Estavudina	30-40mg q 12h	30-40mg q 12h	30-40mg q 12-24h	> 60kg: 20mg/d < 60kg: 15mg/d	HD: dose para ClCr < 10mL/min CVVH: dose para ClCr entre 10 e 50mL/min
Fanciclovir	500mg q 8h	500mg q 8h	500mg q 12-24h	250mg q 24h	HD: dose após a HD
Ganciclovir Indução	5mg/kg q 12h, IV	5mg/kg q12h, IV	1,25-2,5mg/kg q 24h, IV	1,25mg/kg 3x/semana	HD: Dose após a HD DP: dose para ClCr < 10mL/min
Manutenção	5mg/kg q 24h IV/1g q 8h VO	2,5-5mg/kg q 24h IV/0,5-1g q 8h VO	5mg/kg q 24h IV/1g q 8h, VO 5mg/kg q 12h, IV	0,625mg/kg 3x/semana, IV/0,5g 3x/semana, VO	HD: 0,6mg/kg IV/0,5g VO após a HD DP: dose par a ClCr < 10mL/min

Tabela 17.3 – Dosagem habitual e ajuste de doses em pacientes com disfunção renal e em terapia renal substitutiva. (Continuação).

Antibióticos	Dose usual (função renal normal)	Dose ajustada para função renal (baseada no ClCr em mL/min) > 50	10-50	< 10	Hemodiálise
Antivirais					
Indinavir	800mg q 8h	Sem ajuste – usar com cuidado em nefropatas – risco de litíase pela droga			
Lamivudina	300mg q 24h	300mg q 24h	50-150mg q 24h	25-50mg q 24h	HD: dose após a HD
Nelfinavir	750mg q 8h ou 1.250 q 12h	Sem ajuste	Sem ajuste	Sem ajuste	–
Nevirapina	200mg 1 vez/dia 14 dias, após 200mg q 12h	Sem ajuste	Sem ajuste	Sem ajuste	–
Ritonavir	Dias 1-2: 300mg q 12h, dias 3-5: 400mg q 12h, dias 6-13: 500mg q 12h, dias ≥ 14: 600mg q 8h	Sem ajuste	Sem ajuste	Sem ajuste	–
Ribavirina	Contra-indicada em pacientes com ClCr < 50mL/min				
Tenofovir	300mg q 24h	300mg q 24h	300mg q 48h (30-50mL/min) 300mg 2x/semana (10-30mL/min) Sem dados ClCr < 10mL/min		HD: 300mg após cada 3ª HD
Valaciclovir	1g q 8h	1g q 8h	1g q 12-24h	0,5g q 24h	HD: dose após a HD PD: dose para ClCr < 10mL/min CVVH Dose para ClCr entre 10 e 50mL/min
Valganciclovir	900mg q 12h	900mg q 12h	450mg q 24-48h	Não usar	–
Zidovudina	300mg q 12h	300mg q 12h	300mg q 12h	100mg q 6-8h	HD: dose para ClCr < 10mL/min, dose após a HD PD: dose para ClCr < 10mL/min

HD = hemodiálise; DP = diálise peritoneal; CVVH = hemofiltração venovenosa contínua; CVVHD = hemodiálise venovenosa contínua; CVVHDF = hemodiafiltração venovenosa contínua; CRRT = terapia renal substitutiva contínua (engloba as demais modalidades); ClCr = clearance de creatinina; IV = via intravenosa; VO = via oral. Adaptado das referências 4, 5 e 6.

PROFILAXIA DA NEFROTOXICIDADE POR DROGAS

Conforme descrito nos itens anteriores, é vasto o número de drogas com potencial nefrotóxico e vários são os mecanismos de lesão. A lesão renal pode ser evitada e/ou atenuada em alguns casos por medidas específicas (por exemplo, administração única diária de aminoglicosídeos) ou gerais que se aplicam a quase todas as situações (por exemplo, hidratação). O quadro 17.5 mostra possíveis medidas a serem tomadas para a profilaxia da nefrotoxicidade por drogas. No caso da nefropatia induzida por contraste iodado, é controversa a utilização da administração de N-acetilcisteína e/ou bicarbonato de sódio. As recomendações, no entanto, são de adoção dessas medidas em pacientes de mais alto risco, como idosos, diabéticos e portadores de doença renal crônica.

Quadro 17.5 – Profilaxia da lesão renal induzida por drogas.

Droga	Profilaxia
Aciclovir	Evitar infusão em bolo. Tempo de infusão > 1 ou 2 horas Hidratação por via intravenosa Ajuste de dose para função renal
Aminoglicosídeos	Dose única diária Ajuste de dose para função renal Monitorização dos níveis séricos Administração de antagonistas do cálcio (?) Antioxidantes (?) Uso de drogas alternativas em pacientes de alto risco
Anfotericina B	Ajuste de dose para função renal Hidratação Uso de formulações lipossomais Evitar em pacientes de alto risco
Cisplatina	Hidratação
Contraste iodado	Pacientes com Cr ≥ 1,5mg/dL ou ClCr estimado < 60mL/min, principalmente diabéticos: Uso de contrastes isosmolares (2B) Uso de baixas doses de contraste Evitar desidratação e uso de AINHs Se não houver contra-indicações: • Expansão volêmica com solução salina isotônica na dose de 1mL/kg/h iniciados 6-12h antes do procedimento e até 6-12h após (1B) • 3mL/kg/h de bicarbonato isotônico 1 hora antes do procedimento e 1mL/kg/h da mesma solução por 6h após o procedimento (2B) Bicarbonato isotônico: 150mL de $NaHCO_3$ 8,4% + 850mL de solução glicosada a 5% • N-acetilcisteína: 600-1.200mg a cada 12h, 24 horas antes e após o procedimento (2B) Pacientes em HD: programar sessão após o procedimento (2C)
Inibidores da enzima conversora da angiotensina	Evitar em casos de desidratação, choque de qualquer etiologia, descompensação cardíaca e estenose de artéria renal

Continua

Quadro 17.5 – Profilaxia da lesão renal induzida por drogas. (*Continuação*).

Droga	Profilaxia
Inibidores da calcineurina (ciclosporina, tacrolimus)	Monitorizar níveis séricos Evitar uso concomitante de drogas que elevam seus níveis (verapamil, cetoconazol, eritromicina)
Indinavir	Hidratação
Interleucina-2	Hidratação com solução salina Infusão de albumina
Lítio	Monitorizar níveis séricos Amilorida – prevenção do *diabetes insipidus*

Adaptado das referências 7 e 8.

BIBLIOGRAFIA

1. OLYAEI AJ, BENNETT WM: Principles of drug dosing and prescribing in renal failure, in *Comprehensive Clinical Nephrology* (3rd ed), edited by Feehally J, Floege J, Johnson RJ, Philadelphia, Mosby Elsevier, 2007, pp 1165-1177.

2. MATZKE GR: Principles of drug therapy in kidney failure, in *Primer on kidney Diseases* (4th ed), edited by Greenberg A, Philadelphia, Elsevier Saunders, 2005, pp 331-336.

3. GABARDI S, ABRAMSON S: Drug dosing in chronic kidney disease. *Med Clin North Am* 89:649-687, 2005.

4. TROTMAN RL, WILLIAMSON JC, SHOEMAKER M, et al: Antibiotic dosing in critically ill adult patients receiving continuous renal replacement therapy. *Clin Infect Dis* 41:1159-1166, 2005.

5. http://www.uptodateonline.com (accessed on june 2008).

6. GILBERT DN, MOLLERING RC, ELIOPOULOS GM, et al: The Sanford guide to antimicrobial therapy. 36th ed, Sperryville, VA, Antimicrobial Therapy, Inc., 2006, p 163.

7. GUO X, NZERUE C: How to prevent, recognize and treat drug-induced nephrotoxicity. *Cleve Clin J Med* 69:289-290, 293-294, 296-297, 2002.

8. PANNU N, NADIM MK: An overview of drug-induced acute kidney injury. *Crit Care Med* 36(Suppl.):S216-S223, 2008.

9. SWAN SK: Aminoglycoside nephrotoxicity. *Semin Nephrol* 17:27-33, 1997.

10. MEYER RD: Risk factors and comparisons of clinical nephrotoxicity of aminoglycosides. *Am J Med* 80:119-125, 1986.

11. LUBER AD, MAA L, LAM M, et al: Risk factors for amphotericin B-induced nephrotoxicity. *J Antimicrob Chemother* 43:267-271, 1999.

12. HIDAYAT LK, HSU DI, QUIST R, et al: High-dose vancomycin therapy for methicillin-resistant *Staphylococcus aureus* infections: efficacy and toxicity. *Ach Intern Med* 166:2138-2144, 2006.

13. SAWYER MH, WEBB DE, BALOW JE, et al: Acyclovir-induced renal failure. Clinical course and histology. *Am J Med* 84:1067-1071, 1988.

14. HUERTA C, CASTELLSAGUE J, VARAS-LORENZO C, et al: Nonsteroidal anti-inflamatory drugs and risk of ARF in the general population. *Am J Kidney Dis* 45:531-539, 2005.

15. KLEIN IH, ABRAHAMS A, van EDE T, et al: Different effects of tacrolimus and cyclosporine on renal hemodynamics and blood pressure in healthy subjects. *Transplantation* 73:732-736, 2002.

16. LJUNGMAN S, KJEKSHUS J, SWEDBERG K: Renal function in severe congestive heart failure during treatment with enalapril (the Cooperative North Scandinavian Enalapril Survival Study – CONSENSUS Trial). *Am J Cardiol* 70:479-487, 1992.

17. CHITTINENI H, MIYAWAKI N, GULIPELLI S, FISHBANE S: Risk for acute renal failure in patients hospitalized for decompensated congestive heart failure. *Am J Nephrol* 27:55-62, 2007.

18
Bioética na Atenção aos Pacientes Crônicos e Doentes Terminais: o Despontar da Bioética

Luiz Fernando Haigag

INTRODUÇÃO

O termo bioética deriva do grego (*bios* = vida e *ethos* = ética, costume, conduta) e trata-se do ramo da ética que disciplina a conduta humana nas questões que envolvem a vida em geral, desde o ser humano até o ecossistema do qual fazem parte. Sua referência histórica deve-se ao cancerologista norte-americano Van Rensselaer Potter, através da publicação do livro *Bioethics: a Bridge to the Future*:

"A bioética é a nova sabedoria capaz de proporcionar o conhecimento de como usar o conhecimento para a sobrevivência humana e o melhoramento da qualidade de vida".

A bioética tem como princípios básicos indicar caminhos, refletir e dar sentido às metas estabelecidas pela medicina: restaurar a saúde, aliviar os sintomas, restaurar a função de um órgão ou manter a função já comprometida, salvar ou prolongar a vida, educar e aconselhar os pacientes, considerando suas condições e o prognóstico. Sua missão é a de buscar um melhor entendimento do ser humano nos seus aspectos biológicos, psicológicos, sociais e espirituais, procurando, pois, evitar-lhe danos no decorrer de seu cuidado. A bioética integraliza a ética prática e seu surgimento deu-se a partir dos avanços das ciências biomédicas relacionadas à saúde humana.

São três os elementos em que se fundamentam as bases bioéticas: a ciência, a lei e a ética. Uma ação, para ser efetivada, deve estar embasada em um amplo conhecimento técnico-científico e aí reside o importante papel da ciência como uma das bases da bioética. Escoltando-se no conhecimento adquirido, torna-se necessária a existência de legislação que possibilite sua aplicação; demonstramos, pois, outro valoroso pilar da bioética: a lei. E por último, com base no conhecimento adquirido e na legalidade estabelecida da ação, há que se ter uma justificativa para sua realização:

daí resulta a importância do terceiro elemento bioético, a ética. Não há hierarquia entre estes três elementos, dado que eles se completam na busca do bem maior para o ser humano: a vida em plenitude.

Um dos primeiros dilemas bioéticos que se tem conhecimento surgiu na cidade americana de Seattle, vindo a conhecimento público em 9 de novembro de 1962, em reportagem da *Revista Time*, sob o significativo título *They decide who lives, who dies*. Em seu bojo, o noticiário relatava a história de um comitê constituído em Seattle, para selecionar os pacientes que entrariam no programa de hemodiálise recentemente inaugurado naquela cidade. Mais tarde, essa comissão ficou conhecida como *Comitê Divino* ou *God Commission*, grupo de cidadãos não-médicos, da própria comunidade, buscando estabelecer regras justas para selecionar os pacientes que deveriam ser submetidos à nova terapia. Prioritariamente, foram escolhidos esteios de família e membros estáveis da comunidade, sendo excluídos, por conseguinte, as pessoas que se encontravam desempregadas ou à margem da sociedade. Outros critérios adotados pelos membros desse comitê colocavam os homens acima das mulheres e os casados acima dos solteiros. Após extensa polêmica, com protestos e solicitações inúmeros, em 1973 aprovou-se um programa federal que tornava a diálise acessível a todos, baseada apenas em consideração clínica.

MODELO BIOÉTICO PRINCIPIALISTA

O Modelo Bioético Principialista surgiu da preocupação pública em estabelecer um controle social sobre a pesquisa com seres humanos. Três experimentos realizados nos Estados Unidos da América demonstraram a fragilidade ética ao qual estavam submetidos os pesquisadores. O primeiro experimento, de 1950 a 1970, foi realizado no hospital público de Willowbrook, em Nova Iorque, consistia em injetar o vírus da hepatite em crianças com limitações mentais. O segundo experimento, também em Nova Iorque, em 1963, no Hospital Israelita de Doenças Crônicas, os indivíduos da pesquisa eram idosos e recebiam injeções de células cancerosas vivas. O terceiro e mais longo dos experimentos, de 1932 a 1972, ocorreu na comunidade negra de Tuskegee, no Estado do Alabama: um grupo formado por 400 afro-descendentes foram mantidos infectados com sífilis, por um período de 40 anos; a pesquisa tinha por objetivo estudar a história natural do desenvolvimento da doença, dos seus primeiros sintomas até a morte do indivíduo. Ressalte-se que, desde o início do século XX, já havia tratamento para a doença.

A repercussão desses experimentos fez com que a sociedade americana pressionasse o governo e o congresso a tomarem providências eficazes e definitivas para erradicar tais experimentos das práticas científicas; em junho de 1974, foi criada a Comissão Nacional para a Proteção de Seres Humanos em Pesquisa Biomédica e Comportamental, para investigar quais princípios éticos deveriam orientar as pesquisas em seres humanos. Durante quatro anos de trabalho, essa Comissão, formada por uma equipe multidisciplinar (entre filósofos, teólogos, médicos etc.), identificou os três princípios éticos básicos que deveriam guiar a pesquisa em seres humanos: a) o princípio da autonomia ou do respeito às pessoas por suas opiniões e escolhas, segundo seus valores e crenças pessoais; b) o princípio da beneficência, que se traduz na obrigação de não causar dano e de extremar os benefícios e minimizar os riscos; e c) *o princípio da justiça ou imparcialidade na distribuição dos riscos e dos benefícios, não podendo uma pessoa ser tratada de maneira diferente de outra.*

No eclipsar da década de 1970, baseado na obra de David Ross, *The Right and The Good*, de 1930, foi publicado o livro *Principles of Biomedical Ethics*, de Tom L. Beauchamp e James F. Childress, ampliando a abordagem dos princípios para a prática clínica e assistencial, com a incorporação do princípio da não-maleficência, segundo o qual não se deve causar mal a outrem.

O modelo principialista, proposto por Beauchamp e Childress, dentre os vários modelos de análise bioética existentes, é o modelo convencionalmente adotado na prática clínica. Nos quatro princípios abordados, o da autonomia refere-se ao paciente; os da beneficência e da não-maleficência, ao atuar do médico; e o da justiça, à sociedade.

O PRINCÍPIO DA BENEFICÊNCIA E O DA NÃO-MALEFICÊNCIA

Nos primórdios da civilização e do pensamento ocidental, tinha-se claro o interesse pelo valor do ser humano e da necessidade do respeito a ele devido. Immanuel Kant, representante do Iluminismo, pensador primaz da autonomia do ser humano e considerado como o último grande filósofo dos princípios da Era Moderna, em sua obra *Fundamentação Metafísica dos Costumes*, de 1785, afirmava:

> *"Os seres racionais são chamados de pessoas porque a natureza os diferencia como fins em si mesmos, quer dizer, como algo que não pode ser usado somente como meio e, portanto, limita nesse sentido todo capricho e é um objeto de respeito".*

No conjunto das obras atribuídas a Hipócrates, o *Corpus Hippocraticum*, encontravam-se os principais conselhos morais, que apontavam para o incondicional benefício ao paciente e respeito à vida humana desde a concepção. A função do médico resumia-se a auxiliar a natureza e interpretar seus desígnios, não insistindo em tratar além do possível. Sua força dever-se-ia recolher quando a missão de manter alguém com vida se constituía em uma tarefa inglória. Assim, conformar-se com o inevitável fazia parte da sabedoria médica. A virtude e a prudência constituíam-se em pilares da racionalidade hipocrática; não causar prejuízo ou dano foi a primeira grande norma da conduta ética dos profissionais da saúde:

> *"Aplicarei os regimes para o bem do doente segundo o meu poder e entendimento, nunca para causar dano ou mal a alguém. A ninguém darei por comprazer, nem remédio mortal nem um conselho que induza a perda". "Em toda a casa, aí entrarei para o bem dos doentes, mantendo-me longe de todo o dano voluntário..."*

Percorrendo toda a obra hipocrática, torna-se fácil verificar que a maior meta a ser buscada, no exercício da Medicina, é o bem do paciente: surgem, assim, os princípios da beneficência e da não-maleficência na ética médica.

A palavra beneficência deriva do latim *beneficentia*, que significa ato, hábito ou virtude de fazer o bem. Entretanto, benevolência tem sido o conceito mais utilizado e, de acordo com autores representativos da filosofia moral, guarda as seguintes características basais: a) disposição emotiva que busca fazer o bem a outros; b) agir de forma correta; c) qualidade boa do caráter das pessoas; d) de forma geral, todos os seres humanos a demonstram.

O princípio da beneficência remonta à transmissão de valores da medicina hipocrática, onde se construiu a tradicional imagem do médico, fundamentado no princípio de que:

"Usarei o tratamento para o bem dos enfermos, segundo minha capacidade e juízo, mas nunca para fazer o mal e a injustiça".

Assim, o princípio da beneficência não pode e não deve ser exercido de forma absoluta: a beneficência tem limites, o primeiro dos quais o respeito ao corpo e à dignidade da pessoa humana. Exercê-lo na plenitude significa aniquilar a manifestação da vontade, dos desejos e dos sentimentos do paciente.

Proibir infligir dano deliberado é realçado no princípio da não-maleficência, cujas origens igualmente remontam à tradição hipocrática da ética médica. De acordo com esse princípio, os profissionais de saúde têm a obrigação de, intencionalmente, não causar mal e/ou danos a seu paciente; tem suas raízes em uma máxima que diz:

"Cria o hábito de duas coisas: socorrer ou, ao menos, não causar danos" (primum non nocere).

Beauchamp e Childress definem os princípios abordados da seguinte forma: o princípio da não-maleficência tem como obrigação a de não causar danos, enquanto o princípio da beneficência, a obrigação de prevenir, retirar danos e promover o bem. O primeiro princípio envolve abstenção, enquanto o segundo princípio requer ação.

O princípio da não-maleficência, não infreqüentemente, é alvo de questionamentos, inclusive dos próprios pacientes, uma vez que a prática médica pode causar danos em prol de um benefício maior. Logo, assim como o princípio da beneficência, não tem caráter absoluto. O dano causado a uma vida humana somente poderia ser justificado, pelo profissional de saúde, no caso de ser o próprio paciente a primeira pessoa a gozar do benefício, devendo passar para segundo ou terceiro plano os benefícios para outros, como a família, por exemplo.

O PRINCÍPIO DA AUTONOMIA OU DO RESPEITO ÀS PESSOAS E O CONSENTIMENTO LIVRE E ESCLARECIDO

O princípio da autonomia (ou princípio do respeito às pessoas ou princípio do consentimento) tem recebido especial atenção dos estudiosos em seus tratados bioéticos. Uma de suas bases reside no pensamento de John Stuart Mill:

"Sobre si mesmo, sobre seu corpo e sua mente, o indivíduo é soberano".

O respeito ao princípio da autonomia é recente. Passo a passo, o princípio da autonomia vem deslocando os princípios da beneficência e da não-maleficência nas ações de assistência à saúde. Uma pessoa autônoma é aquela que tem liberdade de pensamento, capacidade de deliberar sobre seus objetivos pessoais e de agir na direção dessa deliberação. Contudo, nem todas as pessoas apresentam a capacidade de se autogovernar, de tomar as decisões sobre sua vida, sua saúde, sua integridade física e psíquica.

Nessas situações, nas quais a autonomia está reduzida, cabe a terceiros, familiares ou mesmo aos profissionais de saúde a competência da decisão. À pessoa autônoma cabe permitir ou não a realização de propostas preventivas, diagnósticas ou terapêuticas que possam afetar sua integridade física, psíquica ou social.

No Código de Ética Médica, podemos observar artigos que privilegiam o conceito da autonomia, a saber:

Capítulo IV – Direitos Humanos

Art. 46 – (É vedado ao médico) Efetuar qualquer procedimento médico sem o esclarecimento e o consentimento prévios do paciente ou de seu responsável legal, salvo em iminente perigo de vida.

Art. 48 – (É vedado ao médico) Exercer sua autoridade de maneira a limitar o direito do paciente de decidir livremente sobre a sua pessoa ou seu bem-estar.

Capítulo V – Relação com Pacientes e Familiares

Art. 56 – (É vedado ao médico) Desrespeitar o direito do paciente de decidir livremente sobre a execução de práticas diagnósticas ou terapêuticas, salvo em caso de iminente perigo de vida.

Art. 59 – (É vedado ao médico) Deixar de informar ao paciente o diagnóstico, o prognóstico, os riscos e objetivos do tratamento, salvo quando a comunicação direta ao mesmo possa provocar-lhe dano, devendo, nesse caso, a comunicação ser feita ao seu responsável legal.

A idéia do consentimento deriva da autonomia do ser humano. O consentimento livre e esclarecido, inicialmente pensado para as pesquisas envolvendo seres humanos, recentemente vem sendo introduzido na prática clínica. Dentre seus elementos analítico-constitucionais, destacamos: 1. informação ou esclarecimento; 2. compreensão ou entendimento; 3. voluntariedade; e 4. competência.

Informação ou esclarecimento é a base para a tomada de decisões autônomas do paciente, essencial para permitir ou recusar a assistência proposta. Para tanto, impõe-se a compreensão, que as informações fornecidas ao paciente sejam simples e acessíveis ao seu nível cultural e intelectual. O consentimento deve ser obtido livremente de práticas coercitivas físicas, psíquicas ou morais, estando o paciente ausente de quaisquer restrições internas ou externas, necessitando da voluntariedade do enfermo. Por fim, o paciente deve demonstrar competência, implicando que seja absolutamente capaz de compreender a informação e de decidir relativamente as escolhas possíveis e de comunicar sua decisão.

Os componentes essenciais no termo de consentimento livre e esclarecido estão definidos, de forma simples, com as seguintes diretrizes: 1. ser redigido em linguagem acessível; 2. deve necessariamente conter: a) procedimentos ou terapias a serem utilizados, com as devidas justificativas e objetivos, b) desconfortos e riscos possíveis e os benefícios esperados, c) métodos alternativos existentes, d) forma de acompanhamento e responsáveis, e) liberdade de recusar ou de retirar seu consentimento, em qualquer fase da assistência, sem penalidade alguma e sem prejuízo ao seu cuidado, f) assinatura ou identificação datiloscópica do paciente e de seu representante legal.

O PRINCÍPIO DA JUSTIÇA

O princípio da justiça estabelece como condição fundamental a eqüidade: obrigação ética de tratar cada indivíduo conforme o que é moralmente correto e adequado, de dar a cada o que lhe é devido. O médico deve atuar com imparcialidade, evitando ao máximo que aspectos sociais, culturais, religiosos, financeiros ou outros interfiram na relação médico-paciente. Os recursos devem ser equilibradamente distribuídos, com o objetivo de alcançar, com melhor eficácia, o maior número de pessoas assistidas.

RELACIONAMENTO MÉDICO-PACIENTE

A ética médica teve seu desenvolvimento a partir dos trabalhos de Hipócrates e seus seguidores. Ao médico, desde então, cabia a decisão, tanto diagnóstica quanto terapêutica; já do paciente esperava-se tão-somente o cumprimento das decisões médicas.

A postura do médico, na relação médico-paciente, tradicionalmente tem como regra básica o princípio da beneficência e, com relativa freqüência, tem sido entendida de paternalista. O termo paternalismo é oriundo da palavra latina *pater* (pai) e refere-se ao modelo da família patriarcal, isto é, a família na qual o pai exerce o poder de fazer todas as escolhas, em especial quando se trata dos filhos. Legado da medicina sacerdotal, o paternalismo médico, por sua vez, pode ser definido como a conduta que tem por intenção beneficiar o paciente sem seu consentimento, resultando em uma assimetria na relação médico-paciente, caracterizada pela fragilidade do paciente e pela força do médico. Nas sociedades em que o número de pessoas com nível de educação é consideravelmente baixo, a prática do modelo paternalista justifica-se no cuidado à saúde.

Uma questão crucial na relação médico-paciente é a tomada da decisão, quer nos procedimentos diagnósticos, quer nas ações terapêuticas. Dada a complexidade da medicina contemporânea, não raro o paciente fica perplexo ante às situações a ele apresentadas. Entende-se que, nas ocasiões em que a autonomia do paciente se encontra prejudicada, devam prevalecer a beneficência e a não-maleficência, uma vez que a pessoa não apresenta condições para manifestar sua vontade; enquanto autônomo, tem o direito de consentir ou recusar as propostas diagnósticas ou terapêuticas. O médico, por seu turno, ao pautar sua ação apenas e exclusivamente nos princípios da beneficência e da não-maleficência, sem atender ao princípio da autonomia do paciente, assume solitariamente o ônus de sua intervenção.

No relacionamento entre o médico e o paciente, é importante que haja a compreensão do paciente a respeito do tratamento a que poderá ser submetido. Somente assim, o paciente poderá decidir sobre a conveniência ou não do tipo de tratamento recomendado pelo médico. Isso pressupõe que deve haver diálogo entre as duas partes, e a grande arma para que ambas se entendam é a linguagem; o processo de compreensão da doença pelo paciente ocorre quando ambos, paciente e médico, adquirem um consenso lingüístico.

A medicina, nos dias atuais, passa por um momento de sensata procura pelo justo equilíbrio nessa relação médico-paciente. A ética médica tradicional, originária no modelo hipocrático, concede forte distinção ao médico, preparado na arte de curar:

"As coisas consagradas só devem ser reveladas aos homens consagrados; é vedado revelá-las aos profanos, uma vez que não estão iniciados no mistério do saber".

Logo, em respeito à lógica paternalista, ao paciente restava obediência às decisões médicas; no entanto, a partir de meados do século passado, os códigos de ética profissionais passaram a reconhecer o enfermo como agente portador de autonomia, cujos valores e crenças merecem completa consideração. Esta autonomia não pode ser absoluta, pois há limites a serem respeitados, como a dignidade e a liberdade dos outros e da coletividade. O paciente, para agir fundado no princípio da autonomia e decidir o que deseja para si, precisa ser capaz de entender tanto sobre os males da doença como sobre os benefícios e malefícios que o tratamento poder-lhe-á trazer. Novamente, mostramos o papel capital da informação como a base da autonomia do paciente, uma vez que este só poderá agir se tiver compreendido as dimensões de sua decisão, se atuar de forma voluntária. Sem dúvida, a melhor conduta prima pela revelação ao paciente de todo o conhecimento indispensável para que ele possa construir uma decisão legítima e esclarecida.

Remetendo-se ao Código de Ética Médica, pode-se observar o primado da informação, quando reza que:

Capítulo V – Relação com Pacientes e Familiares

Art. 59 – Deixar de informar ao paciente o diagnóstico, o prognóstico, os riscos e objetivos do tratamento, salvo quando a comunicação direta ao mesmo possa provocar-lhe dano, devendo, nesse caso, a comunicação ser feita ao seu responsável legal.

DILEMAS ÉTICOS DIANTE DAS ENFERMIDADES GRAVES

A missão primordial do médico e dos demais profissionais de saúde deve ser a incessante busca do bem-estar físico e emocional do paciente. Destarte, a medicina hipocrática tinha como objetivos não só a cura, mas também o alívio do sofrimento, condenando, em simultâneo, o tratamento reconhecidamente vão. Olivier Holmes, médico francês do século XVI, enunciava:

"O objetivo da medicina é curar às vezes, aliviar freqüentemente, confortar sempre".

O médico, diante do arsenal tecnológico de que dispõe, incessantemente trava embate para derrotar a morte inimiga, até o fim, receando, muitas vezes, ser acusado de omissão de socorro. A prioridade é dada à conservação da vida e à derrota da doença.

Assim é a lógica da obstinação terapêutica ou tratamento fútil, em que o papel principal é do médico, tendo o paciente um papel passivo. Tradicional e culturalmente, os profissionais de saúde entendem que a morte deve ser evitada a todo custo, pois sua ocorrência sempre significa um fracasso terapêutico. Tratamento fútil pode ser definido como a ação médica cujos potenciais benefícios para o paciente são praticamente nulos ou tão pequenos ou improváveis que não superam seus potenciais malefícios.

Não se deve necessariamente utilizar os conhecimentos científicos para preservar a vida a qualquer custo, pois, quando é chegado o momento em que salvar a vida é impossível, a morte não deve ser mais vista como inimiga, sendo o objetivo a se alcançar o alívio do sofrimento (Código de Ética Médica, artigos 6º, 57 e 61).

Capítulo I – Princípios Fundamentais

Art. 6º – O médico deve guardar absoluto respeito pela vida humana, atuando sempre em benefício do paciente. Jamais utilizará seus conhecimentos para gerar sofrimento físico ou moral, para o extermínio do ser humano, ou para permitir e acobertar tentativa contra sua dignidade e integridade.

Capítulo V – Relação com Pacientes e Familiares

Art. 57 – (É vedado ao médico) Deixar de utilizar todos os meios disponíveis de diagnóstico e tratamento a seu alcance em favor do paciente.

Art. 61 – (É vedado ao médico) Abandonar paciente sob seus cuidados.

§ 2º – Salvo por justa causa, comunicada ao paciente ou a seus familiares, o médico não pode abandonar o paciente por ser este portador de moléstia crônica ou incurável, mas deve continuar a assisti-lo ainda que apenas para mitigar o sofrimento físico ou psíquico.

O grande desafio na assistência médica reside no equilíbrio de dois deveres: o dever protetivo e o dever de respeito às opções do paciente. O aumento da eficácia e da segurança das novas modalidades terapêuticas motiva, também, questionamentos quanto a aspectos éticos, legais e econômicos resultantes de seu emprego exagerado e das possíveis indicações inadequadas de sua aplicação. De certo que se depara com pacientes que, apesar dos recursos tecnológicos a eles disponibilizados, os resultados obtidos são desalentadores, o que torna cada vez mais obrigatório questionar se os eventuais benefícios deveriam sobrepujar o sofrimento experimentado pelos pacientes. Há que se estimular a atitude de conscientização sobre os efeitos danosos de uma determinada terapia em contraposição aos seus supostos benefícios, devendo-se avaliar o dogma de tempos atrás, de que "se algo poderia ser feito, então deveria ser feito".

Quando se depara com uma doença, tendo-se em conta a hipótese diagnóstica e a proposta terapêutica, vislumbram-se quatro possibilidades de evolução do quadro clínico: a primeira possibilidade, o tratamento a ser instituído contribui para a melhora do indivíduo, restituindo-lhe a saúde e o bem-estar, sendo este o resultado esperado e que, na maioria das vezes, ocorre. A segunda possibilidade é a de que o tratamento possa representar algum grau de sofrimento ao paciente; haja vista ser a forma possível de recuperação de sua saúde e consentido o procedimento pelo paciente e sua família, torna-se menos dificultosa a conduta ser aquiescida pelo indivíduo enfermo e por sua família, sendo interpretado como "necessidade de um sofrimento passageiro" para a restauração da saúde. A terceira possibilidade engloba as situações em que o paciente e/ou a família estão plenamente informados sobre a adoção do tratamento e da perspectiva de sofrimento dele decorrente, mas, contrariamente ao que se esperava, não sobrevém a melhora da saúde. A quarta e última possibilidade representa as situações em que, devido à natureza da doença, certas modalidades de tratamento, além de sofrimento, mostram-se incapazes de propiciar reversão no quadro clínico do indivíduo e tão apenas prolongam uma vida com sofrimento.

O questionamento que se impõe aos profissionais de saúde resume-se à validade, diante de doenças irreversíveis, da implantação de terapias que venham causar danos físicos e psicológicos aos pacientes em vez de condutas que minimizem ao máximo seus sofrimentos, levando em conta os preceitos éticos e os ditames estabelecidos nas leis.

Aqui, cabe a necessária separação conceitual entre doença crônica e doença terminal. A doença crônica é definida como uma doença incurável e condição exigente da realização de procedimentos de alto risco ou de cuidados de longa duração. Considerando os conceitos emanados pela Organização Mundial da Saúde, apresenta uma ou mais das seguintes características: a) ser permanente; b) produzir incapacidade/deficiências residuais; c) ser causada por alterações patológicas irreversíveis; d) exigir uma formação especial do paciente para a reabilitação; e) não prescindir de longos períodos de supervisão, observação ou cuidados. Já, de acordo com o Professor Genival Veloso de França, a doença terminal, também incurável, é marcada pela ausência de condições de prolongamento da sobrevivência, em que pese a disponibilidade dos recursos, estando, pois, o paciente em um processo de morte inevitável. Holland descreve suas duas características fundamentais: incurabilidade e fracasso terapêutico dos recursos médicos. Por paciente terminal enuncia-se o enfermo que padece de uma doença que, dentro em pouco e com muita probabilidade, morrerá.

Torna-se elementar o entendimento de que, na ausência de possibilidade de cura, o enfoque da assistência deve voltar para atenuar os sintomas, retardar e, quando possível, deter o rápido declínio e ajudar o paciente a manter uma perspectiva positiva.

Por dever de ofício, cabe aos médicos perseguirem o restabelecimento da saúde, o tratamento das falências orgânicas, o refrigério dos sofrimentos, o consolo dos pacientes e seus familiares e o acompanhamento dos instantes derradeiros da vida dos enfermos.

Portanto, diante dos objetivos inerentes ao exercício profissional, procura-se persistentemente a virtuosa harmonia no processo de tomada de decisões, renunciando a obstinação terapêutica diante dos momentos de terminalidade da vida nos portadores de enfermidades cronicodegenerativas, sem, contudo, abdicar dos benefícios da ciência médica. Há um momento na evolução da doença em que, apesar do aparato tecnológico disponível, o paciente não é mais salvável e está em processo de morte inevitável. Trata-se, pois, da circunstância em que as ações terapêuticas não prolongam a vida, mas, tão-somente, o lento processo de morte.

A expressão "obstinação terapêutica" (*l'acharnement thérapeutique*) foi introduzida na linguagem médica francesa por Jean-Robert Debray, no início dos anos de 1950, e definida como sendo "o comportamento médico que consiste em utilizar processos terapêuticos cujo efeito é mais nocivo do que os efeitos do mal a curar, ou inútil, porque a cura é impossível e o benefício esperado é menor do que os inconvenientes previsíveis".

Para caracterizar essa condição de terminalidade da vida, tomemos como exemplo o caso clínico, descrito a seguir:

"Uma criança de oito meses de vida é admitida em unidade de terapia intensiva com a hipótese diagnóstica de doença meningocócica, em colapso cardiovascular; após a entrada na unidade, apresenta parada cardiorrespiratória, revertida depois de cinco minutos de emprego de manobras de ressuscitação cardiopulmonar. Todos os esforços para a reversão das disfunções orgânicas são adotados, pois se trata de um paciente grave, porém salvável.

Em quatro dias de permanência na unidade de terapia intensiva, a evolução clínica é desfavorável, marcada por necessidade de drogas vasoativas em doses elevadas, ausência de diurese, sinais de sobrecarga de volume, grave comprometimento das funções neurológicas, completa dependência de ventilação mecânica e com sofrimento de alças intestinais em decorrência da hipoxemia.

O arsenal terapêutico empregado e as medidas a serem ainda implantadas, como cirurgia e terapia renal substitutiva, teriam como efeito o retardamento do êxito dessa criança, sem evitá-lo, e, certamente, com muita angústia".

O instante em que o paciente deixa o período salvável e migra para o período de morte inevitável é vago e dependente de um conjunto de fatores; a delimitá-los está um característico período inversão de expectativas, muito difícil de definir.

A identificação do período de inversão de expectativas envolve racionalização e adoção de postura racional, neutra e isenta de conceitos preconcebidos, em que se avalia as opções terapêuticas utilizáveis ou dispensáveis diante do estágio da doença. Esse processo leva em consideração três critérios: a) *critérios objetivos* – meios diagnósticos de imagem, laboratoriais e anatomopatológicos que comprovem ou não o estágio avançado e não reversível da doença; b) *critérios subjetivos* – pela utilização da propedêutica clínica, como ausência de interação com o meio ambiente, resposta a estímulos dolorosos, padrão ventilatório, parâmetros circulatórios, como pulso e perfusão, entre outros; e c) *critérios intuitivos* – avaliados tanto no grupo médico como no paciente.

A análise conjunta desses critérios fornece a concepção do paciente como um todo e sua interação com o estágio atual da doença (Fig. 18.1).

	Doença	
Vida		**Morte**
Salvável	Inversão de expectativas	Morte inevitável

Figura 18.1 – As etapas na evolução de uma doença, no que concerne à capacidade de o paciente ser salvo.

A ação médica é inspirada pelos princípios morais da preservação da vida e do alívio do sofrimento, que geralmente se complementam. Porém, à luz de novos entendimentos de como se conduzir nessas situações de inversão de expectativas, esses princípios podem tornar-se antagônicos, devendo prevalecer um sobre o outro. Se considerarmos a finitude da vida humana, sua preservação não deve ser um princípio absoluto a ser perseguido sempre e em qualquer situação. Assim, no paciente salvável, a aplicação dos princípios morais deve-se fundamentar na preservação da vida, ao passo que, na etapa de morte inevitável, a atuação médica, do ponto de vista moral, deve objetivar prioritariamente o alívio do sofrimento (*primum non nocere*) (Fig. 18.2).

Doença		
Vida		**Morte**
Salvável	Inversão de expectativas	Morte inevitável
Preservação da vida Alívio do sofrimento		**Alívio do sofrimento** Preservação da vida

Figura 18.2 – A hierarquização e a aplicação dos princípios morais médicos na evolução de uma doença.

Os princípios bioéticos da beneficência, não-maleficência, autonomia e justiça são tradicionais e sua aplicação deve obedecer a uma seqüência prioritária. Como ordem geral, o princípio da beneficência (fazer o bem) e o princípio da não-maleficência (não fazer o mal) são adequados para nortear a prática médica e prevalecem sobre o princípio da autonomia e o princípio da justiça. Na fase salvável, torna-se compreensível admitir a prevalência da beneficência sobre a não-maleficência, sendo justificável a adoção de medidas terapêuticas salvíficas, como diálise, ventilação mecânica, entre outras, pois o objetivo primordial é a preservação da vida.

Todavia, quando o paciente se encontra em processo de morte inevitável, em que a cura já não é mais possível, o apelo por medidas que proporcionem o alívio do sofrimento deve soar forte e os esforços do tratamento concentram-se no princípio da não-maleficência.

A obtenção de um razoável balanceamento entre a beneficência e a não-maleficência é o modo de proceder a ser perseguido pelos profissionais, sendo prudente avaliar os riscos e os benefícios do tratamento ofertado aos pacientes, diante da gama de possibilidades apresentada pelos conhecimentos científicos. Os princípios da beneficência e da não-maleficência, pois, são os de eleição, quando se trata de abordar o paciente seriamente enfermo (Fig. 18.3).

Doença		
Vida		**Morte**
Salvável	Inversão de expectativas	Morte inevitável
Preservação da vida Alívio do sofrimento		**Alívio do sofrimento** Preservação da vida
Beneficência Não-maleficência		**Não-maleficência** Beneficência

Figura 18.3 – A hierarquização e a aplicação dos princípios morais e bioéticos médicos da beneficência e da não-maleficência na evolução de uma doença.

Os pacientes terminais, devido à gravidade de suas doenças, podem revelar dificuldade psíquica e orgânica para o pleno exercício do princípio da autonomia. Nesses pacientes e em particular nos menores de idade, esse princípio deve ser outorgado à família ou ao responsável legal. Entretanto, torna-se mister considerar que o princípio da autonomia não deve assumir posição hierárquica súpera em relação aos princípios da beneficência e da não-maleficência. Por fim, o princípio da justiça tem importância na decisão final, uma vez que o conjunto de medidas terapêuticas pode ser oferecido a outros pacientes, evitando-se o emprego desproporcional de recursos ao paciente em fase de morte inevitável, o que representa o mau uso dos demais princípios da beneficência, da não-maleficência e da autonomia (Fig. 18.4).

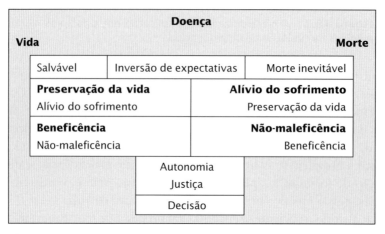

Figura 18.4 – A hierarquização e a aplicação dos princípios morais e bioéticos médicos da beneficência, da não-maleficência, da *autonomia* e da *justiça* na evolução de uma doença.

EUTANÁSIA, MISTANÁSIA, DISTANÁSIA E ORTOTANÁSIA

O indiscutível avanço tecnológico da Medicina tem permitido discutir se todo esse aparato pode afetar a dignidade da vida humana. Os recursos tecnológicos disponíveis invariavelmente acabaram por determinar o controle sobre o processo de morte. É justamente o compromisso com a defesa dessa dignidade o denominador comum nas discussões envolvendo a eutanásia e a distanásia.

Etimologicamente, eutanásia deriva do grego (*eu*, que significa bem, e *thanasia*, que significa morte), tendo sua tradução como "boa morte"; outra interpretação seria a da "morte digna". Essa expressão tornou-se mais conhecida, na perspectiva médica, pelo filósofo inglês Francis Bacon, no século XVII, em sua obra *História da Vida e da Morte*, para expressar que:

> *"O médico deve acalmar os sofrimentos e as dores não apenas quando este alívio possa trazer cura, mas também quando pode servir para procurar uma morte doce e tranqüila".*

Assim, sustentou a tese de que, nas enfermidades consideradas incuráveis, era absolutamente humano e necessário dar uma boa morte, cessando, assim, o sofrimento dos enfermos. Trata-se de prática, sem amparo legal, por meio da qual se busca abreviar, sem dor ou sofrimento, a vida de um paciente reconhecidamente incurável. O escopo da eutanásia é a qualidade da vida, quando de seu ocaso, propondo-se a erradicar o infortúnio do paciente. Para sua caracterização, são considerados dois elementos basilares: a intenção e o efeito da ação. A intenção de se realizar a eutanásia pode dar origem a uma ação, configurando a eutanásia ativa ou por comissão; corresponde à eutanásia propriamente dita, podendo, ainda, ser subcategorizada em: a) *eutanásia ativa direta* – o objetivo maior é o encurtamento da vida mediante atos positivos; b) *eutanásia ativa indireta* – há a finalidade de aliviar o sofrimento do paciente e abreviar seu tempo de vida. Por seu turno, a eutanásia passiva ou por omissão ou paraeutanásia é marcada pela omissão de tratamento ou de qualquer meio que contribua para o prolongamento da vida humana que apresente alguma deterioração irreversível ou uma enfermidade incurável. Dá-se pela não-iniciação do tratamento de uma enfermidade grave ou em suspender um tratamento já iniciado.

A eutanásia pode ser também classificada em: a) *eutanásia natural* – refere-se à morte produzida sem artifícios e padecimentos, ou seja, é a morte natural ou senil, resultante do processo natural e progressivo do envelhecimento; b) *eutanásia provocada* ou *voluntária* – implica o emprego de quaisquer meios pelos quais a conduta humana, seja pelo próprio moribundo, seja por um terceiro, contribui para acabar com a agonia, aliviando o sofrimento do paciente ou abreviando-lhe a vida. Essa modalidade de eutanásia distingue-se, de acordo com sua autoria, podendo ser subdividida em: 1. *eutanásia autônoma* – é a preparação e atuação da própria morte, não havendo intervenção de terceiros; 2. *eutanásia heterônoma* – resulta da ação ou participação de outras pessoas.

A eutanásia autônoma é interpretada como uma modalidade de suicídio, embora haja discordância entre autores: os que não a advogam como tal entendem que a eutanásia autônoma seria o aceleramento da morte, procurando abreviar o sofrimento físico e moral derivado de uma enfermidade terminal. Por sua volta, o suicídio consistiria no ato de deixar violenta e voluntariamente a própria vida por qualquer motivo. Mas em ambos os casos existe a vontade direta de morrer e o ato de privação da própria vida.

A eutanásia heterônoma admite outra segmentação: a) *eutanásia solutiva (pura lenitiva, autêntica ou genuína)* – auxílio à atitude eutanásica, porém sem abreviação do curso vital, consistindo em um dever moral e jurídico de manutenção da vida; b) *eutanásia resolutiva* – incide sobre a duração do prazo vital, reduzindo ou suprimindo a vida do paciente, desde que em interesse desse e com seu consentimento ou de seus representantes legais. Dentro da classificação de eutanásia provocada resolutiva, entrevêem-se três grupos: 1. *eutanásia libertadora ou terapêutica* – sua prática é dada por razões solidárias e humanitárias, de compaixão para com o enfermo, tendo como premissa eliminar o sofrimento do paciente, acelerando o momento da sua morte. A piedade é o motivo determinante de tal ação; 2. *eutanásia eugênica ou selecionadora* – baseia-se na supressão de pessoas portadoras de deformidades, doenças contagiosas e incuráveis, e de recém-nascidos com malformações para promover o melhoramento da espécie humana. O enfermo não vive uma agonia lenta e cruel, nem está próximo da morte. Há ausência do elemento da iminência do momento da morte e a presença de constantes sofrimentos por parte da vítima; 3. *eutanásia econômica* – resume-se na morte de pacientes mentais, loucos irrecuperáveis, inválidos e anciãos movida pelo escopo de aliviar a sociedade do peso de pessoas economicamente inúteis.

Outra expressão continuadamente empregada é eutanásia social; entretanto, advoga-se a substituição deste termo por mistanásia. Leonard Martin sugeriu o termo mistanásia para denominar a morte miserável, fora e antes do seu tempo:

> *"Dentro da grande categoria de mistanásia, quero focalizar três situações: primeiro, a grande massa de doentes e deficientes que, por motivos políticos, sociais e econômicos, não chegam a ser pacientes, pois não conseguem ingressar efetivamente no sistema de atendimento médico; segundo, os doentes que conseguem ser pacientes para, em seguida, se tornar vítimas de erro médico, e terceiro, os pacientes que acabam sendo vítimas de má-prática por motivos econômicos, científicos ou sociopolíticos. A mistanásia é uma categoria que nos permite levar a sério o fenômeno da maldade humana".*

Nas nações do Terceiro Mundo, o estado mais usual de mistanásia é a omissão estrutural de socorro, tipificada pela inexistência ou debilidade dos serviços de atendimento médico. O abandono de pacientes crônicos ou terminais, que importa na negativa em continuar a assistência, mesmo que unicamente para abrandar o sofrimento físico ou psíquico, representa uma das formas mistanásicas mais reprovadas pela profissão médica.

Assim, distinguem-se as situações de impotência diante das deficiências macroestruturais e as de responsabilidade individual, marcadas pela fraqueza e malvadez humana.

É proveitoso ressaltar que os meios empregados para o prolongamento não-natural das funções vitais podem ser ordinários ou extraordinários. Os meios ordinários são caracterizados por estarem disponíveis para grande número de casos, sendo habitualmente utilizados e de aplicação temporária. Os meios extraordinários, limitados a alguns casos, são custosos e de alta tecnologia, possuindo aplicação permanente e caráter agressivo. Os primeiros são obrigatórios, enquanto os últimos são de utilização facultativa.

Há igualmente que se distinguir entre meios proporcionais e desproporcionais. Os meios proporcionais são representados pelas intervenções nas quais os custos e os desgastes produzidos são adequados aos resultados esperados para o bem do enfermo; já, os meios desproporcionais são aqueles que parecem exagerados se comparados aos resultados previsíveis. Desse modo, a distanásia está compreendida no âmbito do emprego de meios extraordinários e desproporcionais.

Sob o prisma ético, torna-se essencial divisar entre a eutanásia aplicada em enfermos que apresentam sofrimento físico ou psicológico que não signifique ameaça imediata à vida, e em pessoas cuja doença atingiu o estágio final, com sinais de comprometimento multissistêmico. Nas situações em que não se vislumbra ameaça direta à vida, a *eutanásia* é claramente inadequada; contudo, diante da instalação da terminalidade da vida, estabelecem-se as bases para a discussão sobre a proposta eutanásica, haja vista a inexistência de perspectiva de condições minimamente possíveis de cura.

O grande desconforto gerado pela prática eutanásica seria o de, para a garantia da dignidade do ser humano, suprimindo a dor e o sofrimento, suprimir justamente o portador da dor.

Embora haja um elemento comum entre si, o de promover o termo antes de sua hora, há evidentes dessemelhanças entre eutanásia e mistanásia que vão além da etimologia, pois a mistanásia promoveria a morte de maneira dolorosa e miseranda, em contraposição à maneira benévola e sem sofrimento da eutanásia.

O termo distanásia significa "a morte lenta, com sofrimento"; também é assinalada pela obstinação terapêutica ou tratamento fútil ou encarniçamento terapêutico, onde tem lugar o incessante combate contra a morte. Sua discussão envolve questionamentos técnicos e éticos: do ponto de vista da medicina tecnocientífica, o prolongamento da vida de uma pessoa em fase avançada de sua doença e cuja terminalidade é assegurada a partir de dados objetivos, como a falência multissistêmica; eticamente, a determinação do momento em que se deve cessar todo investimento terapêutico. Engloba as situações em que o tratamento médico se torna um fim em si mesmo, relegando o ser humano a um plano secundário. O paciente permanece sob risco de sofrer medidas desproporcionais.

A compreensão da saúde como o bem-estar global, encampando os aspectos físico, mental, social e espiritual, permite ensejar uma abordagem voltada para os cuidados dos portadores de doenças crônicas e terminais, assim como expor o conceito de ortotanásia. Nessa concepção, a morte não é uma doença a se vencer, abrindo-se a possibilidade para cuidar no lugar de curar, com o inalienável direito do paciente ao tratamento paliativo para mitigar a dor e o sofrimento.

Revisando os artigos constantes no código de ética médica, apresentado pela Resolução do Conselho Federal de Medicina de número 1.246/88, de 8 de janeiro de 1988, nitidamente verificamos a condenação da morte proposital:

Capítulo I – Princípios Fundamentais

Art. 6º – O médico deve guardar absoluto respeito pela vida humana, atuando sempre em benefício do paciente. Jamais utilizará seus conhecimentos para gerar sofrimento físico ou moral, para o extermínio do ser humano, ou para permitir e acobertar tentativa contra sua dignidade e integridade.

Capítulo II – Direitos do Médico

Art. 21 – (É direito do médico) Indicar o procedimento adequado ao paciente, observadas as práticas reconhecidamente aceitas e respeitando as normas legais vigentes no País.

Capítulo III – Responsabilidade Profissional

Art. 42 – (É vedado ao médico) Praticar ou indicar atos médicos desnecessários ou proibidos pela legislação do País.

Capítulo IV – Direitos Humanos

Art. 55 – (É vedado ao médico) Usar da profissão para corromper os costumes, cometer ou favorecer crime.

Capítulo V – Relação com Pacientes e Familiares

Art. 66 – (É vedado ao médico) Utilizar, em qualquer caso, meios destinados a abreviar a vida do paciente, ainda que a pedido deste ou de seu responsável legal.

Nada obstante, a Resolução do Conselho Federal de Medicina que leva o número 1.805, de 9 de novembro de 2006, estabelece definições importantes a nortear os cuidados aos pacientes portadores de patologias terminais; sua Ementa e artigos pregam:

"Na fase terminal de enfermidades graves e incuráveis é permitido ao médico limitar ou suspender procedimentos e tratamentos que prolonguem a vida do doente, garantindo-lhe os cuidados necessários para aliviar os sintomas que levam ao sofrimento, na perspectiva de uma assistência integral, respeitada a vontade do paciente ou de seu representante legal".

"(...) Art. 1º – É permitido ao médico limitar ou suspender procedimentos e tratamentos que prolonguem a vida do doente em fase terminal, de enfermidade grave e incurável, respeitada a vontade da pessoa ou de seu representante legal.

§ 1º – O médico tem a obrigação de esclarecer ao doente ou a seu representante legal as modalidades terapêuticas adequadas para cada situação.

§ 2º – A decisão referida no caput deve ser fundamentada e registrada no prontuário.

§ 3º – É assegurado ao doente ou a seu representante legal o direito de solicitar uma segunda opinião médica.

Art. 2º – O doente continuará a receber todos os cuidados necessários para aliviar os sintomas que levam ao sofrimento, assegurada a assistência integral, o conforto físico, psíquico, social e espiritual, inclusive assegurando-lhe o direito da alta hospitalar. (...)"

Conforme dispõe o atual Código Penal Brasileiro, a eutanásia é considerada homicídio simples, com pena de reclusão, de seis a vinte anos que, se o agente comete o crime impelido por motivo de relevante valor moral, pode haver a redução da pena, de um sexto a um terço (Artigo 121, § 1º). Porém, não basta o motivo de valor social ou moral, que deve ser considerado em harmonia com os padrões da sociedade. Faz-se necessário que seja relevante. Assim sendo, pode-se afirmar que o homicídio eutanásico se consubstancia numa causa de diminuição de pena, em razão da menor culpabilidade.

Código Penal

Parte Especial
Título I – Dos Crimes Contra a Pessoa
Capítulo I – Dos Crimes Contra a Vida
Homicídio Simples
Art. 121 – Matar alguém:
Pena – reclusão, de 6 (seis) a 20 (vinte) anos.
Caso de Diminuição de Pena
§ 1º – Se o agente comete o crime impelido por motivo de relevante valor social ou moral, ou sob o domínio de violenta emoção, logo em seguida a injusta provocação da vítima, o juiz pode reduzir a pena de um sexto a um terço.
Aumento de Pena
§ 4º – No homicídio culposo, a pena é aumentada de 1/3 (um terço), se o crime resulta de inobservância de regra técnica de profissão, arte ou ofício, ou se o agente deixa de prestar imediato socorro à vítima, não procura diminuir as conseqüências do seu ato, ou foge para evitar prisão em flagrante. Sendo doloso o homicídio, a pena é aumentada de 1/3 (um terço) se o crime é praticado contra pessoa menor de 14 (quatorze) ou maior de 60 (sessenta) anos.

Induzimento, Instigação ou Auxílio ao Suicídio

Art. 122 – *Induzir ou instigar alguém a suicidar-se ou prestar-lhe auxílio para que o faça:*
Pena – reclusão, de 2 (dois) a 6 (seis) anos, se o suicídio se consuma; ou reclusão, de 1 (um) a 3 (três) anos, se da tentativa de suicídio resulta lesão corporal de natureza grave.

Em 25 de março de 1998, foi publicado no *Diário Oficial da União*, o Anteprojeto de Lei, que altera dispositivos do Código Penal Brasileiro e dá outras providências. De acordo com o Anteprojeto de Lei, assim ficaria a redação do Artigo 121:

"(...)

Eutanásia

§ 3º – *Se o autor do crime agiu por compaixão, a pedido da vítima, imputável e maior, para abreviar-lhe sofrimento físico insuportável, em razão de doença grave:*
Pena: Reclusão, de 3 (três) a 6 (seis) anos.

Exclusão de Ilicitude

§ 4º – *Não constitui crime deixar de manter a vida de alguém por meio artificial, se previamente atestada por dois médicos a morte como iminente e inevitável, e desde que haja consentimento do paciente, ou na sua impossibilidade de ascendente, descendente, cônjuge, companheiro ou irmão" (...)".*

Eis apresentada a proposta de introduzir, no Direito Penal Brasileiro, a possibilidade de abreviar a morte iminente e inevitável, desde que atestada por dois médicos.

Lembre-se que a Constituição Federal, em seu artigo 5º, privilegia a valorização da vida como cláusula pétrea, assegurando que:

"Todos são iguais perante a lei, sem distinção de qualquer natureza, garantindo-se aos brasileiros e aos estrangeiros residentes no País a inviolabilidade do direito à vida, à liberdade, à igualdade, à segurança e à propriedade, nos termos seguintes: (...)
II – ninguém será obrigado a fazer ou deixar de fazer alguma coisa senão em virtude de lei;
III – ninguém será submetido a tortura nem a tratamento desumano ou degradante;
(...)
XXXIX – não há crime sem lei anterior que o defina, nem pena sem prévia cominação legal
(...)".

Em 17 de março de 1999, o Governador do Estado de São Paulo, Mário Covas, promulgou a Lei número 10.241, de autoria do Deputado Roberto Gouveia, que dispõe sobre os direitos dos usuários dos serviços e das ações de saúde no Estado de São Paulo; dois dos mais importantes tópicos da Lei estão asseverados nos incisos XXIII e XXIV, ao estabelecer o direito de o paciente recusar tratamentos dolorosos ou extraordinários para prolongar a vida; assegura, ainda, o direito de o paciente optar pelo local da morte:

"(...) Artigo 2º – São direitos dos usuários dos serviços de saúde no Estado de São Paulo:
(...)
XXIII – recusar tratamentos dolorosos ou extraordinários para tentar prolongar a vida; e
XXIV – optar pelo local de morte.
(...)".

MEDICINA PALIATIVA

A Medicina, no século que se apresenta, enseja o seguimento de dois modelos no tratamento dos pacientes: o curativo e o paliativo.

A medicina paliativa é concebida como uma nova especialidade médica voltada à assistência dos pacientes "fora de possibilidades terapêuticas" ou "terminais", surgindo no final da década de 1960, na Europa, mais precisamente na Inglaterra, como resposta à prática médica em que o paciente é posto à margem do processo de tomada de decisões relativas a sua vida e, em especial, a sua própria morte. Seu propósito consiste em atenuar o máximo possível a dor e demais sintomas dos pacientes e, concomitantemente, possibilitar sua maior autonomia e independência.

Leo Pessini, sacerdote, estudioso da Teologia e ativo defensor dos cuidados paliativos em nosso meio, escreve:

"A origem dos hospices remonta à Fabíola, matrona romana que no século IV da Era Cristã abriu sua casa aos necessitados, praticando assim 'obras de misericórdia' cristã: alimentar os famintos e sedentos, visitar os enfermos e prisioneiros, vestir os nus e acolher os estrangeiros. Naquele tempo, hospitium *incluía tanto o lugar onde se dava a hospitalidade como a relação que ali se estabelecia. Essa ênfase é central para a medicina paliativa até hoje. Mais tarde, a igreja assumiu o cuidado dos pobres e doentes, fato que continuou na Idade Média. Na Grã-Bretanha isso foi interrompido abruptamente com a dissolução dos mosteiros no século XVI.*

O primeiro hospice fundado especificamente para os moribundos foi provavelmente o de Lyon, em 1842. Depois de visitar pacientes com câncer que morriam em suas casas, Madame Jeanne Garnier abriu o que ela chamou um hospice e um calvário. Na Grã-Bretanha, o Renascimento ocorreu em 1905, com o St. Joseph Hospice em Hackney, fundado pelas Irmãs Irlandesas da Caridade. Sua fundadora, Madre Mary Akenhead, era contemporânea de Florence Nightingale, que fundou em Dublin, em 1846, uma casa para alojar pacientes em fase terminal (Our Lady's Hospice) e chamou-a de hospice, por analogia às hospedarias para o descanso dos viajantes, na Idade Média. Neste mesmo período foram abertos em Londres outros hospices, entre eles o St. Columba (1885) e o St. Lukes (1893), o único fundado por um médico, o Dr. Howard Barret, para acolher pobres moribundos.

Em 1967 surge na Inglaterra o St. Christopher Hospice e a pessoa extraordinária e carismática de Cicely Saunders, uma assistente social que cuidava das necessidades dos pacientes em fase terminal no hospital St. Thomas, em Londres".

A palavra paliativo deriva do substantivo latino *palliu*, significando manto, capa. Através da figura ímpar de São Martinho de Tours é que concretamente se simboliza o ideal de cura e proteção capaz de trazer benefício e conforto espirituais: o santo, ao se deparar com um homem pobre e desvestido, teve a compaixão de cortar seu manto e recobrir o corpo do desditoso.

A definição de medicina paliativa proposta pela Organização Mundial da Saúde é:

"A medicina paliativa é o cuidado ativo e caridoso do doente terminal, que não responde mais a tratamentos capazes de prolongar a vida. O controle dos sinto-

mas físicos, emocionais e espirituais é o objetivo principal da medicina paliativa. É um enfoque multidisciplinar do doente e da sua família, feito por pessoas de qualificações diversas, que têm em comum a intenção de primeiro contribuir para uma melhoria da qualidade de vida e, depois, de acompanhar o doente incurável para uma morte digna".

A medicina paliativa advoga o estudo e o controle de pacientes com doença ativa, progressiva e avançada, para quem o prognóstico é limitado e a assistência é voltada para a qualidade de vida (alívio da angústia e do sofrimento). Portanto, seu apanágio é promover alívio para os pacientes terminais, quando a vida biológica está a se exaurir. Com absoluta freqüência, os profissionais de saúde são tomados por dúvidas envolvendo os cuidados a esses pacientes serem dispensados, como: a) conveniência em se revelar a hipótese diagnóstica e o prognóstico reservado; b) utilização de procedimentos de suporte vital à vida (terapia renal substitutiva, ventilação mecânica, drogas vasoativas, ressuscitação cardiopulmonar); c) oferecimento de alimentação por via não-natural ou parenteral; d) continuidade ou não de determinadas terapias (terapia antimicrobiana, transfusão de derivados de sangue); e) tratamento de doenças intercorrentes (infecções, acidentes vasculares).

É imperativo trazer à memória que os princípios éticos da medicina curativa são os mesmos princípios seguidos pela medicina paliativa. Cabe aos médicos a preservação da vida e o alívio do sofrimento. Coerentemente, na fase crepuscular da vida de um paciente, aliviar é mais importante que preservar. Assim, os princípios éticos de relevância na medicina paliativa são: 1. o princípio de inviolabilidade da vida humana; 2. o princípio da proporcionalidade terapêutica; 3. o princípio do efeito duplo; 4. o princípio da veracidade ou da verdade; 5. o princípio de prevenção; 6. o princípio do não-abandono.

PRINCÍPIO DE INVIOLABILIDADE DA VIDA HUMANA

A vida é condição necessária para o exercício de qualquer outro direito. Os deveres de respeitar e promover a vida são o primeiro imperativo ético do homem. Na discussão bioética contemporânea no fim da vida humana, afirma-se que a ninguém é imposta obrigação de manter a vida de uma pessoa à custa de sofrimento extremado. De acordo com essa linha de pensamento, em situações verdadeiramente finais, a eutanásia e o suicídio assistido representariam compaixão e caridade (beneficência); assim, recusá-los poderia supor uma forma de maleficência.

A Organização Mundial da Saúde, ao conceituar a medicina paliativa, estabelece que, entre os objetivos específicos dos cuidados paliativos, estão "reafirmar a importância da vida, considerando a morte como um processo normal" e "um processo que não apresse a chegada da morte nem tampouco a adie". Esses objetivos correspondem a uma concepção do "direito para morrer com dignidade".

PRINCÍPIO DA PROPORCIONALIDADE TERAPÊUTICA

Parte integrante do imperativo ético de respeitar e promover a vida humana é o dever moral de colocar os meios necessários para o cuidado da saúde dos pacientes. Entretanto, há que se avaliar que medidas disponíveis apresentam uma probabilidade razoável de benefício. Para se distinguir entre as intervenções médicas eticamente obrigatórias das que não o são, sugere-se dividi-las em medidas ordinárias e extraordinárias, dando sustentação à doutrina mais bem conhecida atualmente como princípio terapêutico ou princípio de proporcionalidade terapêutica. Esse princípio sustenta a obrigação moral de implementar as medidas terapêuticas que mantenham uma relação de proporção devida entre os meios empregados e os resultados esperados. Quando as intervenções não guardam essa relação, são consideradas "desproporcionadas". Deve-se enfatizar que a tentativa de proporcionalidade terapêutica não é o resultado de uma mera análise de custo/benefício.

PRINCÍPIO DO EFEITO DUPLO

O emprego da terapia analgésica e da terapia de sedação é habitual na medicina paliativa. Mas a adoção dos recursos pode levantar questionamentos éticos, haja vista que os efeitos adversos dos medicamentos utilizados, como hipotensão arterial e depressão respiratória, poderiam dar margem à interpretação da ação como eutanásica.

O princípio do efeito duplo preconiza que, se em algumas situações a ação, em prol de um efeito (bom), pode antever a ocorrência de efeitos adversos (mau), não significa dizer que a terapia seja ética e moralmente reprovável. As condições necessárias para sua adoção resumem-se em: a) que a ação seja boa ou indiferente, ao menos; b) que o previsível efeito mau não seja diretamente desejável, senão ao menos tolerado; c) que o efeito bom não seja causado imediata e necessariamente após o efeito mau; d) que o bem buscado seja proporcional ao mal eventualmente produzido.

PRINCÍPIO DA VERACIDADE OU DA VERDADE

Ter por hábito o falar a verdade aos pacientes e familiares respeita o exercício da autonomia, pois permite sua participação direta no árduo processo da tomada de decisão. Entretanto, há momentos em que o manuseio das informações gera tensão para a equipe de profissionais da saúde, pacientes e familiares, particularmente na comunicação de diagnósticos de doenças com perspectivas terapêuticas praticamente inexistentes, incuráveis, cujo prognóstico de uma morte é iminente. Em circunstâncias como essas, não é incomum a prática do modelo paternalista, dando surgimento ao que muitos chamam de "a conspiração do silêncio".

Porém, nem sempre ocultar a verdade ao paciente, sobre o diagnóstico e o prognóstico, significa violação do princípio da autonomia do paciente. De acordo com as influências culturais, sociais, econômicas, políticas e religiosas, há diferentes modelos de tomada de decisão: por exemplo, nos países de origem anglo-saxônica, há o predomínio do modelo individualista, ao passo que, nos países de origem latina, dá-se a opção de um modelo familiar de tomada de decisões.

De qualquer modo, no manejo das informações, é sensato aplicar-se os quatro princípios básicos da bioética: beneficência, não-maleficência, autonomia e justiça.

PRINCÍPIO DE PREVENÇÃO

Aos profissionais médicos, como parte de sua responsabilidade no tratamento dos pacientes, espera-se o exercício do dever de previsibilidade. Antever as prováveis complicações e os sintomas mais freqüentemente presentes na evolução de determinada doença, adotando as medidas necessárias para preveni-los, evita o desgaste de sofrimentos escusados e impede direcionar as ações para as medidas desproporcionadas. Quando não se dialoga abertamente com os pacientes e familiares a respeito de condutas em caso de complicações, como eventos hemorrágicos, infecciosos, cardiovasculares, dificuldades respiratórias e parada cardiorrespiratória, cria-se campo fértil para o aparecimento de atitudes extraordinárias, difíceis de serem retiradas.

PRINCÍPIO DE NÃO-ABANDONO

Eticamente reprovável é a postura de abandonar o paciente que recusa certas terapias. Permanecer a seu lado e procurar uma comunicação arraigada na empatia é, sem dúvida, a melhor forma de se obter a reversão da postura inicial.

Dentre os fundamentos da medicina paliativa, quando se depara com condições extremas de debilidade e dependência, "quando não se pode curar, sempre é possível acompanhar e, às vezes, consolar".

O respeito pela dignidade da pessoa e a aceitação da finitude da condição humana são as atitudes fundamentais que orientam a prática da medicina paliativa, estando assentadas nos princípios a seguir, absolutamente indispensáveis: a) a unidade receptora dos cuidados é sempre "doente e família", não devendo ser consideradas as realidades desligadas; b) a afirmação da vida, sendo a morte encarada como um processo natural; c) o entendimento da doença como uma causa de sofrimento a minorar; d) o reconhecimento de que o paciente tem seus valores próprios e prioridades; e) o sofrimento e o medo perante a morte são realidades que podem ser técnica e humanamente apoiadas; f) a fase final da vida pode guardar momentos de reconciliação e crescimento pessoal; g) conceitualmente, não se pode dispor da vida humana, repudiando a eutanásia, o suicídio assistido e a futilidade diagnóstica e terapêutica; h) a abordagem integrada do sofrimento físico, psicológico, social e espiritual do paciente; i) está centrada no acompanhamento, na humanidade, na compaixão, na disponibilidade e nos rigores técnico e científico; j) a finalidade maior é o bem-estar do paciente, auxiliando-o a viver tão intensamente quanto possível até o fim; k) a obrigatoriedade de prestação apenas quando paciente e família se mostram de acordo; m) o respeito ao direito de o paciente escolher o local onde deseja viver e ser acompanhado no final de sua vida; n) interdisciplinaridade e diferenciação.

POSSÍVEIS POSTURAS EM FACE DOS PACIENTES TERMINAIS

Em primeiro lugar, é válido situar o espectro clínico do paciente, procurando reconhecer as situações em que a terminalidade faz-se presente e as que a conduta terapêutica é restritiva: a) o paciente encontra-se em estado de morte iminente: o suporte à vida prolonga o processo de morte; b) o paciente não apresenta prognóstico neurológico: o grau de comprometimento neurológico é suficientemente grande, não possibilitando nenhum nível de interação com o meio exterior, caracterizando o estado vegetativo persistente; c) paciente com incurabilidade, mas com suporte vital preservado: qualidade de vida insubsistente.

A seguir, passa-se para as considerações sobre as possíveis condutas em relação a esses pacientes.

Os princípios bioéticos apresentados podem auxiliar no desconforto gerado por decisões difíceis. De maneira concisa, fazer o bem, não lesar (*primum non nocere*), garantir a decisão ao paciente e promover o melhor tratamento para todos são princípios que podem embasar a tomada de decisões em face de pacientes terminais.

Deve-se avivar que não há obrigação alguma de iniciar ou continuar uma intervenção terapêutica quando o sofrimento ou o esforço gastos são desproporcionais aos benefícios reais antecipados; nesse caso, importa esclarecer que não é a interrupção da terapia que provoca a morte da pessoa, mas sim a doença previamente existente.

A nomenclatura referente aos procedimentos ofertados ou negados ao paciente terminal é abrangente e controversa; contudo, compreende mais habitualmente: a) não-adoção e/ou retirada das medidas de suporte à vida; b) ordem de não reanimar; c) interrupção de tratamento fútil; d) suspensão de cuidados ordinários e/ou extraordinários.

NÃO-ADOÇÃO E/OU RETIRADA DAS MEDIDAS DE SUPORTE À VIDA

Nas situações agudas de emergência, as medidas de suporte à vida avançado são parte absolutamente essencial da assistência. A observação clínica e evolutiva do paciente mostrará o caráter de necessidade dos procedimentos, se devem estar presentes ou ser retirados. Entretanto, quando se acredita que os cuidados colocados à disposição do paciente não trazem benefícios, mas sim sofrimento, essa prática inclui a não-adoção e a suspensão de todo e qualquer tratamento ou conduta de preservação da vida. O princípio do alívio do sofrimento sobrepuja o princípio da preservação da vida, recorrendo-se a uma conduta restritiva ou de não-manutenção de um procedimento agressivo.

Embora racionalmente análogos, as atitudes de não-adoção e de retirada das medidas de suporte à vida são analisadas de maneira diferente pelos profissionais de saúde. Uma pesquisa realizada entre os profissionais das unidades de terapia intensiva dos hospitais nos Estados Unidos da América mostraram dados estatísticos sobre as ações de não-adoção e de retirada de medidas: a) cerca de 90% dos profissionais em algum momento utilizaram condutas de não-adoção e/ou de retirada das medidas de suporte à vida; b) 56% dos profissionais entrevistados julgam que as condutas são semelhantes; c) 43% dos pesquisados avaliam ser a não-adoção mais consentida que a retirada de medidas; d) 26% dos profissionais mostram-se mais incomodados com a retirada de medidas do que com a não-adoção.

Dentre os fatores que produzem interferência nas atitudes de não-adoção e/ou de retirada das medidas de suporte à vida, destacam-se: a) a qualidade de vida; b) a natureza da doença crônica; c) a probabilidade de sobrevida à internação; d) a não-reversibilidade da doença aguda.

ORDEM DE NÃO REANIMAR

A ressuscitação cardiopulmonar, nas situações em que é apropriadamente indicada, é um procedimento em que supostamente se tem a anuência do paciente e de sua família (consentimento presumido). Porém, no paciente terminal, sem probabilidade de cura ou de reabilitação, a manobra torna-se frívola e pungente. Em geral, sua argumentação leva em conta alguns fatores: a) a idade avançada; b) a má condição de saúde prévia do paciente; c) a hipótese diagnóstica; d) a gravidade da doença.

O termo parada cardiorrespiratória significa a cessação súbita e inesperada da atividade mecânica ventricular útil e suficiente em um indivíduo sem moléstia incurável, debilitante, irreversível e crônica. Assim, as manobras de ressuscitação encontram algum sentido em paciente com algum potencial de salvabilidade. Contudo, a inexperiência técnica, profissional e ética, ao se deparar com pacientes terminais, leva a insistir em um processo de reanimação, que somente tem o condão de proporcionar danos àqueles, como o aumento do tempo de sofrimento físico, além de angústia aos familiares.

Existem momentos em que as manobras de reanimação meramente prolongam o processo da morte; em outros poucos momentos, levam a um final trágico: o paciente em estado vegetativo.

A decisão de não reanimar indubitavelmente traz tribulação para a equipe de profissionais da saúde, mas deve ser consensial entre médico, pacientes e familiares.

A ordem de não reanimar tem em vista poupar a futilidade terapêutica e deixar o legado conceitual da proporcionalidade terapêutica (Quadro 18.1).

Quadro 18.1 – Os potenciais benefícios da ordem de não reanimar.

1. Impedir a futilidade terapêutica e, por conseguinte, o sofrimento dela decorrente
2. Orientar os profissionais que prestam assistência ao paciente na parada cardiorrespiratória
3. Limitar o uso das vagas das unidades de terapia intensiva aos pacientes potencialmente salváveis
4. Diminuição dos custos com procedimentos dispensáveis
5. Exprimir com clareza o conceito da proporcionalidade terapêutica

INTERRUPÇÃO DE TRATAMENTO FÚTIL

O tratamento é concebido como fútil quando sua aplicação redunda tão-somente em postergar o momento da morte. Em outra definição, tem-se considerado tratamento fútil quando apresenta menos de 1% de probabilidade de sucesso ou se, provavelmente, nunca terminará com a dependência dos cuidados intensivos.

O problema da terminalidade da vida angustia os profissionais de saúde, especialmente os médicos; o juramento hipocrático nos compromete a resguardar a vida, a saúde e a dignidade dos pacientes. Hipócrates de Cós, há mais de dois milênios, apregoava que um dos papéis da Medicina é:

"Recusar-se a tratar daqueles que foram vencidos pela doença, entendendo que, diante de tais casos, a medicina torna-se impotente".

Portanto, continuar um tratamento considerado fútil é contra todos os princípios fundamentais da ética médica: contra o princípio da beneficência, pois não provê benefício algum ao paciente; contra o princípio da não-maleficência, pois pode causar sofrimento e prejuízo ao paciente; contra o princípio da justiça, pois demanda esforços que poderiam ser destinados a outros pacientes; e até mesmo contra o princípio da autonomia, pois pessoa alguma quereria receber uma terapia fútil que simplesmente prolonga por horas ou dias a morte (inevitável) em estado vegetativo irreversível.

SUSPENSÃO DE CUIDADOS ORDINÁRIOS E/OU EXTRAORDINÁRIOS

As medidas de suporte à vida incluem as categorias de tratamento mais habituais, como a reanimação cardiopulmonar, a ventilação mecânica, o emprego de drogas vasoativas, o uso de terapia antimicrobiana, a aplicação de nutrição e de hidratação por vias artificiais, a utilização das diversas modalidades de terapia renal substitutiva e a transfusão de derivados de sangue, não havendo, na óptica da prática médica, diferenças intrínsecas entre essas ações terapêuticas. Entretanto, sob o prisma da ética na atenção aos pacientes terminais, há uma classificação desses cuidados em ordinários e extraordinários. O divisor de águas considera os benefícios proporcionados, quando adotados nesses pacientes, tendo-se em vista o alívio do sofrimento mais que a preservação da vida. Assim, quando se tem instalada a irreversibilidade do quadro clínico, a primazia será do princípio da não-maleficência, decidindo-se pelas medidas ordinárias.

Nos últimos anos, inúmeros estudos nacionais e internacionais foram apresentados sobre as terapêuticas menos freqüentemente introduzidas e retiradas em pacientes enfermos e com critérios estabelecidos de irreversibilidade, cabendo, pois, algumas citações de seus resultados: a) não-administração ou retirada de drogas vasoativas, em alguns casos, foi a primeira conduta; b) terapia de sedação e analgésica foram as intervenções menos recusadas; c) métodos dialíticos seriam considerados a terapêutica mais usualmente suspensa ou recusada; d) transfusão de derivados de sangue, coleta de exames laboratoriais e infusão de eletrólitos estariam entre as condutas de predileção para a retirada.

TESTAMENTO VITAL

Ao lado do termo de consentimento informado e esclarecido, mostra-se o testamento vital, também designado por testamento biológico, testamento em vida. O testamento vital é um documento em que a pessoa determina, peremptoriamente e de forma escrita, que tipo de tratamento ou não-tratamento deseja para a ocasião em que se encontrar enfermo, em estado incurável ou terminal, e impossibilitado de exprimir manifestamente sua vontade. Objetiva-se, com o testamento vital, influenciar os médicos para determinada forma de tratamento ou, simplesmente, para o não-tratamento, como uma vontade do paciente que pode vir a estar impedido de expressar sua vontade em razão da doença. Em nosso país, não há preceito regulamentar sobre o testamento vital, mas admite-se sua validade, diante da autonomia da pessoa e do princípio da dignidade.

ASPECTOS ÉTICOS DA TERAPIA RENAL SUBSTITUTIVA DIALÍTICA

O princípio da autonomia, a autodeterminação e o direito (do paciente) de renúncia ou aceitação do tratamento obrigaram os profissionais a reavaliar suas práticas e modelos padronizados de tratamento.

Na terapia renal substitutiva, o paciente fica envolvido física e emocionalmente com a terapia, comprometendo sua vida familiar, social, afetiva, profissional, enfim sua vida produtiva.

A *American Society of Nephrology* e a *Renal Physicians Association* publicaram, após estudos pormenorizados da literatura sobre a matéria, as "Diretrizes para Abandono e Suspensão da Diálise" (*Guidelines For Withholding And Withdrawing Dialysis*), consistindo de 9 (nove) pontos doutrinários: 1. Identificar os pacientes que se beneficiam da retirada, incluindo aqueles com: a) prognóstico reservado; b) má qualidade de vida; c) dor não-responsiva a tratamento; d) doenças intratáveis e de caráter progressivo, como neoplasias, demência, entre outras; e) dificuldade em aceitar o tratamento dialítico; f) dificuldades técnicas. 2. Discutir os objetivos do tratamento com pacientes e familiares. 3. Discutir a qualidade de vida em diálise com pacientes e familiares. 4. Discutir os sintomas possíveis e as medidas de alívio. 5. Tornar claro que a suspensão da diálise é uma opção. 6. Asseverar que pode resultar em uma "morte tranqüila" e discutir o curso habitual. 7. Permitir tempo para a discussão. 8. Advertir quanto à suspensão da diálise e requerer consentimento da família. 9. Dar garantias de que a decisão seja reversível.

DECISÃO COMPARTILHADA

O processo de tomada de decisão deve estar embasado no dialogar *continuum* entre todos os membros envolvidos: pacientes, familiares e/ou responsáveis e profissionais da saúde.

Evidentemente, a deliberação deve proceder primeiramente do paciente; para tanto, é essencial que seja avaliada sua competência, incluindo pareceres de profissionais especializados, dado que, no contexto de doenças crônicas, há condições clínicas tais que podem interferir na capacidade de decisão do paciente, estando a depressão entre as causas mais identificadas, contribuindo sobremaneira na opção escolhida pelo paciente.

Não extraordinariamente, em razão do prejuízo na capacidade de cuidar de si próprio, a análise pode ser transferida para a família e a equipe médica, que devem avaliar os benefícios e os riscos do tratamento.

Assim, a planificação terapêutica tem de ser discutida com os pacientes e familiares, previamente ao início dos cuidados dialíticos, quando suas condições mentais e físicas são estáveis e, novamente, em intervalos regulares, durante o curso do tratamento.

Os pacientes costumam exprimir, a seus entes mais próximos, as condições de vida aceitáveis a determinadas circunstâncias que se podem apresentar e suscitar a suspensão da terapia dialítica, como a internação em unidade de terapia intensiva, a intubação orotraqueal e a ressuscitação cardiopulmonar, por exemplo.

TERMO DE CONSENTIMENTO INFORMADO E ESCLARECIDO E TERMO DE RECUSA INFORMADA

Aos pacientes e seus familiares e/ou responsáveis são esclarecidas todas as informações sobre a doença, as modalidades existentes de tratamento, sua evolução e o prognóstico de modo claro e perceptível, linguagem empregada obrigatoriamente acessível, procurando-se afastar do uso de terminologia técnica de difícil compreensão; as justificativas, os objetivos e os procedimentos que serão utilizados no tratamento devem ser absolutamente inteligíveis.

É fundamental o aconselhamento sobre os benefícios, os compromissos, os desconfortos e os riscos de cada uma das formas de terapia dialítica, além de esclarecidas as alternativas que existem para a situação clínica do paciente.

Mais uma vez, ao se falar em consentimento ou em recusa, são ressaltados três fatores que os integram: a informação, a vontade e a competência.

ESTIMATIVA DE PROGNÓSTICO

A perspectiva prognóstica dos pacientes pode ser avaliada levando-se em consideração alguns fatores, tais como: a) existência de co-morbidades; b) idade; c) estado nutricional; d) condição funcional. A qualidade de vida atual do paciente e o provável impacto da terapia dialítica em sua vida futura têm de ser vastamente debatidos com o paciente e seus familiares e/ou responsáveis legais, assim como a expectativa de vida com seu abandono ou suspensão.

RESOLUÇÃO DE CONFLITOS

Não é incomum haver discordância e conflito entre os familiares e os membros da equipe de saúde entre si. Em algumas oportunidades, a dificuldade para o consenso surge por meio da participação de familiares que se encontram afastados do paciente, tanto do ponto de vista emocional quanto geograficamente, sensivelmente menos preparados para enfrentar a situação de suspensão do tratamento do que os familiares mais próximos ao paciente.

Em outras ocasiões, os familiares podem experimentar a sensação de culpa ou de negligência nos cuidados do paciente, impondo à equipe de saúde a obrigação de realizar tratamentos agressivos.

A resolução desses conflitos requer características essenciais dos profissionais de saúde, como a adoção de atitude gentil, diplomacia, postura firme e segura, empatia e emprego da totalidade de seu tempo para os esclarecimentos necessários à parte conflitante.

ABANDONO OU SUSPENSÃO DA DIÁLISE

Diante das decisões de abandono ou de suspensão da diálise, toda a atenção dos profissionais da equipe de saúde deve estar voltada para o bem-estar do paciente, propiciando-lhe uma finitude digna, sem dor, sofrimento ou angústia, com conforto espiritual. As questões envolvendo o local de seqüência do tratamento e do êxito merecem consideração especial.

Quando os pacientes optam pelo fim da terapia renal dialítica, os cuidados paliativos passam a predominar, com o emprego de medicamentos ajustados para o grau de comprometimento renal. A administração de líquidos e de alimentos por via parenteral (intravenosa e sondas) precisa ter avaliação, diante da perspectiva de sobrecarga hídrica e a aflição por ela causada, com edemas periféricos e congestão pulmonar, com a manifestação clínica de dificuldade respiratória.

SITUAÇÕES ESPECIAIS

No contexto de algumas circunstâncias, é razoável considerar não iniciar ou suspender o tratamento dialítico. Há um grupo de pacientes em que os benefícios da exposição a essa modalidade de terapia não sobrepujam os danos proporcionados: portadores de co-morbidades terminais com expectativa de vida reduzida. Entretanto, nesses casos, abrem-se as perspectivas de se oferecer um período de tratamento de um a três meses, para que pacientes e familiares possam pôr em discussão a continuidade da terapia renal substitutiva.

RESUMO

As discussões sobre a terminalidade da vida têm-se tornado expressivamente comuns. Os avanços tecnológicos ao lado da gama de possibilidades terapêuticas têm permitido maior acurácia diagnóstica, vindo a se constituir em elementos fundamentais nos processos de prolongamento da vida e, invariavelmente, da morte.

Em grande parte, o momento da morte está sob o controle da equipe de profissionais de saúde, sendo comumente precedido por decisão de não-adoção e/ou retirada de tratamento. Essa capacidade de decidir, por sua vez, configura-se em um dos momentos mais críticos na prática médica, parecendo decorrer, em parte, da magnitude das conseqüências que uma ou outra conduta pode desencadear ou da ausência de diretrizes seguras que fundamentem essa tomada de decisão. Esse momento deve obrigatoriamente passar por um processo de extensa discussão entre os profissionais que cuidam dos pacientes, os pacientes e seus familiares. Sabe-se que os fatores que mais interferem na tomada de decisão sobre recusa de um novo tratamento ou suspensão de um tratamento previamente instituído são: a) prognóstico; b) qualidade de vida posterior; c) diagnóstico; d) doença de base.

As noções de limites da atuação dos profissionais de saúde diante de pacientes com prognóstico reservado têm levantado questionamentos nos campos éticos, morais, religiosos e científicos. Há uma distância considerável entre os tratamentos úteis (se assim se podem conceituar as medidas curativas e paliativas) dos tratamentos inúteis e fúteis; decorre daí a necessidade de se reconhecer a importância prática dos princípios da beneficência, da não-maleficência e da futilidade terapêutica, ao lado do crescimento da conscientização dos princípios da autonomia e da justiça.

Claramente, o ato de omitir uma nova intervenção é considerado como um fato causador de maior conforto para a equipe de profissionais de saúde e para os familiares dos pacientes, se comparado com o ato de retirar um tratamento já introduzido, e a explicação é cristalinamente lógica: a recusa não guarda uma relação de temporalidade com a morte se confrontada com a decisão de retirada.

Assim, medidas que possam levar desconforto ou sofrimento ao paciente são desconsideradas, justificando os motivos pelos quais a sedação, a analgesia e a ventilação são raramente preteridas; de outro lado, torna-se compreensível que os métodos dialíticos sejam freqüentemente omitidos e retirados, por não serem determinantes imediatos da morte.

Devido à amplidão da matéria, trazemos a narrativa de Daisy Gogliano, segundo a qual:

"Toda e qualquer terapêutica médica tem por fundamento e por pressuposto o respeito à dignidade humana, na tutela de direitos privados da personalidade e na relação médico-paciente, em que sobreleva o direito ao respeito da vontade do paciente sobre o tratamento; o direito do doente ou enfermo à dignidade e à integridade (físico-psíquica); o direito à informação que se deve fundar no consentimento esclarecido; o direito à cura apropriada e adequada; o direito de não sofrer inutilmente, na proporcionalidade dos meios a serem empregados, na diferenciação que se impõe entre terapêutica ineficaz e terapêutica fútil, isto é, na utilização de uma terapia racional e vantajosa, que não conduza a uma terapia violenta e indigna".

Longe da pretensão de romper paradigmas construídos ao longo de anos sobre os comportamentos profissionais e éticos no tratar de pacientes que, tão apenasmente e no mais das vezes, solicitam muito aquém dos avanços tecnocientíficos, mas a medicina que busca incessantemente o apreço ao conforto e à dignidade da vida humana que se esvai, acha-se de bem apresentar a *Morte*, mas sob perspectivas variegadas, a do *Paciente* e a do *Médico*, respectivamente:

SOBRE A MORTE

(fragmentos do texto de Rubem Alves, extraído do Simpósio "Terminalidade da Vida", publicado na *Revista Bioética*, do Conselho Federal de Medicina, Volume 13, nº 2, 2005).

"Doutor, agora que estamos sozinhos quero lhe fazer uma pergunta: 'Será que escapo dessa?' Mas, por favor, não responda agora, porque sei o que vai dizer. O senhor vai desconversar e responder: 'Estamos fazendo tudo o que é possível para que você viva'. Mas nesse momento não estou interessada naquilo que o senhor e todos os médicos do mundo estão fazendo. Olhe, sou uma mulher inteligente. Sei a resposta para a minha pergunta. Os sinais são claros. Sei que vou morrer.

O que desejo é que me ajude a morrer. Morrer é difícil. Não só por causa da morte mesma, mas porque todos, na melhor das intenções, a cercam de mentiras. Sei que na escola de medicina os senhores aprendem a ajudar as pessoas a viver. Mas haverá professores que ensinem a arte de ajudar as pessoas a morrer?(...).

(...) Me diga, doutor: ' O que lhe ensinaram na escola de medicina sobre o morrer?' Sei que lhe ensinaram muito sobre a morte como fenômeno biológico? Mas o que lhe ensinaram muito sobre a morte como experiência humana?(...). Nada lhe ensinaram sobre o morrer humano porque ele não pode ser dito com a linguagem da ciência. A ciência só lida com generalidades. Mas a morte de uma pessoa é um evento único, nunca houve e nunca haverá outro igual. (...). Nesse ponto seus remédios são totalmente inúteis. O senhor os receita como desencargo de consciência, para consolar a minha família, ilusões para lhes dizer que algo está sendo feito. O senhor está tentando dar-lhes esperança. (...).

Mas há algo que os seus remédios podem fazer. Não quero morrer com dor. E a ciência tem recursos para isso. (...). A vida humana tem a ver com a possibilidade de alegria! Quando a possibilidade de alegria se vai, a vida humana se vai também. (...)".

A MORTE MADRINHA

No âmbito dos contos literários, os irmãos Grimm trazem-nos uma estória pouco conhecida, mas de conteúdo valioso: "A Morte Madrinha". Este conto fala de um homem pobre, pai de 12 filhos, que, diante do nascimento do 13º filho, sai à estrada, a procurar um bom padrinho, para assegurar um futuro mais digno ao filho. Encontrou Deus e recusou dar-lhe como afilhado o menino. Depois, encontrou o Diabo e também o recusou como padrinho. Então veio a *Morte*, e a ela resolveu confiá-lo. Esta, quando o menino cresceu, ofereceu-lhe o presente de batismo: "Serás um grande médico. Quando fores chamado à cabeceira de um doente, eu te aparecerei. Se me vires na cabeceira do leito, fala com confiança, diz que o doente se salvará e dá-lhe essa erva; ele curar-se-á imediatamente. Mas se me vires ao pé do leito, o doente é meu: dir-lhe-ás que nenhum médico pode salvá-lo. Não ouses recorrer a essa erva contra a minha vontade".

E a vida do jovem médico foi exitosa até quando, em uma noite, foi ao rei, pois esse adoecera. Viu que a *Morte* estava aos pés do leito real. O médico pôs-se a maquinar um meio para enganá-la: tomou o leito do nobre paciente e o colocou ao contrário, de forma que a *Morte* se achou à cabeceira do rei que, tomando a erva milagrosa, foi curado. A *Morte*, ofendida, ameaçou seu afilhado médico: "Se me fizeres isso de novo, levo-te embora comigo". Mais tarde, a princesa caiu doente e a *Morte* de novo estava nos pés da cama. O médico, enamorado da jovem, de novo inverteu a posição na cama e ela se salvou. A *Morte* tolerou a rebeldia do afilhado, por uma vez, mas não a tolerou por duas vezes e o levou de vez para o seu reino profundo.

Na realidade, o rei e a princesa tiveram suas mortes adiadas pelo esforço angustiado de um médico que achava que podia sobrepujar a morte, pelo simples fato de entender poder assim fazê-lo em razão de gozar de sua intimidade.

BIBLIOGRAFIA

1. ALMEIDA JLT: Da moral paternalista ao modelo de respeito à autonomia do paciente: os desafios para o ensino da ética médica. *Rev Bras Educ Med* 24:27-30, 2000.

2. ALMEIDA JLT: Os princípios de respeito à autonomia do paciente e de consentimento livre e esclarecido: análise principialista da relação médico-paciente, Rio de Janeiro, 1999 (Tese de Doutorado – Escola Nacional de Saúde Pública/Fundação Oswaldo Cruz/Ministério da Saúde).

3. BATISTA CC, GOLDIM JR, FRITSCHER CC: Bioética clínica: ciência e humanidade. *Scientia Medica* 15:52-59, 2005.

4. COSTA SIF, OSELKA G, GARRAFA V: *Iniciação à Bioética*. Brasília, Conselho Federal de Medicina, 1998.

5. FRANÇA GV: *Direito Médico* (9ª ed), São Paulo, Forense Jurídica, 2007.

6. GOGLIANO D: Pacientes terminais: morte encefálica. *Bioética* 1:145-156, 1993.

7. GOTTSCHALL CAM: Ética, medicina e sociedade. *Revista AMRIGS* 50:337-343, 2006.

8. LIMA C: Medicina *High Tech*, obstinação terapêutica e distanásia. *Revista SPMI* 13:79-82, 2006.

9. MORITZ RD, PAMPLONA F: Avaliação da re-

cusa ou suspensão de tratamentos considerados fúteis ou inúteis em UTI. *Rev Bras Ter Intensiva* 15:40-45, 2003.

10. PESSINI L: *Distanásia: Até Quando Prolongar a Vida?* (1ª ed), São Paulo, Loyola, 2001.

11. PITHAN LH: *A Dignidade Humana como Fundamento Jurídico das "Ordens de Não-Ressucitação" Hospitalares* (1ª ed), Porto Alegre, EDIPUCRS, 2004.

12. PIVA JP, CARVALHO PRA: Considerações éticas nos cuidados médicos do paciente terminal. *Bioética* 1:129-138, 1993.

13. SILVA CHD, SCHRAMM FR: Bioética da obstinação terapêutica no emprego da hemodiálise em pacientes portadoras de câncer do colo do útero invasor, em fase de insuficiência renal crônica agudizada. *Rev Bras Cancerol* 53:17-27, 2007.

14. STANCIOLI BS: Autonomia: o resgate do sujeito de direito por trás do paciente, in *Relação Jurídica Médico-Paciente*, Belo Horizonte, Del Rey, 2004, pp 23-48.

15. URBAN CA: *Bioética Clínica* (1ª ed), Rio de Janeiro, Revinter, 2003.

16. URBAN CA, HOEPERS RSIM, JÚNIOR RAA: Implicações éticas das ordens de não ressuscitar. *Rev Assoc Med Bras* 47:244-248, 2001.

17. COHEN LM, GERMAIN MJ, POPPEL DM: Practical considerations in dialysis withdrawal: "to have that option is a blessing". *JAMA* 289:2113-2119, 2003.

18. MURILLO M, HOLLAND JC: Clinical practice guidelines for the management of psychosocial distress at the end of life. *Palliat Support Care* 2:65-77, 2004.

19. ROY D, MACDONALD N: Ethical issues in palliative care, in *Oxford Textbook of Palliative Care* (2nd ed), edited by Doyle D, Hanks GW, MacDonald N. Oxford, Oxford University Press Publications, 1998, pp 97-138.

20. Decreto-Lei nº 2.848, de 07 de dezembro de 1940. DOU de 31 de dezembro de 1940. Código Penal.

21. Constituição da República Federativa do Brasil. DOU de 05 de outubro de 1988.

22. Resolução nº 1.246, do Conselho Federal de Medicina, de 08 de janeiro de 1988. DOU de 26 de janeiro de 1988. Código de Ética Médica.

23. Resolução nº 196, do Conselho Nacional de Saúde, de 10 de outubro de 1996. DOU de 16 de outubro de 1996. Diretrizes e normas regulamentadoras de pesquisa envolvendo seres humanos.

24. Lei Estadual nº 10.241, de 17 de março de 1999. DOE de 18 de março de 1999. Dispõe sobre os direitos dos usuários dos serviços e das ações de saúde no estado (de São Paulo) e dá outras providências.

25. Novo Dicionário Aurélio da Língua Portuguesa – Aurélio Buarque de Holanda Ferreira (3ª ed), Curitiba, Positivo, 2004.

Índice Remissivo

A

Abordagem do paciente com disfunção renal, 13-23
  - causas comuns de insuficiência renal, 20
  - exame físico na, 16-19
    -- fundo de olho no, 17-18
    -- icterícia no, 17
    -- pressão arterial no, 16-17
    -- pele no, 17
    -- propedêutica dos rins e bexiga no, 18
      --- na infecção do trato urinário, 18, 44-45
      --- sinal de Giordano, 18, 44
      --- sinal de Murphy, 18, 45
    -- taquicardia no, 17
  - exames subsidiários na, 22
  - história clínica na, 15
    -- sinais e sintomas, 15-16
    -- uso de fármacos, 15
  - padrões de doença renal, 19
    -- insuficiência renal crônica avançada, 19
    -- síndrome nefrítica, 19
    -- síndrome nefrótica, 19
Acidente vascular cerebral, 52, 55, 58
  - classificação, 58
  - na crise hipertensiva, 58
  - trombolítico no, 59
AKIN, 69
  - critérios, 70
Aminoglicosídeo, 204
  - ajuste posológico, 217
  - na abordagem do paciente com IRA, 20
  - nefrotoxicidade por, 204

Anfotericina B, 38, 205
  - distúrbios hidroeletrolíticos e, 38
  - formulações lipídicas, 205
  - nefrotoxicidade por, 205
Anticoagulação, 156-160
  - por citrato, 158-159
    -- cálcio iônico, 159
  - por heparinas, 157-158
Antiinflamatório não-hormonal, 20, 210-211
  - insuficiência renal e, 20,
  - mecanismo de nefrotoxicidade e, 210-211

B

Bacteriúria, 41
  - assintomática, 41
    -- definição de, 41
    -- grupo de pacientes de alto risco na, 49
β-agonistas, 36
  - no tratamento da hipercalemia, 36, 141
Bioética, 227-256
  - bases da, 227-228
  - eutanasia, distanásia, mistanásia e ortotanásia na, 238-240
  - medicina paliativa e, 244
  - princípios da, 228-229
  - relação com pacientes e familiares e, 231, 233, 234
  - terapia renal substitutiva e, 236, 250-252
  - termo de consentimento livre e esclarecido e, 231, 251

C

Cateteres, 133, 142, 150
- duplo J, 133
- duplo-lúmen, 142, 150
- na insuficiência renal, 142
-- complicações, 142

Choque séptico, 163-164
Cistostomia, 133
Citomegalovírus, 187-194
- disfunção aguda do enxerto, 193
- manifestações clínicas da infecção por, 192
- pós-transplante renal, 190
- tratamento do, 193-194

Clearance de creatinina, 5-6, 10
- estimado por fórmulas, 9
-- equação de Cockcroft-Gault, 10
-- equação do MDRD, 10
- medido, 6
- utilidade na unidade de emergência, 7

Cockcroft-Gault, 10
- equação de, 10

Cólica renal, 25-26
- característica clínica da, 25
- diagnóstico diferencial da, 26
- na litíase renal, 25

Creatinina, 5, 7, 8
- estrutura química da, 7
- fatores que atuam sobre a produção da, 8
- método de dosagem da, 8
- secreção tubular, 8

Crise hipertensiva, 51-63, 140
- acidente vascular cerebral na, 58
-- isquêmico, 59
--- trombolíticos, 59
-- hemorrágico, 60
- agentes anti-hipertensivos na, 55
-- anlodipino como, 57
-- clonidina como, 55
-- diuréticos como, 57
-- hidralazina como, 57
-- inibidor da enzima conversora de angiotensina como, 55
-- minoxidil como, 57
-- labetalol como, 55
-- nifedipina como, 56
-- nitroglicerina como, 57
-- nitroprussiato de sódio como, 56
- definição de emergência na, 51
- definição de urgência na, 51
- dissecção aguda da aorta na, 57
- encefalopatia hipertensiva na, 63
- fisiopatologia da, 53
-- renina-angiotensina na, 53
- formas clínicas de apresentação na, 53
- na insuficiência renal crônica descompensada, 140
- no pós-operatório, 63
- pré-eclâmpsia e eclâmpsia, 61-62

D

Diabetes insipidus, 11, 33
- concentração urinária 3, 11
- lítio e, 209
- osmolalidade urinária e, 11

Dialisato, 148
Diálise peritoneal, 149-150
- peritonite na, 143

Disnatremias, 29,
- osmolalidade plasmática, 30
- tratamento das, 31
-- emprego da fórmula de Madias nas, 32
-- soluções utilizadas no, 34

Diuréticos, 4-5, 88
- hipercalemia, 36
- hipocalemia, 37
- mecanismo de ação, 4-5
- na crise hipertensiva, 57
- na insuficiência cardíaca, 98-99
- na insuficiência renal aguda, 88

Drogas, 7, 201-226
- ajuste posológico na insuficiência renal, 7
- princípios gerais de farmacocinética, 201-202

E

Estrongiloidíase, 104, 188-189
- no transplante renal, 188-189
- profilaxia da estrongiloidíase, 104

F

Fácies urêmico, 19
Farmacocinética, 201-202
- princípios gerais da, 201-202

ÍNDICE REMISSIVO

Fístula arteriovenosa, 143
- complicações, 143

Fração de excreção de sódio, 10
- cálculo da, 10
- na insuficiência renal aguda pré-renal, 21, 85
- na necrose tubular aguda, 21

Fração de excreção de uréia, 86
- cálculo da, 86
- no diagnóstico diferencial da insuficiência renal, 86

Função tubular, 4, 10
- alça de Henle e, 4
- concentração e diluição urinárias, 11
- DDAVP, 11
- densidade urinária, 11
- *diabetes insipidus* nefrogênico, 11,
- ducto coletor, 4
- fração de excreção de sódio (FE_{Na}), 10
- hormônio antidiurético, 11
- túbulo distal, 4-5
- túbulo proximal, 4

Fundo de olho, 17
- normal, 18
- na retinopatia diabética, 18
- na retinopatia hipertensiva, 18

G

Ganciclovir, 193
Glomerulonefrite rapidamente progressiva, 22, 102-104
- biópsia na, 103
- causas de, 103
- cilindros hemáticos na, 103
- crescentes na, 103
- hematúria na, 103
- imunossupressão na, 104
- profilaxia da estrongiloidíase, 104

Gravidez, 49, 62
- bacteriúria assintomática e, 49
- infecção urinária, 49
- nitroprussiato de sódio na, 62

H

Hematúria, 26-29, 103, 128
- atraumática, 27
- causas de, 28
- cilindros hemáticos na, 103
- classificação da, 27
-- macroscópica, 27
-- microscópica, 27
- na anemia falciforme, 27
- na infecção do trato urinário, 27
- na litíase renal, 26
- na glomerulonefrite rapidamente progressiva, 103
- no uso de warfarina, 28
- tratamento da, 29

Hemodiálise intermitente, 149
Hemodiafiltração (CVVHDF), 151
Hemofiltração (CVVHF), 151
Hemoperfusão, 174
Heparina, 142, 157-158
- anticoagulação com, 157-158
- antídoto, 157
- sangramento, 142

Hidronefrose, 126, 131
Hipercalemia, 34-36
- alterações eletrocardiográficas e, 35, 92
- causas de, 34-35, 128
-- na acidose metabólica, 34
-- na acidose tubular renal, 35
-- na deficiência de insulina, 34
-- na insuficiência renal, 35
-- no catabolismo tecidual, 34
-- no hipoaldosteronismo, 35
- manifestações clínicas de, 35
- pseudo-hipercalemia, 34
- tratamento da, 36
-- agonistas β-adrenérgicos no, 36
-- bicarbonato de sódio no, 36
-- diálise no, 36
-- diuréticos no, 36
-- gluconato de cálcio no, 36, 92
-- insulina e glicose no, 36
-- resinas trocadoras no, 36

Hipernatremia, 32
- causas de, 33
- manifestações clínicas da, 32
- tratamento da, 32
-- emprego da fórmula de Madias no, 33

Hipocalemia, 36
- causas de, 37-38
-- diuréticos como, 37
-- paralisia periódica hipocalêmica como, 38
-- perdas intestinais como, 38

-- poliúria como, 38
-- síndrome de Bartter como, 38
-- síndrome de Gitelman como, 38
- manifestações clínicas da, 38
- tratamento da, 38
-- cloreto de potássio no, 39
--- concentração do, 39
--- velocidade de infusão do, 39
-- diurético poupador de potássio no, 39
Hiponatremia, 29-32
- isotônica, 30
- hipertônica, 30
- hipotônica, 30
-- euvolêmica, 30
--- SIADH, 31
-- hipervolêmica, 31
--- na cirrose hepática, 31
--- na insuficiência cardíaca, 31
--- na insuficiência renal, 31
-- hipovolêmica,
--- na síndrome perdedora de sal, 31
- manifestações clínicas da, 31
- tratamento da, 31-32
-- emprego da fórmula de Madias no, 32
Hipotermia, 169-172
- classificação da, 169
- manifestações clínicas da, 171
- tratamento geral da, 170-172
Hormônios renais, 4
- eritropoetina, 4
- 1,25-vitamina D, 4
- renina, 4

I

Infecção do trato urinário, 41-50
- abscesso renal na, 47
- associada a cateter vesical, 48
- cistite como forma de, 45
- critérios de internação na, 46, 47
- manifestações clínicas da, 44
- pielonefrite aguda como forma de, 46, 48
- pielonefrite enfisematosa como forma de, 48
- pielonefrite crônica como forma de, 42
- por bactérias gram-negativas, 41
- por fungos, 41
-- bola fúngica, 49
-- no paciente neutropênico, 49

-- tratamento da, 49
--- anfotericina B no, 49
- por vírus, 41
- sepse na, 47
- transplante renal e, 190, 196-197,
- tratamento da, 45-49
- uretrite como forma de, 46
- urina tipo I na, 42-43
- urocultura na, 42-43
Inibidor da enzima conversora de angiotensina, 15, 85, 98, 212-213
- estenose de artéria renal na, 85, 98, 213
- mecanismo de nefrotoxicidade, 212-213
- insuficiência renal, 15, 213
- insuficiência cardíaca, 98
Inibidores da calcineurina, 184, 212
- como causa de disfunção renal no transplante, 184
Insuficiência cardíaca, 96-99
- insuficiência renal aguda na, 97
-- síndrome cardiorrenal, 97
Insuficiência hepática, 99-100
- hiponatremia na, 31
- insuficiência renal aguda na, 99-100
-- formas de, 99-100
-- síndrome hepatorrenal como, 99-100
-- terapia renal substitutiva na, 100
-- terlepressina na, 100
Insuficiência renal aguda, 69-135, 147-174
- acidentes com animais peçonhentos e, 108-116
-- mecanismos de lesão renal, 109-115
-- tratamento, 110-115
--- nos acidentes ofídicos, 110-111
--- nos acidentes por abelhas, 112
--- nos acidentes por aranhas, 113
--- nos acidentes por lonomia, 115
- ateroembolia por colesterol e, 21, 86-87, 106
- contraste radiológico, 104-107
-- como causa de insuficiência renal, 20, 104
-- escore de predição de IRA por, 79
-- prevenção da IRA por, 90, 105
-- tipos de contraste, 105
-- tratamento da IRA por, 105-106
- critérios de RIFLE na, 69, 71, 76-77, 164
- definição pelo *Acute Kidney Injury Network*, 70

- diuréticos na, 88
- e cirurgia cardíaca, 78
  -- escore AKICS, 78
- escores de gravidade na, 74-77
  -- ATN-ISI como, 75
  -- RIFLE como, 76-77
  -- SHARF II como, 75-76
- expansão volêmica na, 87-88
- fração de excreção de uréia na, 86
- indicações clássicas de diálise na, 164
- necrose tubular aguda, 20-21, 84, 100, 109-115, 118
- nefrite intersticial aguda, 207-208
- normotensiva, 85-86
- pré-renal, 20-21, 84, 99, 118
- pós-renal, 125-135
  -- avaliação radiológica, 129-131
  -- causas de, 126-127
    --- de acordo com faixa etária e sexo, 126-127
    --- no trato urinário inferior, 126
    --- no trato urinário superior, 126
    --- por drogas, 127
  -- hidronefrose na, 126
  -- manifestações clínicas, 127-128
  -- tratamento, 131-134
    --- clínico, 131-133
    --- urológico, 133-134
- tratamento dialítico da, 147-162
  -- anticoagulação, 156-160
  -- com citrato, 158-159
  -- heparinas, 142, 157, 158
  -- conceitos básicos no, 148-149
  -- complicações relacionadas aos métodos de terapia, 152-153
  -- dose de diálise, 155-156, 167-168
  -- métodos convencionais, 149-150, 165, 167
    --- hemodiálise intermitente, 149-150
    --- diálise peritoneal, 150
  -- métodos hemodialíticos contínuos, 150-151, 165, 167
    --- hemofiltração, 150-151
    --- hemodiafiltração, 150-151
    --- ultrafiltração, 150-151
  -- métodos híbridos, 151-152, 165
    --- SLED, 151-152
  -- no choque séptico, 163-168
    --- dose de diálise no, 167-168

--- indicações de início de diálise no, 166
--- modalidades de diálise utilizadas no, 165
-- na hipotermia, 172
-- na intoxicação exógena, 174
Insuficiência renal crônica, 13, 139-144
- definição, 13
- emergências na, 139-143
  -- formas de apresentação, 140
    --- crise hipertensiva, 140
    --- descompensação cardiocirculatória, 140-141
      ---- insuficiência coronariana aguda na, 141
      ---- pericardite urêmica na 140-141
    --- distúrbios eletrolíticos como, 141
    --- relativas ao tratamento dialítico, 142-143
      ---- com cateteres, 142
      ---- com fístula arteriovenosa, 143
      ---- peritonites, 143
    --- sangramento, 142
      ---- por uso de heparina, 142
      ---- protamina no, 142
    --- uremia, 139
- epidemiologia, 139
Intoxicação exógena, 172-174
- remoção de drogas por métodos dialíticos na, 174
  -- métodos, 174
  -- indicações de, 173
- tratamento geral na, 172

K

Kt/V, 148-149, 155-156, 167
- conceito, 148-149, 155-156
- dose de diálise e, 155-156, 167

L

Litíase renal, 25-27
- manifestações clínicas da, 25
- diagnóstico de, 25-26
  -- pielografia intravenosa no, 26
  -- radiografia de abdome no, 26
  -- tomografia computadorizada no, 26
  -- urina tipo I no, 26
  -- ultra-sonografia renal no, 26

- tratamento da, 27
  -- antiinflamatórios no, 27
  -- bloqueador do canal de cálcio no, 27
  -- opióides no, 27

M
Membrana dialisadora, 148, 153

N
Necrose tubular aguda, 20-21, 84, 100, 109-115, 118, 203-206
 - por drogas, 203-206
Nefrite intersticial aguda, 207-208
 - características, 207
 - medicamentos e, 207
 - tratamento da, 208
Nefrite intersticial crônica, 209
 - drogas relacionadas a, 209
Nefrostomia, 133
Nefrotoxicidade por drogas, 202-210
 - mecanismos de nefrotoxicidade por drogas, 202-203
  -- por alteração hemodinâmica, 208, 210
  -- por glomerulonefrite, 203
  -- por lesão tubuloepitelial, 203-205
  -- por nefrite intersticial, 207-208
   --- aguda, 207-208
   --- crônica, 209
  -- por obstrução urinária, 206-207
 - profilaxia, 225-226
 - tabelas para ajustes posológicos, 213-224
Nitroprussiato de sódio na, 55-56
 - crise hipertensiva, 55-56

O
Obstrução do trato urinário, 125-135, 206-207

P
Padrões de doença renal, 19
Pressão arterial, 54-55, 84-85, 98, 153
 - e métodos dialíticos contínuos, 153
 - na crise hipertensiva, 54-55
 - na insuficiência cardíaca, 98
 - na IRA normotensiva, 84-85

Pericardite urêmica, 140-141
 - na insuficiência renal crônica, 140-141
Poliomavírus, 190, 195
 - *Decoy cells*, 195
 - no transplante renal, 190, 195
Protamina, 157
 - heparina e, 157-158

R
Rabdomiólise, 101-102
 - causas de, 101
 - mioglobina e, 101
 - prevenção da, 102
 - tratamento da, 102
Renografia, 131
 - na obstrução urinária, 131
RIFLE, 69, 71, 76-77, 147, 164
Ritmo de filtração glomerular, 5-6
 - avaliação do, 6
 - correlação com, 5
  -- *clearance* de creatinina, 5
  -- creatinina, 5
 - corrigido para superfície corpórea, 7
 - equações para estimar a função renal, 10
 - vancomicina, 215

S
SCUF, 151
Sinal de Giordano, 18
Sinal de Murphy, 18
Síndrome de Bartter, 38
Síndrome de Gitelman, 38
Síndrome hepatorrenal e, 100
 - insuficiência renal, 100
 - terlepressina, 100
Síndrome da imunodeficiência adquirida, 117-123
 - classificação da insuficiência renal na, 118
 - distúrbios hidroeletrolíticos na, 120-121
 - glomerulonefrite associada ao HIV, 119-120
 - litíase renal na, 119
 - medicamentos e efeitos adversos renais na, 123
 - outras glomerulonefrites na, 118
Síndrome nefrítica, 19
Síndrome nefrótica, 19
SLED, 152

T

Tamponamento cardíaco, 157
  - na insuficiência renal crônica, 157
Terlepressina na, 100
  - síndrome hepatorrenal, 100
Terapia renal substitutiva, 147
  - bioética,
  - métodos, 149-152
    -- contínuos, 150-151
    -- híbridos, 151-152
    -- intermitentes, 149-150
Tomografia computadorizada na, 26
  - litíase renal, 26
    -- por indinavir, 26
Transplante renal, 179-197
  - disfunção aguda do enxerto, 179-185
  - avaliação clínica inicial, 184-185
    -- causas cirúrgicas de, 180-182
      --- complicações vasculares, 180-181
        ---- estenose da artéria renal, 181
        ---- linfocele, 181
        ---- sangramentos, 180
        ---- trombose da artéria renal, 181
        ---- trombose da veia renal, 181
      --- complicações urológicas, 181-182
        ---- estenose de ureter, 182
        ---- fístulas urinárias, 181
        ---- obstrução ureteral, 182
        ---- pós-biópsia do enxerto, 182
        ---- refluxo vesicoureteral, 182
    -- causas clínicas de, 182-184
      --- infecção do trato urinário, 184
      --- necrose tubular aguda, 182
      --- rejeição do enxerto, 183
      --- toxicidade dos inibidores de clacineurina, 184
  - doenças infecciosas no, 186-197
    -- adenovírus como, 194-195
    -- citomegalovírus como, 191-194
      --- tratamento do, 193-194
    -- fase do transplante e, 190-191
    -- infecção do trato urinário como, 196-197
    -- parvovírus B19 como, 195
    -- pneumonia como, 196
    -- poliomavírus como, 195
    -- risco de infecção nas, 186-189
    -- transmitidas pelo doador, 188
    -- tuberculose como, 195-196
    -- vírus herpes simples como, 194
    -- vírus varicela-zóster como, 194

U

Ultra-sonografia de rins e vias urinárias, 26, 83, 181
  - com Doppler de vasos renais, 181
    -- no transplante renal, 181
  - na insuficiência renal crônica, 83
  - litíase renal e, 26
  - uropatia obstrutiva e, 129-130
Uréia, 9
  - estrutura química da, 9
  - fatores que atuam sobre a produção da, 9
  - na IRA pré-renal, 9, 21
Uremia, 139
  - manifestações clínicas da, 139

V

Vancomicina, 205-206, 214-215
  - ajuste posológico, 214-215
  - mecanismo de nefrotoxicidade, 205-206
  - vancocinemia, 214-215